한 정신과 의사의
37년간의 기록

일생동안 단 한 명의 정신분열병 환자라도 고친다면
내 삶은 구원받을 것이다.
구원받기 위해 나는 글을 쓴다.

한 정신과 의사의
37년간의 기록

Volume. 2

무지개 치료

김철권 지음

안목

나를 낳아 주신 아버지와 어머니에게
그리고 나를 살게 하는 아내와 두 딸에게
이 책을 바칩니다.

차례

저자의 말 · 13
추천의 글 · 19

1 무지개 치료 · 33
2 왕후의 삶 · 37
3 저에게는 숨 쉴 수 있는, 유일한 숨구멍이에요 · 42
4 가슴 벅찬 순간 · 45
5 찌찌티비 · 49
6 참 친절한 여자와 함께 사는 남자 · 51
7 발걸음도 가볍게 · 57
8 특효약 · 59
9 목에 무엇이 걸려 있어요 · 63
10 〈나쁘지 않다〉와 〈좋지 않다〉 · 67
11 전갈, 개구리 그리고 여자 · 71
12 100번째 데이트 · 77
13 귀가 먼 영감님 · 84
14 매일 8시간을 걷는 남자 · 86
15 앵무새 치료법 · 90
16 할머니와 라면 · 92
17 한 권의 책 · 98
18 한 남자의 기도 · 100
19 동요 부르는 남자 · 104

20 의사-환자 놀이 ·108
21 〈내가 무엇이다〉라고 말하는 환자 ·112
22 〈이똥치똥〉 치료 ·115
23 화장실에서 ·125
24 요구르트 월 ·127
25 화려한 휴가 ·129
26 정신치료 노래방 ·132
27 마술 치료 ·135
28 사진 치료 ·139
29 정장 치료 ·144
30 호주에서 온 한국인 부부 ·148
31 하나님께 드리는 편지 ·150
32 철사 아빠 헝겊 아빠 ·153
33 치료를 받더니 착한 아내가 나쁜 아내가 되었어요 ·157
34 삶을 지탱하는 3개의 기둥 ·160
35 예의 바른 환자 ·165
36 마지막 입원 ·168
37 한 여자 환자의 선물 ·174
38 유행가 처방 ·177
39 할아버지를 의심하는 74세 할머니 ·180
40 다정도 병이다 ·183
41 칼과 방패에 대한 이야기 ·186

42	나는 고급 생선이다	·189
43	12세 소녀의 환청	·192
44	고정 관념	·194
45	짐승과 함께 사는 법	·198
46	노인들과의 스무고개	·200
47	그 여자와 그 남자와 함께 살아가는 남자	·203
48	코피와 커피	·205
49	결정을 못하겠어요	·207
50	긍정의 힘	·211
51	어머니의 눈물은 언제나 나를 무장 해제시킨다	·213
52	역류 상태의 부부들	·214
53	수집광	·220
54	돌과 돌이 부딪칠 때	·224
55	립스틱 짙게 바르고	·227
56	나를 가르치는 선생님	·229
57	나는 정말로 살아 있는 걸까?	·232
58	뭐시 중헌디	·234
59	용서는 하지만 잊지는 않겠다	·236
60	반사회성 성격장애 환자와 어머니	·241
61	생각을 집어넣는 신	·243
62	20년째 비참에 젖어 사는 남자	·245
63	환청	·248

64	교수님, 제가 원하는 포스터는 이게 아닙니다 · 249	
65	신神은 있습니까? · 252	
66	당신이 음식을 지배하지 못하면 음식이 당신을 지배한다 · 256	
67	내가 연기를 잘하나 보다 · 260	
68	알아맞혀 보세요 · 262	
69	이 시대에 이 땅에서 철학자는 장애인이다 · 265	
70	기억의 노예와 걱정의 노예들 · 269	
71	누워 있다가 진료 보는 의사 · 274	
72	동물적 감각 · 277	
73	한 아가씨가 부모를 미워하는 이유 · 279	
74	어머니가 동성애네 · 281	
75	두 문장으로 말해 주세요 · 287	
76	억울한 일을 당했을 때 · 289	
77	자신의 삶을 타인이 좌지우지하게 내버려두지 마라 · 293	
78	하나의 톱니바퀴가 되어 · 297	
79	편견에 사로잡힌 사람은 바로 나였다 · 300	
80	내가 하는 치료는 · 303	
81	무엇이든 다 하세요 · 305	
82	눈총 효과 · 307	
83	분노하는 환자에 대하여 · 309	

84	약을 끓으러 오는 환자들	·314
85	약 올리지 마세요	·316
86	참 똑똑한 환자	·318
87	신과 인간을 연결하는 사람	·324
88	심지 약한 사람을 괴롭히는 두 놈	·326
89	태아에 대한 태도	·328
90	이름에 〈말〉자가 들어가는 여자들	·331
91	참 고마운 할머니	·333
92	1타 4피 환자	·334
93	나는 당신의 아버지가 아닙니다	·337
94	괴롭겠군요	·340
95	살 만큼 살았으니 이제 죽어도 여한이 없다	·341
96	정신보험	·343
97	그녀를 만나면 나는 개코가 된다	·346
98	뾰족한 것으로 사람을 찌르고 싶은 여자	·351
99	잔인한 의사와 잔인한 환자	·355

에필로그 ·360
꿩 잡는 게 매다
저자소개 ·365

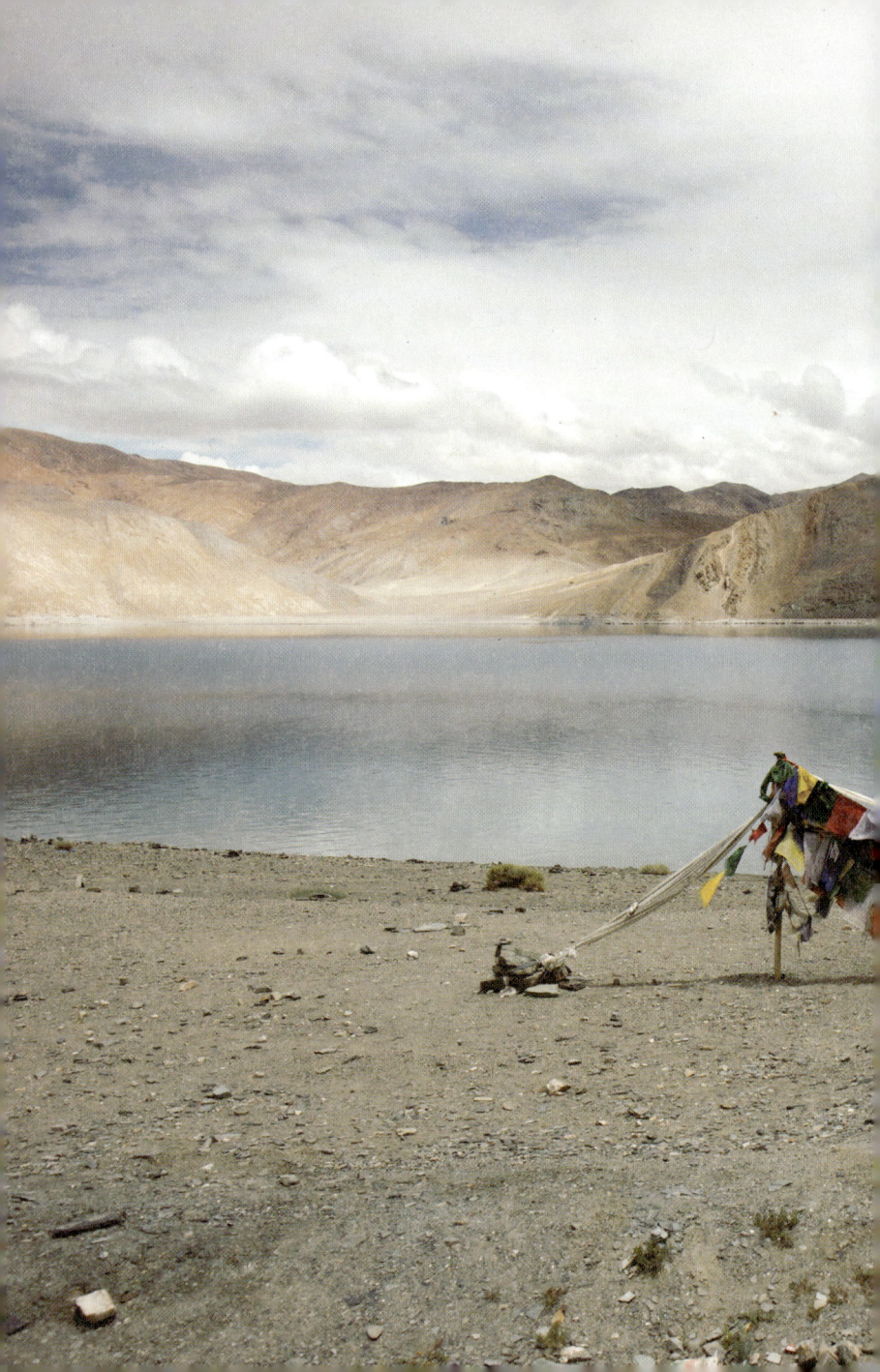

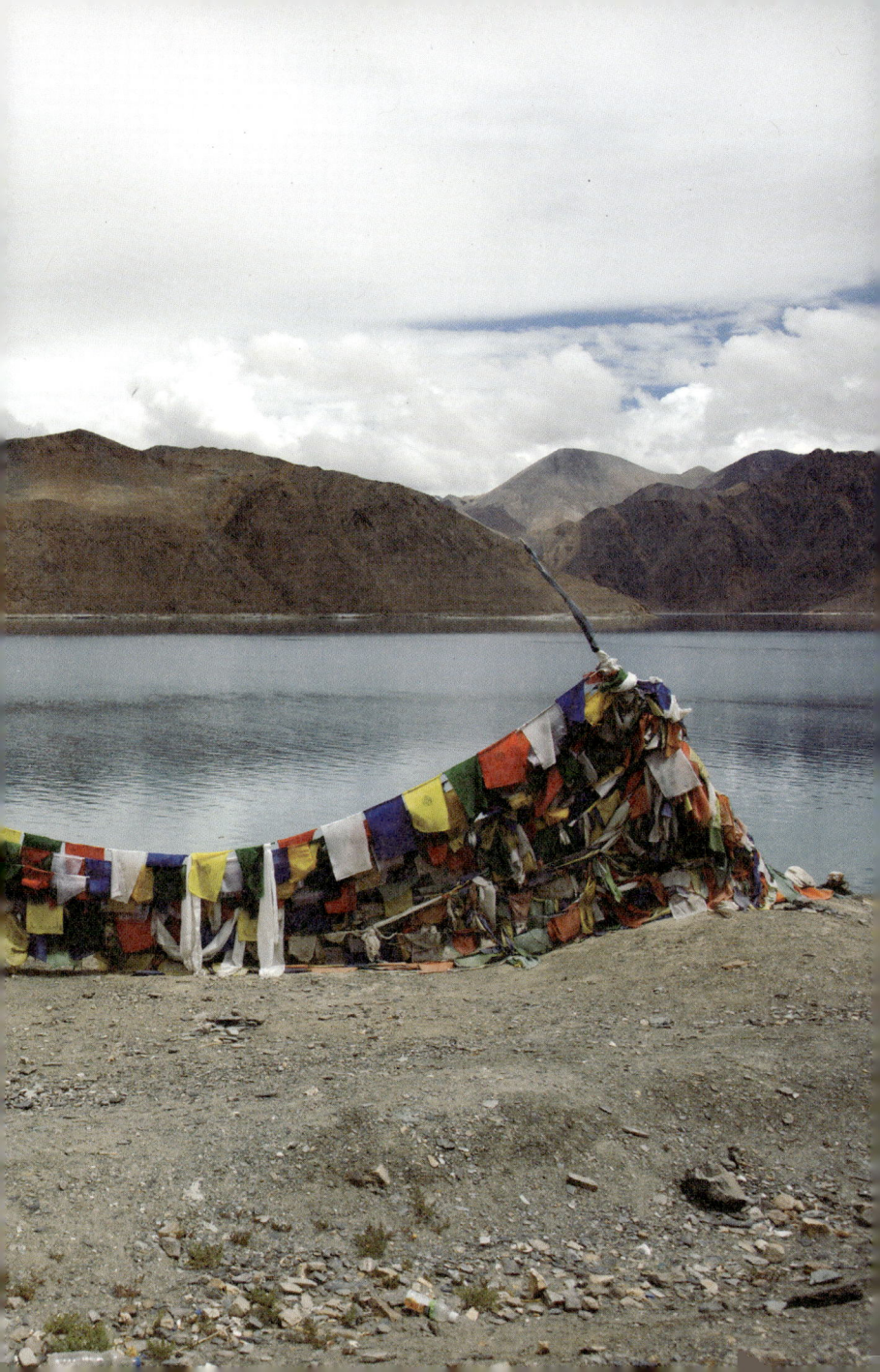

저자의 말

이 세상에 단 하나뿐인, 유일무이한 책

글이 말하기에 나는 입을 다물어야 한다. 글이 말할 수 없는 것에 대해서만 나는 말해야 한다. 그렇지만 몇 가지는 입을 열어 말할 수밖에 없다.

서른일곱 해 동안 정신과 의사로서 나를 키운 건 8할이 환자였다. 진료실을 찾아온 환자를 통해 나는 삶의 진실을 배웠고 세상의 이치를 깨달았다. 이 책은 그것에 대한 기록이고 해석이다. 모든 환자는 이 세상에서 유일무이하기에 이 책 역시 세상에 단 하나뿐인 책이다.

진료실에서 만난 수백 명의 환자에 대한 기록이 넘쳐 충돌하기 시작했을 때, 처음에는 침묵하려고 했다. 수많은 글이 난무하는 이 세상에 또 다른 글을 보태는 것이 부질없다는 생각에서였다. 그러나 문득 진료실에서 그들과 나누었던 말을, 그들과 나 사이에 있었던 이야기들을 세상 사람들에게 말해 주고 싶다는 생각이 들었다. 그 생각은 곧 의무감으로 바뀌었고 그래서 책으로 내게 되었다. 『죽은 아들 옷을 입고 자는 여자』는 애도와 멜랑콜리를, 『무지개 치료』는 진료실에서의 다양한 치료 방법을, 『사람들의 가슴에는 구멍이 있다』는 사랑과 욕망을, 그리고 『나는 항구다』는 정신과 의사로서 나의 치료 원칙과 철학을 담았다. 이 책들은 지난 37년 동안 진료실에서 날아다닌 말들을 채집해 모은 하나의 도감圖鑑이다.

진료실에는 항상 말이 날아다닌다. 허공에 떠다니는 그 말들을 잡으려 한 지난 37년이었다. 환자들은 증상으로 나에게 말을 걸어왔다. 정신분석을 공부하기 전에는 환자가 하는 말에만 신경을 집중했다. 나는 증상 수집가에 불과했다. 그러나 정신분석을 공부한 후로는 말 뒤의 말을 들으려고 했다. 환자의 욕망을 읽으려고 했다. 신경증 환자들의 말은 문법적으로 맞지만 변형과 왜곡으로 위장되어 있었고, 정신증 환자들의 말은 비문非文이었지만 언제나 진실이 넘쳐 흘렀다. 증상은 말로 쓰인 상형 문자였고 그것을 해독하면 환자의 욕망을 읽을 수 있었다.

정신과 의사가 된 것이 너무나 큰 축복이라서 나는 자다가도 일어나 좋아서 웃고 잔다. 정신과 의사인 아내도 나를 따라 자다가 일어나 웃고 잔다. 의과대학 학생들에게 왜 정신과 의사가 이 세상에서 가장 위대한 직업인지 설명할 때 여러 가지 이유를 들어도 학생들은 나와 아내가 자다가 일어나 좋아서 웃고 잔다는 그 이야기만 기억한다.

소설가가 되는 것이 꿈이었지만 내 삶 자체가 한 편의 소설이라는 것을, 진료실에 떠다니는 말들을 모은 것이 한 권의 소설책이라는 것을 깨달았기에 나는 이번 생에 만족한다.

　내가 정신과 의사가 되기까지는 여러 사람의 도움과 가르침이 있었다. 내가 정신과에 지원할 때 흔들리지 않도록 마음을 다잡아 주신, 지금은 돌아가신 김병수 부산대학교 병원장님께 진심으로 감사드린다. 정신과 교실에서 수련을 받을 때 나를 가르치신 김명정 교수님, 변원탄 교수님, 서일석 교수님께도 진심으로 감사드린다. 변원탄 원장님은 내가 전문의를 취득하고 양산병원에 취직한 후 미국에서 2년 동안 공부할 수 있도록 도와준 고마운 분이시다.

　의예과 교양 수업에서 만난 이후 지금까지 한결같이 나를 아껴주신, 지금은 은퇴하신 부산대 영문과 정진농 학장님께도 감사드린다. 미국 UCLA 정신과학 교실에서 지도 교수와 멘토로 만난 리버만Liberman 교수와 그린Green 교수에게도 감사드린다. 나에게 Dr. Crazy Hero(미친 환자에게 미친 영웅)와 Dr. Sponge라는 별명을 붙여준 리버만 교수는 나를 자기 곁에 두고 싶어 했지만 비雨를 사랑하는 내가 사막 같은 LA에서 살 수는 없었다. 그것은 운명이다.

　그리고 나이 오십 넘어 만난 임진수 교수님을 통해 나는 프로이트와 라캉의 정신분석에 눈을 뜨게 되었다. 정신분석은 내가 환자를 이해하는 방식에 큰 변화를 가져왔다. 임진수 교수님께 진심으로 감사드린다.

영광스럽게 추천사를 써 주신 이근후 박사님께 진심으로 감사드린다. 꾸미지 않은 소박함과 따뜻함이 저절로 묻어 나오는 박사님은 히말라야 산처럼 언제나 듬직하게 서 계신 국내 정신의학계의 거목이시고 큰 어른이시다.

　나는 어느 날 하늘에서 떨어진 사람이 아니다. 부모의 뼈와 살과 정신으로써 만들어졌다. 술을 좋아한 아버지로부터 술을 잘 마시고 뛰어난 해독 능력을 받은 것은 커다란 축복이다. 책을 좋아하던 어머니로부터 문학적 유전자를 받은 것 역시 커다란 축복이다. 그래서 나의 호는 주책(酒册)이다. 술과 책을 좋아한다는 의미다. 죽는 날까지 술을 마시면서 진료와 글쓰기를 씨줄과 날줄로 삼아 직물 짜기를 계속할 것이다.

　니체의 영원회귀 사상을 빌어 가족에게 나의 사랑을 전하고 싶다. 악마가 내 귀에 대고 지금까지의 내 삶이 영원히 반복되어도 좋은지 묻는다면 나는 조금의 주저함도 없이 점점 더 크게 "Yes!" "Yes!" "Yes!"라고 대답할 것이다. 정신과 의사가 되었고 아내와 결혼했고 두 딸을 낳았기 때문이다. 그 세 가지는 지금까지 살아오면서 겪은 모든 실패와 후회와 좌절을 덮고도 남는 행운이다. 아내와 결혼해서 나는 내가 하고 싶은 대로 하고 살 수 있었다. 내버려 두는 것이 최고의 내조라는 아내의 말이 나에게는 진리다. 내버려 두는 것이 자식을 가장 잘 키우는 방법이라는 나의 자녀 양육 철학은 두 딸을 통해 분명하게 입증되었다. 두 딸은 건강하고 아름답고 슬기롭게 커 주었기에 나는 아버지로서 할 바를 다했다. 두 딸은 나에게 〈눈이 부시도록 멋진 아빠〉라고 하는데, 내가 눈이 부시도록 멋진 아빠로 살아올 수 있었던 것은 전적으로 가족 덕분이다.

이 책에는 환자의 비밀을 보장하기 위해 여러 가지 장치를 해 두었다. 환자를 익명으로 기술하였고 글의 내용상 중요하지 않은 부분들은 실제와는 다르게 바꾸었다. 10년 동안 치료를 받았다는 말은 오랜 기간 치료를 받았다는 것을 의미하고, 전공의 K 선생은 전공의 선생을 대표하는 것으로 이해하면 된다. 환자의 편지나 메모나 상세한 면담 내용이 들어가 있는 부분은 본인에게 동의를 구했다. 이 책에서 어떤 부분들은 다소 성적인 느낌을 주는 표현으로 생각될 수 있다. 이는 정신분석적인 의미를 담아서 설명하려다 보니 나온 것으로 이해해 주시면 감사하겠다.

본래는 정년 퇴임할 때 빨주노초파남보의 무지개색 7권으로 책을 내려고 했다. 그러나 랜섬웨어의 습격을 받아 초기 10년간의 기록이 완전히 사라져 버렸다. 다행스럽게도 일기 형식으로 블로그에 기록한 글은 살아남아서 이 책을 낼 수 있게 되었다. 오랜 세월에 걸쳐 쓰여진 글을 모아 책으로 내다 보니 내가 젊은 시절에 쓴 열정적이지만 과격한 글과 나이 들어 쓴 무난하기는 하나 다소 힘이 빠진 글이 뒤섞여 버렸다. 글을 쓴 시간 순으로 실을 수 있었다면 세월의 흐름으로 켜켜이 쌓인 내 생각의 지층을 볼 수 있었을 텐데 그 부분이 아쉽다.

신문이나 잡지에 발표된 글들을 보고 여러 출판사들이 연락해 왔는데 그들은 내 글 중에서 선택하여 한 권의 책으로 내기를 원했다. 나는 많은 글 중에서 특정 글을 선택할 수 없었기에 그들의 제안을 거절했다. 선택받지 못한 글들은 죽음이며 그것은 내가 진료실에서 만난 환자들을 무화無化하는 것이기도 했다. 그런 점에서 나의 글을 네 권의 예쁜 책으로 만들어 준 안목 출판사 박태희 사장님께 진심으로 감사드린다. 표지와 간지를 내가 찍은 여행 사진으로 하자는 사장님의 제안은 내 글을 사랑하고 내 책을 아름답게 만들겠다는 진심으로 다가왔다. 그 덕분에 책이 정말로 예뻐졌다.

삶은 환상이고 산다는 것은 환상 속에서 또 다른 환상의 길을 걸어가는 것이다. 두 겹의 환상 속에서 나에게 삶의 지혜와 의미를 일깨워 준 이 글 속의 주인공들에게 진심으로 감사드린다. 다음 생이 있다면 진료실이 아닌 곳에서 건강한 모습으로 만나 술 한잔하고 싶다.

〈있는 것은 아무 것도 버릴 것이 없으며, 없어도 좋은 것이란 없다〉는 니체의 말로써 그리고 〈지난 37년동안 치열하게 살아왔기에 정신과 의사로서의 나의 삶은 무죄다〉라는 나의 말로써 이 글을 끝내려 한다. 내가 경험한 모든 것, 내가 만난 모든 사람이 오늘의 나를 있게 만들었다. 그 인연으로 내가 있기에 그 분들께 고맙다는 인사를 전한다.

2024년 1월에 주책酒册 김철권

추천의 글

이근후

정신과 의사, 이화여자대학교 명예교수

"여보세요?" 반가운 목소리다. 오랜만이긴 하지만 김철권 교수다. 내년 정년 퇴임을 앞두고 그동안 진료한 환자들의 이야기를 네 권의 책으로 엮었는데 그 책의 추천사를 써 줄 수 있는지, 한 쪽지만 써 주면 4권에 똑같이 싣겠다고 조심스럽게 묻는다. 나는 더 들을 것도 없이 흔쾌히 승낙했다. 김 교수는 부산에서 태어나 거기서 교육받고 정신과 의사로 37년째 봉직하고 있다. 나와는 물리적 거리가 멀 뿐만 아니라 성장 과정도 다르므로 이질적인 부분이 많을 것이다. 그럼에도 불구하고 몇 번 되지 않는 공적인 만남과 네팔 의료 봉사를 포함한 〈가족아카데미아〉의 봉사와 같은 사적 모임에서 받았던 인상들로 나는 그에게 호감을 가지고 있었기 때문이다. 그리고 한 쪽지가 아닌 장문의 추천사를 써서 보냈는데 그 이유는 책의 내용이 좋아서이기도 하지만 책 곳곳에서 느껴지는 환자에 대한 김 교수의 열정과 헌신 때문이다.

그랬더니 바로 이튿날 아침 부산에서 서울로 올라와 내 사무실을 찾았다. 그가 말한 네 권의 책을 가제본해서 들고 온 것이다. 오랜만에 만났으니 할 이야기가 얼마나 많겠는가? 그런데 추천사를 의뢰받은 처지이니 우선 책에 대해 궁금한 것을 집중적으로 물어보지 않을 수 없었다.

짧은 시간에 나에게 책의 내용이나 취지를 설명하는 것이 쉽지 않았을 것이다. 그런데도 나는 그가 말하고자 하는 바를 다 알아들었다. 마치 내가 평소에 그에게 호감을 가졌던 이유를 확인시키기라도 하겠다는 듯이 자신의 생각과 일상을 이야기해 주었기 때문이다.

나는 그의 이야기를 들으면서 우선 대견하다는 생각이 들었다. 상담이나 정신과에 대한 이론서는 많지만 김 교수의 책처럼 사례를 바탕으로 쓴 책들은 동서양을 막론하고 그리 많지 않다. 그 이유는 환자 개개인의 사연이 담겨 있는 내용이고 치료를 목적으로 취득한 의학 정보를 본인의 동의 없이 공개할 수 없기 때문이다. 김 교수는 글의 취지를 설명하고 환자에게 동의를 구했고, 또 그러지 못한 경우에는 비슷한 주제로 내원한 환자들을 아울러 한 사람의 경험처럼 서술했다고 하니 참 창의적이라는 생각이 들었다. 이런 점을 높이 사고 싶다.

그와 환담을 나누면서 증상만 보지 말고 사람을 보라는 그의 진료 철학과 환자가 자기를 성장시켜 준 스승이라는 말을 듣고 나는 깜짝 놀랐다. 내가 놀란 이유는 전자는 내가 1970년 연세대학교 전임 강사로 부임하여 첫 강의에서 학생들에게 들려준 이야기이고 후자는 2001년 이화여대 정년 퇴임 기념 강연에서 내가 한 말과 너무나 똑같았기 때문이다.

그가 쓴 글에는 증상 뒤에 숨어 있는 사람을 이해하려는 그의 진료 철학과 환자를 통해 그가 성장해 나가는 과정을 보여주는 부분이 곳곳에 드러나 있다.

우리가 공부한 정신치료 교과서에서 '환자들이 치료되는 수준은 치료자의 인격 수준에 비례한다'라는 말을 읽은 적이 있다. 그렇다면 환자를 대하는 치료자의 내공이 얼마나 쌓여야 환자에게 도움이 될까? 내 경험을 통해서 보면 수련의 초기 때는 교과서의 매뉴얼대로 따라 하느라 사람을 보지 못했다. 김 교수의 말대로 증상만 볼 것이 아니라 사람을 보아야 하는데……. 병이라는 것도 결국은 앓는 주체가 사람이기 때문에 사람을 먼저 이해하지 않고는 병을 깊이 있게 이해할 수가 없다.

그의 책을 찬찬히 읽어 보면서 내가 느낀 점을 하나하나 언급하는 것은 군더더기에 불과하니 내가 정신과에 입문한 초년병이었던 시절 경험을 하나 말할 필요가 있겠다.

하루는 주임 교수가 외래를 보는데 나에게 환자 한 분의 예진을 맡겼다. 예진이란 본격적인 진료에 들어가기 전에 간단한 정보를 알기 위해 하는 면담이다. 환자 개인의 신상 정보, 함께 있는 가족에 대한 정보, 병원을 찾아오게 된 이유 등등 심층적인 면담을 하기 위한 기초 자료쯤으로 생각하면 된다.

나는 처음 받아 본 주임 교수의 지시라 매뉴얼에 따라 성심성의껏 면담했다. 내가 질문하는 도중에 환자는 자기는 잠이 오지 않아서 도움을 받고자 왔는데 이런 것까지 일일이 다 말해야 하냐고 했고 나는 매뉴얼에 따라 '그것은 좀 있다가 이야기하고 내 질문에 먼저 대답을 해 달라'고 하면서 "가족은 누구누구와 함께 사십니까?"라고 물었다.

이렇게 예진을 끝내고 환자를 모시고 주임 교수 앞에 갔더니 환자는 대뜸 주임 교수를 향하여 나를 손가락으로 가리키며 "이 사람 도대체 무엇 하는 사람이에요?"라고 했다. 주임 교수는 내가 정신과를 공부하는 수련의라고 말했다. 그랬더니 환자가 화난 목소리로 주임 교수를 향하여 "이 사람 좀 똑똑히 가르치세요!"라고 말하고는 진료실을 나가 버렸다. 영문을 몰랐다. 나는 예의를 갖춰 성심성의껏 질문했을 뿐이었다.

내가 이런 부끄러운 고백을 하는 것은 김 교수의 글과 비교해 보라는 뜻이다. 이렇게 비교를 해야 독자분들은 서툰 질문과 세련된 질문을 구분할 수 있을 것이다. 내가 그때 김 교수가 말하듯이 증상을 보지 말고 먼저 사람을 보라는 의미를 알았다면 그런 질문은 하지 않았을 것이다.

김 교수는 37년이라는 긴 세월을 마음에 구멍이 뚫린 사람들과 대화를 나누면서 성장한 정신과 의사다. 환자와 나누는 그의 세련된 대화가 하루아침에 이루어진 것은 아니겠지만 37년이 흐른다고 모든 정신과 의사가 김 교수 같아지진 않는다.

나는 이 책을 의료에 종사하는 사람, 특히 정신과를 전공하여 사람의 마음을 돌보는 의료인은 꼭 읽어 보기를 추천한다. 그 이유는 책의 내용도 내용이지만 이런 사례를 찾아보기가 어렵기도 하고 찾았다고 해도 서술의 여러 장애 요인 때문에 속 시원하게 소개된 것이 없으므로 의료인에게는 소중한 텍스트 같은 역할을 해줄 수 있기 때문이다.

또 자기 마음에 관해서 탐구해 보고 싶은 일반인들에게도 추천해 본다. 정신과 질환은 마음의 병이기 때문에 육체적인 질환과는 달리 그 원인을 하나로 종잡을 수가 없어서 학자에 따라 가설이 많이 나올 수밖에 없다.

그중에 정신과 의사에게 진료를 받으면 확인된 환자(컨펌드 페이션트)라고 하고 불편하더라도 그냥 참고 일상생활을 한다면 미확인 환자(언컨펌드 페이션트)라고 하는 학자도 있다. 이 학자의 주장을 폭넓게 이해한다면 우리 모두는 정신 병리적인 소인이 있다고 하겠다. 이 책에 나오는 환자들의 이야기가 마음이 불편한 상태로 일상을 살아가는 많은 사람들에게 자기 마음을 비춰보는 거울이 될 수도 있어서 일독을 권해 보는 것이다.

이 책은 단순히 재미로 읽히는 책은 아니다. 환자 이야기를 다루고 있지만 결국은 우리들의 이야기인 것이다. 읽기에 따라서는 자기 성장의 한 단계를 높일 수 있는 책이기도 하다.

나는 독자들이 김 교수가 사례를 통해 삶의 철학적인 의미를 이야기하고 있는 것으로 이해해 주시기를 바라는 마음이 크다. 모쪼록 많은 독자와 이 책이 인연이 되어 독자들이 스스로 자신을 성찰하는 좋은 계기가 되었으면 하고 바란다.

죽은 아들의 옷을 입고 자는 여자 (1권)

이 책은 〈한 정신과 의사의 37년간의 기록〉 네 권 가운데 첫 번째 책이다. 『죽은 아들의 옷을 입고 자는 여자』, 이상한 제목이다. 짐작컨대 아들을 사랑하는 마음으로 죽은 아들의 옷을 입고 지내는 그런 사례가 아닐까? 하는 생각으로 책 제목과 같은 글을 제일 먼저 읽어 보았다. 아니나 다를까 사랑으로 인해 가슴에 구멍이 뻥 뚫린 환자와 나눈 슬픈 내용이 적혀 있다. 사랑과 애도에 관한 이야기다.

애도가 일어나려면 먼저 사랑하는 대상이 있어야 하고 그 대상을 잃어버려야 한다. 여기에 실린 글들은 삶이 곧 애도의 과정이라는 것을 보여주는 동시에 사랑하는 사람이 죽은 후 그 고통으로 괴로워하는 환자들을 통해 사랑의 기준을 제시해 주는 지혜로운 내용들이 많다.

내가 지금 읽은 '죽은 아들의 옷을 입고 자는 여자'는 사랑이 넘쳐서도 안 되며 또 그 사랑이 중요하다고 해서 잃어버린 사랑에 매달려 사회적인 역할을 소홀히 해서는 안 된다는, 사랑의 위치를 가르쳐 주는 기준이 될 수 있을 것 같다.

독자 여러분들이 이 책을 읽음으로써 김 교수가 생각하는 사랑과 애도를 넓게 공유했으면 좋겠다.

무지개 치료 (2권)

두 번째 책 제목은 『무지개 치료』다. 원고를 읽기 전에 김 교수로부터 이 책에서는 자신이 지난 37년 동안 시도한 다양한 치료 방법에 대해 썼다고 들었기 때문에 무지개를 응용해서 어떻게 치료를 한단 말인가? 그런 의문을 가지고 책을 읽기 시작했다.

이 책을 나는 아주 흥미롭게 읽었는데 그가 재미있게 이름 붙인 여러 가지 치료 방법들이 기발하면서도 내가 아는 어느 책에서도 못 보던 독창적인 방법이었기 때문이다.

환자와 의사소통을 잘하기 위하여 환자가 사용하는 말을 그대로 질문 형식으로 되묻고, 거친 욕을 하는 남자에게는 그 증상과 양립할 수 없는 동요 부르기를 과제로 내주고, 유행가 가사를 음미하면서 자신의 상황에 적용해 보도록 한다거나 웃음을 잃은 환자를 마술로써 웃게 하고, 지나간 삶이 아무 의미가 없다고 호소하는 노인에게 젊은 날 즐거웠던 시절에 찍은 사진을 함께 보면서 자신의 존재 의미를 일깨워 주고, 잘 씻지 않고 옷도 안 갈아입어서 냄새가 나는 만성 정신병 환자에게는 외래에 올 때 목욕하고 정장을 입고 오도록 자기관리를 구체적이고 직접적인 방식으로 안내하고, 그리고 타로 카드를 이용하여 환자가 자기 자신에 대해 스스로 공감하고 이해할 수 있도록 이끌어 내는 타로 치료 등 그가 시행하는 치료는 독창적이면서 동시에 각 환자에게 하나하나 맞추는 맞춤형 치료라는 생각이 들었다.

치료 방법도 방법이지만 환자를 치료하면서 치료자로서는 부적합한 생각을 하고 건성건성 환자를 대했다고 고백하는 부분도 여기저기 나와 있어서 적잖이 놀라기도 했다. 자신의 치료 과정이 치료자로서 부적합하다는 것을 고백하기란 그리 쉬운 일이 아니기 때문이다.

그러나 무엇보다 내가 높이 사고 싶은 점은 의사로서 환자의 치료와 회복에 도움이 된다면 마술이든 타로든 무엇이라도 배워서 적용하겠다는 환자에 대한 그의 열정과 헌신이다. 정신과를 공부하는 후학들이 이런 부분을 닮기를 기대하면서 추천한다.

사람들의 가슴에는 구멍이 있다 (3권)

〈한 정신과 의사의 37년간의 기록〉의 네 권 중 세 번째 책인 『사람들의 가슴에는 구멍이 있다』는 진료실을 찾아온 사람들의 사랑과 욕망에 대한 이야기를 담고 있다. 존재에 대한 사랑이냐, 소유에 대한 사랑이냐 하는 문제다.

사람은 태생적으로 '나는 누구인가?'라는 질문을 순간순간 하게 된다. 이는 자기 자신의 존재 의미를 찾으려는 노력이다. 존재 의미가 부족할 때, 사람들은 이러한 존재 결핍을 무언가를 가지지 못해서 생긴 소유 결핍으로 잘못 생각한다. 그래서 그 무언가를 가짐으로써 그것을 통해 자신의 존재 의미를 채우기 위해 자신이 가지지 못한 것을 욕망하는 어리석음을 범한다는 그런 내용인 것 같다.

김 교수의 정신분석적 지식과 경험을 바탕으로 써 내려간 이 글은 그의 글솜씨가 좋아 술술 읽힐 뿐만 아니라 소유 중심의 삶을 지향하는 현대인들의 마음에 대해 깊이 생각하게 하는 부분이 적지 않다.

나는 항구다 (4권)

『나는 항구다』는 김 교수가 펴낸 4권의 책 가운데 마지막 책인데 역시 제목이 이채롭다. 사례를 근거로 한 앞의 세 권과는 조금 다르게 이 책에는 그 제목이 시사하듯이 자기 성찰과 인격의 성장 그리고 무엇보다 의사로서 환자를 대하는 그의 치료 철학을 써 내려간 부분이 많다. 굳이 그에게 미리 듣지 않았다 하더라도 〈환자가 텍스트다〉〈환자는 의사의 스승이다〉〈진료는 마음공부다〉〈나는 뗏목이다〉 등 글의 제목만 보고도 나는 그의 치료 철학을 짐작할 수 있었다.

게다가 〈정신과 약을 먹어보는 정신과 의사〉라는 글에서는 약의 부작용을 직접 경험해 보려고 지금까지 자신이 환자에게 처방한 약을 다 먹어 보았다고 했다. 이는 의사인 김 교수 자신이 환자가 앉은 자리에 앉아서 먼저 환자를 이해하고 치료에 임하겠다는 그의 마음가짐을 잘 보여주는 대목이라 하겠다.

사람들은 누구나 처음에는 서투름에서부터 시작한다. 세월이 흐르고 경험이 쌓이면서 서투름은 숙련되어 가고 그러면서 시작할 때에는 몰랐던 생활 철학과도 연결된다. 한마디로, 성장하는 것이다. 보통 나이가 들면 인격이 성숙한다는 말을 많이 쓰는데 나는 성숙이라는 말 대신 성장이라는 말을 즐겨 사용한다. 성숙이라고 하면 성장할 수 있는 최고의 정점이라고 느껴져서 과연 그런 사람이 있을까? 하는 생각에서다. 물론 성숙이라는 단어가 의미하는 경지에 도달한 분도 없지는 않을 것이나 내 생각은 성숙은 정점일 뿐 그 이후가 없다. 그러나 성장은 끝이 없다.

각자의 능력이나 노력에 따라서 천차만별이지만 누구나 성장은 하는 것이다.

김 교수는 정년 퇴임을 앞두고 37년이라는 긴 세월을 환자들과의 인간관계로 일괄해서 살아왔다. 환자를 보면서 반성할 것도 있고, 깨달음을 얻을 때도 있고, 자랑스러운 것도 있고, 부끄러움도 체험했을 것이다. 사람들은 지나온 경험 중에 드러내고 싶은 것은 자랑하고 감추고 싶은 것은 숨기기 마련인데 그가 환자를 보면서 자신이 했던 경험이 어느 쪽이든 가감 없이 진솔하게 써 내려간 그런 부분이 더 돋보였다.

나는 이 추천사를 마무리하면서 김 교수가 처음에 했던 말이 생각났다. 그는 37년 동안 일기 쓰듯이 조금씩 정리해 둔 자료를 가지고 같은 주제로 묶어서 정년 퇴임 할 때 빨주노초파남보의 무지개색 7권으로 낼 계획이었다고 했다. 그런데 랜섬웨어 공격을 받았고 잠금을 풀어 주겠다는 조건으로 요구하는 돈의 액수가 너무 커서 초기 10년간의 기록을 완전히 잃었다고 했다. 나는 그 이야기를 들었을 때 굉장히 아쉽게 생각했다.

환자를 본 느낌이나 치료했던 방법을 그때그때 적어 놓기가 쉬운 일이 아닌데 그렇게 소중한 자료를 잃었으니 김 교수의 마음이 얼마나 아쉬웠겠는가? 그 자신이 아쉽기도 했겠지만 사례를 정리하고 자기가 치료했던 방법을 서술하는 그런 내용이니까 정신의학을 공부하는 후학들에게는 빼놓을 수 없는 좋은 자료였을 텐데 많은 부분을 잃어버렸으니 이 책과 관계있는 모든 사람의 아쉬움일 것이다.

그런데 문득 그것을 잃은 것이 오히려 다행한 일일지도 모른다는 엉뚱한 생각을 해 보았다. 그게 무슨 말인가? 김 교수도 안타까워하고 그 말을 듣는 나 역시 안타까워했는데 그 안타까움을 뒤로하고 잘된 일이라고 하니 이 글을 읽는 분은 의아해하실 것이다.

조금의 설명을 붙인다면 요즘이 어떤 시대인가? 많은 표현이 있지만 제일 많이 회자 되는 말은 100세 시대다. 비록 지금은 무지개색 7권의 꿈을 포기하고 4권으로 정년 퇴임을 기념하지만 100세 시대를 살면서 오히려 잃어버린 것이 전화위복이 되어 정년 퇴임 이후 김 교수의 인생 이모작의 지혜도 우리가 접할 수 있지 않을까? 라는 생각에서 그런 발상을 해 보았다.

그렇게 되면 김 교수가 인생 이모작에서 터득한 차원 높은 삶의 철학도 우리가 접할 수 있게 되니 우리로서도 즐거운 일이 아닐 수 없다. 시쳇말로 누이 좋고 매부 좋은 일이다.

'좋은 친구 한 명이 있다는 것은 온 세상을 얻은 것과 같다'라는 글귀가 있다. 좋은 친구가 단 한 사람이라도 옆에 있으면 이 세상은 새로운 의미가 있다. 나는 이 책이 바로 그런 책이라고 믿기에 김 교수에게 축하와 감사를 드린다.

끝으로 이 4권의 책은 김 교수의 말대로 지난 37년 동안 진료실에서 날아다닌 말들을 채집해 모은 하나의 도감圖鑑으로 많은 사람들에게 읽히기를 바라는 마음으로 추천사를 끝내고자 한다.

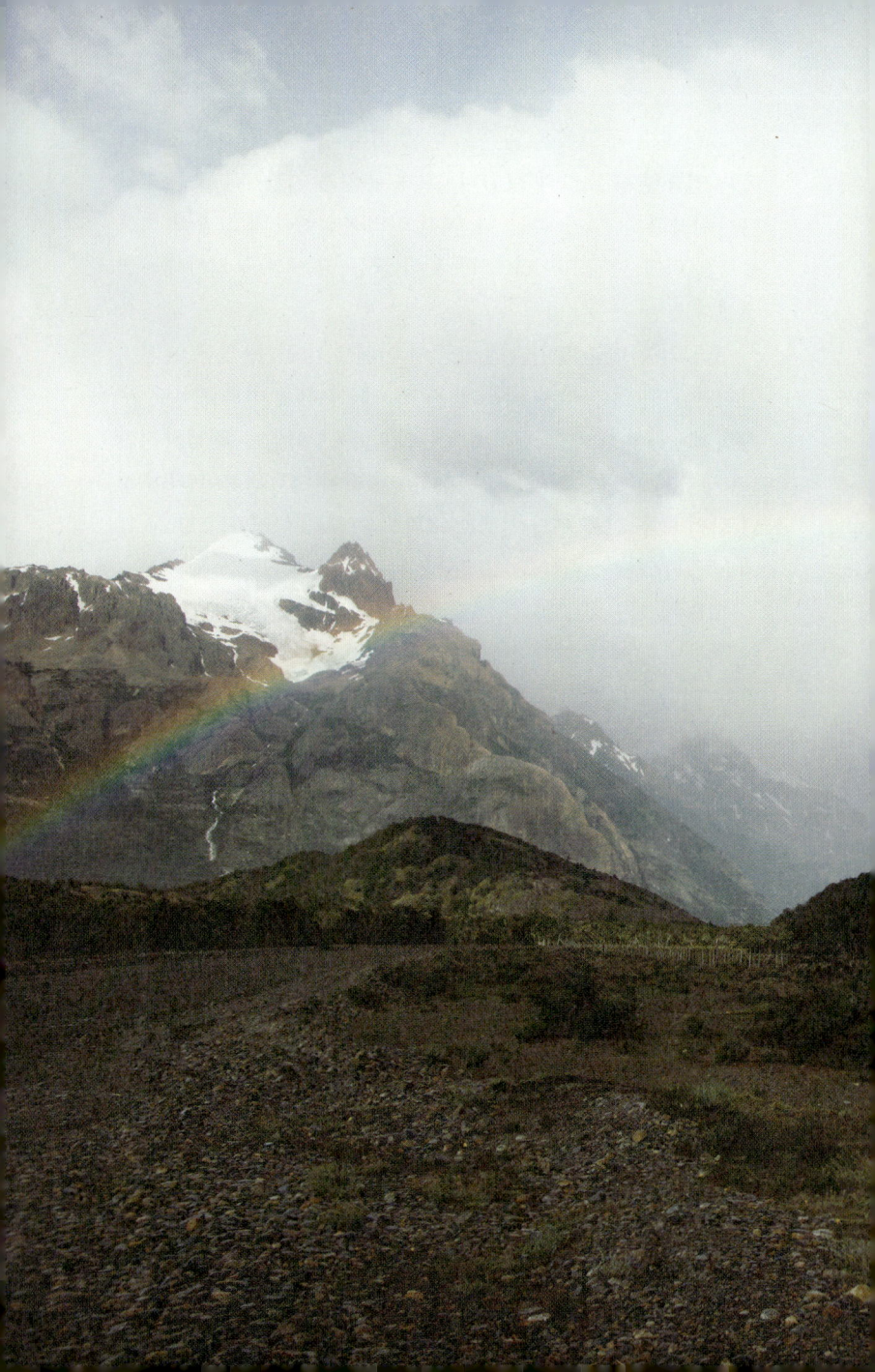

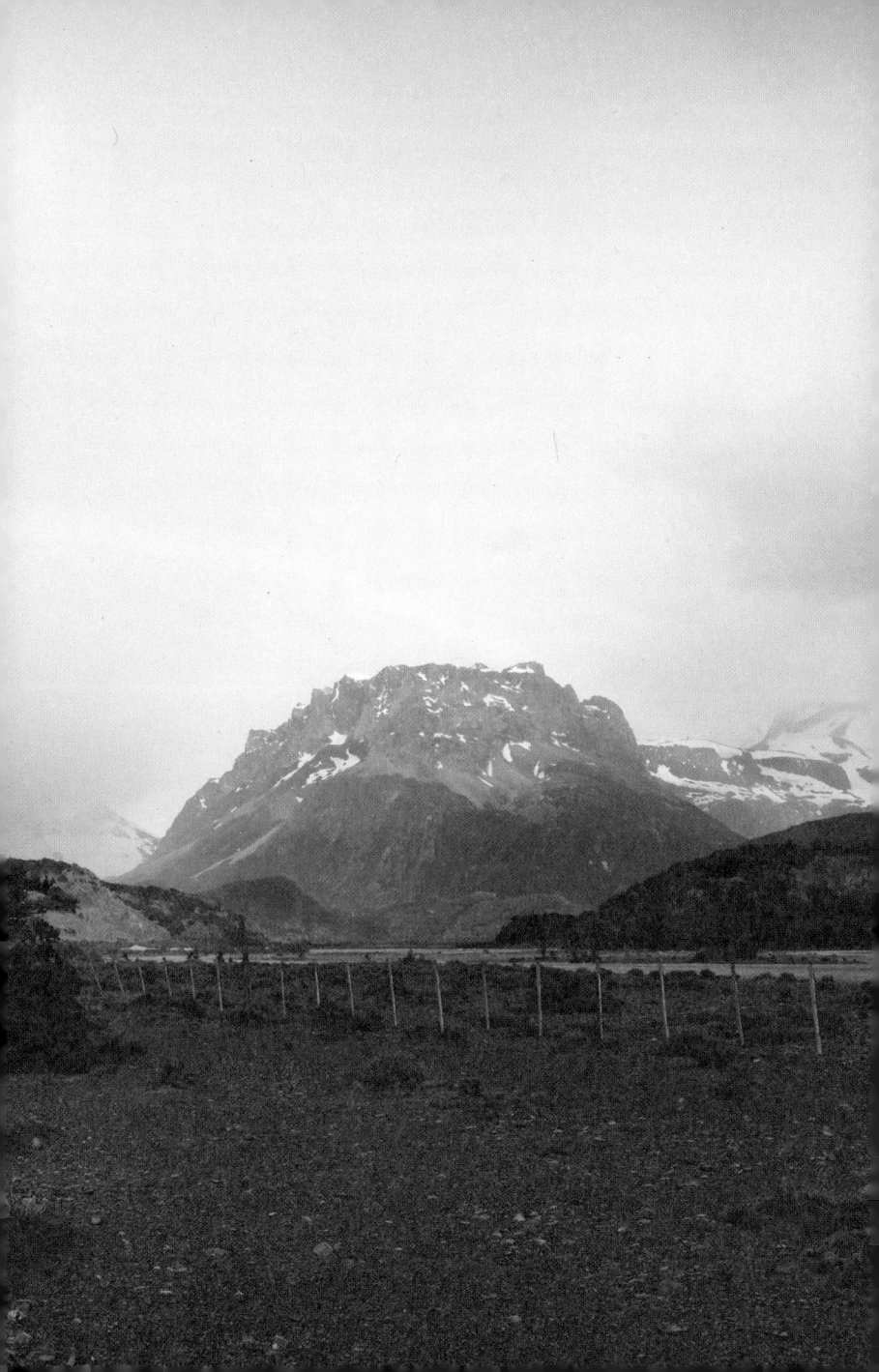

무지개 치료

 조현병을 앓고 있는 35세 남자 환자가 있다. 20대 초반에 발병했으니 10년도 지난 만성 환자다. 그 환자가 웃는 모습을 나는 한 번도 본 적이 없다. 먼저 말을 걸어온 적도 없다.
 외래로 오면 고개를 숙인 채 묵묵히 앉아 있다가 약 처방을 받고는 꾸벅 인사만 하고 나가 버린다. 그 환자를 보는 데는 몇 초도 걸리지 않는다.

 초기에는 진료 기록지에 환청(-), 망상(-), 정동둔마(+), 사고빈곤(+), 시선 접촉(-), 무의욕(+), 무쾌감(+), 무사회성(+) 등이 나열되어 있었고 구체적으로 환자가 보이는 행동이 기록되어 있었지만 시간이 지날수록 〈특별한 변화 없음〉이라는 말 밖에 적혀 있지 않았다. 초기에는 아마도 환자가 보이는 음성증상을 파악하기 위해 그렇게 적어놓은 것 같았다.
 외래 환자가 많을 때 그 환자가 오면 나는 내심 반가웠다. "잘 지내죠?"라고 한마디 묻고는 대답도 듣기 전에 이전 처방을 그대로 내면 되니까 말이다. 한마디 불평도 안 하고 매달 한 번씩 꼬박꼬박 찾아오는 그 환자가 나에게는 무척 편했다.

어느 봄날, 그 환자는 여전히 진료를 받기 위해 나를 찾아왔다. 평소와 마찬가지로 잘 지내느냐고 한마디 묻고는 진료 기록지에 〈특별한 변화 없음〉이라는 말과 함께 28일치 처방을 적은 후 나는 다음 환자 진료 기록지를 펼쳤다. 이제 그만 나가달라는 신호를 보낸 것이다. 시간은 1분도 걸리지 않았다. 그런데 평소와 달리 그 환자가 일어나지를 않았다.
"무슨 일이 있어요?"
내가 물었지만 그 환자는 아무 말도 하지 않았다. 그래서 나도 아무 말도 하지 않고 가만히 있었다. 불과 30초가 지났지만 아주 긴 시간처럼 느껴졌다. 어색한 침묵을 견디지 못해 내가 약간 감정 섞인 목소리로 다시 물었다.
"무슨 할 말이 있어요?"
그 환자는 여전히 아무 말도 하지 않았다. 순간 진퇴양난에 빠졌다는 느낌이 들었다. 가만히 기다리기도 그렇고 그렇다고 딱히 할 말도 없었다. 일어나서 화장실에 가 버릴까 생각도 해보았지만 그건 너무 못된 행동 같아 꾹 참고 있었다.

외래 창가로 봄날의 따스한 햇살이 비치고 그 환자와 나는 아무 말 없이 그렇게 앉아 있었다. 한참 시간이 지난 후에 (벽에 걸린 시계를 보니 실제로는 3분도 지나지 않았지만) 환자가 정적을 깼다.
"외롭습니다, 선생님."
순간 나는 당황스러웠다.

"누군가와 대화를 나누고 싶어도 어떻게 해야 할지 모르겠습니다."

환자가 한마디 더 했지만 내 머릿속에는 아무 생각도 떠오르지 않았다.

그날 진료를 마치고 나는 왜 그때 당황했는지 이유를 생각해 보았다. 가장 큰 이유는 그 환자를 음성증상의 틀 속에 매몰시켜 놓은 채 습관적으로 대해 왔기 때문이라는 생각이 들었다.

'그 환자는 음성증상이 심한 환자이기 때문에 생각이나 감정을 표현하지 못하는 거야. 음성증상만 호전된다면 좋아질 거야. 그러나 모든 약을 사용해 보았지만 효과가 없었는데 어떻게 음성증상을 호전시킨다는 말이지? 증상과는 별개로 자신의 생각이나 감정을 표현하는 방법을 모르는 것은 아닐까? 그렇다면 그것은 가르칠 수 있지 않을까?'

꼬리에 꼬리를 물고 여러 가지 생각이 떠올랐다.

4주 후 그 환자가 다시 찾아왔을 때 나는 기본적인 대화기술부터 가르치기로 했다. 말할 때 어떤 태도를 취해야 하는지, 어떤 식으로 말해야 하는지, 할 말이 없을 때는 어떻게 해야 하는지 등을 하나하나 가르치기 시작했다. 일종의 맞춤형 개인 교습인 셈이다.

수년 동안 매번 1분도 안 되는 진료를 한 죄책감이 내 무의식 속에 남아 있었던 모양이다. 1년간 한 달에 한번 숙제까지 내어 주는 개인 교습을 하자 그 환자는 눈에 띄게 달라졌다. 썰렁한 개그를 하면서 혼자 웃기도 하고 말의 양이나 횟수, 적극성이 현저히 증가하였다.

환자와의 대화 양이 증가할수록 나는 마음이 아파 왔다. 그동안의 환자 삶이 컬러가 아닌 흑백이었다는 생각이 들었기 때문이다. 밥 먹고 약 먹고 자고 또 밥 먹고 약 먹고 자고. 그 환자의 하루 일과는 그렇게 세 박자로 이루어져 있었다.

그래서 A4 용지에 1시간 간격으로 시간을 적은 일일 활동표를 주면서 밥 먹고 약 먹고 자는 것은 까만색으로 칠하고 나머지 활동은 다른 색으로 표시하라고 지시했다. 그리고 계속 개인 교습을 진행해 나갔다.

처음에는 온통 시꺼먼 색뿐이었던 A4 용지에 어느 날부터 빨강 파랑 노랑 색들이 하나씩 칠해지기 시작했다. 영화를 보면 빨간색을 칠하고, 하루 30분 걸으면 파란색을 칠하고, 또래 친구를 만나 이야기를 나누면 노란색을 칠하고…….

나는 A4 용지가 무지개와 같이 여러 가지 색으로 변해가는 그 찬란한 과정을 환자와 함께 즐겼다.

좋은 논문을 쓰는 것도 중요하고 이름이 나는 것도 중요하지만, 환자의 삶을 흑백에서 무지개와 같은 형형색색의 컬러로 만드는 것, 환자에게 삶의 즐거움을 일깨우는 것, 그것이 정신과 의사가 해야 할 중요한 임무라는 것을 나는 깨달았다.

때로는 인정받고 싶다는 욕망으로 이 세상 속에서 부대끼며 살아가지만, 때로는 환멸을 느껴 결코 이 세상을 가슴속에 담지 않겠노라고 다짐하지만, 그래도 내가 있어야 할 장소, 내가 가야 할 길이 무엇인지 알 것 같았다.

진료실에서 삶에 대해 배우는 것은 환자가 아니라 바로 나 자신이다.

왕후의 삶

돈에 인색한 한 남편이 있다. 60대 후반이다. 그 남편의 가장 큰 고민거리는 아내가 우울증을 앓고 있다는 것이다. 수년 전에 아내가 우울 증상을 호소할 때만 해도 그건 병도 아니라며 큰소리치던 그였다. 그러나 아내가 집에서 아무 일도 못 하고 계속 눈물만 흘리고 급기야는 죽고 싶다고 말하자 그도 사태의 심각성을 깨달았다. 결혼 후 40여 년간을 아내에 대해 가부장적인 태도로 왕처럼 군림해 온 그였지만, 죽겠다며 드러눕는 아내를 감당할 수는 없었다.

아내가 우울증을 앓고 난 후부터 그는 슬금슬금 아내 눈치를 보기 시작했다. 혹시라도 아내가 입원할까 봐 겁이 나서였다. 정확하게 말하면 아내가 입원하는 것이 두려운 것이 아니라 입원비가 겁이 난 것이다.

몇 년 전에 아내가 처음으로 한 달 동안 입원한 후에 그는 입원비 때문에 충격을 받았다. 자신의 1년 치 용돈이 될 정도로 많은 돈을 (뇌 MRI 검사까지 하느라 400만 원 정도 되었던 것 같다)

병원에 뜯겼다며 그는 화가 나 소리쳤다.

"의사 놈들은 다 도둑놈이다. 한 게 뭐가 있다고 그렇게 많은 돈을 빼앗아 가나!"

그는 외래에 올 때마다 지난날의 입원비를 들추어내며 불평을 늘어놓았다. 나는 기분이 상했지만 그렇다고 딱히 그에게 할 말도 없었다. 치료비에 집착했기 때문에 그는 아내 상태가 조금이라도 나빠지면 쏜살같이 나에게 달려와 상태가 어떠한지 세세하게 보고하였다. 동기가 어떠하든 그의 그런 태도는 그녀 치료에 큰 도움이 되었다.

그녀는 남편의 헌신적이고 집중적인 감시 덕분에, 그보다는 내가 치료를 잘했기 때문에 아주 많이 호전되어 첫 입원 이후에는 더 이상 입원하지 않고 외래 치료만으로도 이전과 같이 생활을 잘 해 나갔다.

그런데 두 달 전부터 그녀 상태가 급격히 나빠지기 시작했다. 잠을 못 자고 자꾸 눈물이 나고 아무 일도 하기 싫은, 말하자면 우울증 증상이 다시 나타나기 시작했다. 그는 안절부절못하며 날 찾아와 따졌다. 계속 약을 복용했는데도 재발이 되었다면 그건 내가 치료를 잘못했기 때문이라고 으르렁거렸다. 그동안 나를 볼 때마다 지난 입원비에 대해 불평한 전력이 있어서 나는 속으로 꼬시다 하면서 그의 말을 귓등으로 흘렸다.

"어떻게 하실 겁니까? 어떻게 치료를 했길래 집사람이 이렇게 되었습니까? 교수님이 책임져야 하지 않겠습니까?" 한 달 전에 그는 아내와 함께 진료실을 찾아와 거칠게 따졌다.

"책임은 무슨 책임요? 몇 년 동안 입원하지 않고 잘 지낸 것만 봐도 제가 얼마나 치료를 잘했는데요. 대한민국 어느 정신과를 찾아가서 물어봐도, 이렇게 치료 잘한 경우는 보기 드물다고 할 겁니다."

내가 강하게 반박하자 그가 나에 대한 적의를 누그러뜨렸다. 그 기회를 놓치지 않고 그가 들으라는 듯이 내가 중얼거렸다.

"입원하지 않고도 치료하는 방법이 있기는 한데……."

그 말을 듣자마자 그가 반색하며 나에게 매달렸다.

"교수님, 그런 방법이 있습니까? 그게 뭡니까? 말씀만 해 주시면 제가 뭐라도 하겠습니다."

"많이 피곤할 텐데요." 내가 그의 눈치를 살피며 뜸을 들였다.

"아무리 피곤해도 괜찮습니다. 입원만 하지 않는다면 뭐든지 다 하겠습니다." 그는 필사적이었다.

"그래요? 그럼 제가 부인과 먼저 면담한 후에 그 방법을 알려드리지요. 잠깐 밖에서 기다리시지요." 그를 내보내고 환자와 둘이 이야기를 나누었다.

"지금부터 제가 하는 이야기를 잘 들으셔야 합니다. 이전에 부인께서 죽기 전에 남편이 해 주는 밥 한번 먹고 죽는 게 소원이라고 하셨지요? 제가 그 소원 들어 드리겠습니다. 그러니 평소 부인이 꿈꾸어 왔던, '나는 집에서 이런 식으로 대접 받으면서 지내고 싶다' 하는 게 무엇인지 제게 구체적으로 말씀해 주십시오. 제가 다 이루어 드리겠습니다.

예를 들면, 아침에 잠이 깬 후에 침대에 앉아서 전복죽을 먹고 싶다, 뭐 이런 식입니다. 드시고 싶은 음식이나 원하는 게 있으면 뭐든지 말씀하십시오. 한 달 동안 왕비가 될 수 있도록 제가 책임지겠습니다."

내가 말하자 환자가 빙그레 미소를 지었다. 내 말뜻을 알아차렸다는 의미였다. 환자와 이야기를 나눈 후에 다시 남편을 들어오게 했다.

"부인과 면담을 해보니 아무래도 입원을 해야 할 상태인 것 같습니다. 입원하면 한 달 입원비만 최소 400만 원 이상 들겠지만, 입원하지 않고 집에서 치료하려면 부군께서 간호사 역할을 해야 하는데 그 간호사 역할이라는 것이 생각보다 쉽지 않을 겁니다."
 내가 고민스러운 표정을 지으며 남편을 바라보자 그가 기다렸다는 듯이 쏜살같이 말했다.
 "제가 할 수 있습니다. 뭐든지 할 수 있습니다. 말씀만 해 주십시오."
 "그래요? 그럼 제가 말씀드리겠습니다. 그냥 부인이 원하는 대로 시키는 대로 하시면 됩니다. 부인이 전복죽을 먹고 싶다고 하면 전복죽을 준비하고, 호박죽을 먹고 싶다고 하면 호박죽을 준비하고, 방이 더럽다고 하면 청소하고, 커피를 마시고 싶어 하면 커피를 준비하고, 그렇게 부인이 말하는 대로 하면 됩니다. 그렇게 하다 보면 불쑥불쑥 화가 치밀 때도 있을 겁니다. 그때는 꼭 한 달 입원비 4백만 원을 생각하십시오. 내가 그 돈을 벌고 있다고 생각하십시오. 아시겠습니까?"
 "알겠습니다, 교수님. 말씀하신 대로 하겠습니다."

 그리하여 그 우울증 환자는 지난 한 달 동안 왕후의 삶을 누렸다. 적극적으로 약의 용량도 조절했기에 오늘 외래를 찾은 그녀는 이전 상태로 거의 회복되어 있었다. 그동안 잘 지냈느냐고 묻자 그녀가 꿈꾸는 듯한 표정으로 말한다.

"교수님 덕분에 제가 이런 호사를 누리며 살아보네요. 고마워요. 정말 고맙습니다."

"부인이 좋아진 건 모두 남편 덕분입니다. 남편이 도와주셔서 부인이 회복된 겁니다. 남편의 정성이 정말 대단합니다. 제가 수십 년 동안 정신과 의사를 하고 있지만 이토록 환자 간호에 지극정성인 남편은 처음 봅니다."

환자 옆에 서 있는 남편에게 내가 말했다. 내 말에 그는 기분이 좋은 듯 만면에 웃음을 띤다. 그리고 묻는다.

"교수님, 이제는 입원하지 않아도 되지요?"

저에게는 숨 쉴 수 있는, 유일한 숨구멍이에요

회진을 도는데 며칠 전에 입원한 환자가 불쑥 나에게 한마디 한다. 조중 증상을 보여 입원한 30대 여자다.

"교수님은 신입니까? 평소 외래에서 고작 1~2분만 보고는 어떻게 저를 알 수 있습니까? 저는 교수님을 만나려고 한 달을 기다렸는데 교수님은 고작 1~2분만 보고는 알겠다고 하니 그게 말이나 됩니까?"

"외래 환자가 많아서 그랬는데, 미안합니다."

"외래 환자가 많은 거야 교수님 사정이지요." 환자가 반박한다.

"그렇다면 좀 더 면담도 많이 할 수 있는 의사로 바꾸는 게 어떨까요?" 환자는 아무 말도 하지 않았다.

그날 회진을 돌고 나는 내가 한 말을 후회했다. 환자가 외래 진료 시간이 1~2분밖에 되지 않는다는 점을 불평했을 때 나는 그 환자의 말 내용보다는 그 뒤에 숨어 있는 욕망을 읽었어야 했다. 환자의 욕망은 당연히 자신에게 더 많이 신경 써 달라는 거였다.

그런데 나는 고지식하게 환자의 말 내용에 따라 나 자신을 변명한 것이다. 아마도 그때 환자의 그 말이 나를 공격한다고 생각했던 것 같다. 어쩌면 전공의 선생들 앞에서 그런 말을 들어서 체면이 손상되었다고 생각했는지도 모른다.

더욱이 의사를 바꾸는 게 어떻겠느냐는 말은 그야말로 최악이었다. 그것은 환자를 위협하는 말이었다. '네가 그렇게 불만이 많으면 나에게 오지 마라'고 한 것이나 다름없었다. 그래서 회진을 끝내고 다시 환자에게 가서 사과했다.

"미안합니다. 입장 바꿔 생각해 보니 정말 속 상했겠습니다. 더구나 병원까지 2시간 넘게 걸리는 먼 곳에서 오는데 (환자가 사는 곳은 경남이다) 1~2분은 제가 생각해도 심하네요. 환자가 많은 것은 말씀하신 대로 제 사정이니 그게 이유가 될 수는 없지요. 오늘 아침 제 태도에 문제가 있었습니다. 제가 참 잘못했다는 생각이 듭니다. 앞으로는 그렇게 하지 않을 테니 마음 상한 것을 풀고 제 사과를 받아 주십시오." 내 말을 듣고 환자는 아무 말 없이 눈물을 흘렸다.

오늘 그 환자가 퇴원 후 처음으로 외래를 방문했다. 그런데 그녀가 외래에 들어오자마자 종이를 나에게 건네고는 이렇게 말한다. "제가 지난 일주일 동안 지낸 기록이에요. 교수님이 바쁘실까 봐 미리 적어왔어요. 그리고 제가 입원했을 때 교수님께 한 말은 잊어 주세요. 그때는 제가 제정신이 아니라서 그런 말을 한 것 같아요. 그 생각만 하면 지금도 얼굴이 화끈거려 교수님 얼굴을 뵐 수가 없어요. 죄송합니다, 교수님."

나는 그녀가 적어 온 내용을 그녀 앞에서 읽고 궁금한 점에 대해 질문도 하고 대화를 나누었다. 그래봤자 몇 분 이내였다. 그녀는 아주 밝은 표정으로 자리에서 일어나더니 이렇게 말했다.

"그런데 교수님, 제가 지난 일주일 동안 대화를 나눈 유일한 사람이 교수님이라는 걸 아세요? 집에는 아버지 혼자 계시는데 돈벌이 때문에 집에 잘 안 들어와요. 그래서 늘 혼자 지내지요. 교수님은 제가 말을 걸 수 있는 유일한 사람이에요. 저에게는 숨 쉴 수 있는, 유일한 숨구멍이에요."

가슴 벅찬 순간

 임상 의사에게 가장 영광스러운 일은 학술상을 받는 것도 아니고 병원 보직을 맡는 것도 아니다. 자신이 맡고 있는 환자가 회복되는 것이 가장 영예로운 일이다. 나는 그렇게 생각한다.

 스물한 살의 그녀를 보았을 때 첫인상은 그녀 어머니가 가져온 진료 의뢰서에 의해 이미 결정돼 버렸다. 서울 모 대학병원에서 발급한 진료 의뢰서에는 〈난치성 조현병, 15세 발병, 여러 가지 치료를 했으나 호전 없음. 어머니가 원하여 교수님에게 의뢰함〉이라고 적혀 있었다.
 미소를 띠면서 그녀를 반겼지만 마음은 편치 않았다. 의뢰하는 쪽에서는 치료해도 나아지지 않으니 답답했을 것이고 그래서 의뢰서를 써 주었겠지만, 그런 환자를 맞는 나로서는 일반 환자보다 힘은 더 들고 보람은 적은 경우가 대부분이기 때문이다.

 아니나 다를까 여러 가지 약을 칵테일처럼 섞어 사용했지만 별 효과가 없었다. 환자는 여전히 환청과 망상에 시달렸고 수시로 혼자서 낄낄거렸다. 정성이 지극한 환자 어머니에게 솔직히 자신이 없다고 고백하자 꼭 1년만 치료해 달라고 나에게 매달렸다. 집이 서울이라 부산에 내려오기가 쉽지 않지만 그래도 매주 한 번씩 애를 데리고 내려오겠다고 한다. 나 역시 자식을 키우는 부모이다 보니 그 어머니의 간절한 부탁을 거절하기가 어려웠다.

그래서 곰곰이 생각해 보았다. 기존 방식으로는 어려우니 내 스타일대로 한번 치료해 보자. 어차피 약만 가지고는 안 되니 증상을 안고 살아가는 방법을 가르쳐 보자. 성공하든 실패하든 시도해 보지 않는 것보다 낫지 않을까? 그때부터 매주 환자에게 증상을 안고 살아가는 방법을 가르치기 시작했다. 갈대와 바람의 관계를 설명하고 그 이미지를 떠올리게 했다.

"갈대는 아무리 바람이 세게 불어도 꺾이지 않고 그냥 옆으로 누울 뿐이란다. 마찬가지로 너를 괴롭히는 증상도 너를 무너뜨리지는 못하고 불편하게 만들 뿐이야. 소리가 심하게 들리면 '오늘따라 시끄럽네'라고 대수롭잖게 받아들이거라. 또 누가 너를 해칠 거라는 생각이 들면 '오늘따라 바람이 많이 부네'라고 생각하면서 흔들리는 갈대를 떠올리거라. 갈대가 꺾일 것 같은 공포심이 들면 그때는 나에게 전화해라. 그러면 내가 항상 너를 지켜 줄 테니까 아무 걱정 말거라. 내가 바람을 막는 크고 강한 벽이 되어 주마. 대신 네가 꼭 지켜야 할 것이 세 가지 있다. 그것을 지키겠다고 나에게 약속해 다오. 매일 한 시간씩 걷고, 매일 목욕하고, 매일 깨끗한 옷을 입는 거란다. 스물한 살은 보기만 해도 눈부신 나이란다."

초등학생 가르치듯이 과제를 내주고, 칭찬하고, 또 칭찬하고, 또 칭찬하고. 그러기를 어느덧 1년이 지나갔다. 예쁜 아가씨는 (나는 그녀를 그렇게 부른다) 이전에 비해 증상은 아주 조금 좋아졌을 뿐이지만 사회 기능 면에서는 비교하기 어려울 정도로 많이 호전되었다. 옆에서 보는 어머니가 놀랄 정도였다. 처음엔 온몸에서 퀴퀴한 냄새를 풍기던 환자가 이제는 챙이 넓은 모자를 쓴 원피스 차림에 몸에서는 좋은 향기가 나는 예쁜 아가씨로 변해 있었다. 어머니는 아주 만족해 했고 외래 오는 빈도도 매주 1회에서 매달 1회로 줄어들었다.

그러던 어느 날, 진료가 끝난 후 그녀가 수줍어하면서 나에게 선물을 건넨다. 풀어보니 넥타이다.
"교수님이 좋아하실지 모르겠어요. 평소 넥타이를 매시지 않으니. 짙푸른 색을 골랐어요. 제가 좋아하는 깊은 바다색이에요."
그녀로부터 선물을 받는데 그냥 눈물이 핑 돌았다.
"교수님 선물을 사 드린다고 매일 한 시간씩 아르바이트를 했어요. 그동안 쫓겨난 편의점이 아마 수십 군데는 더 넘을 거예요. 아르바이트하는 사람들이 잠시 자리 비운 틈을 대신 봐주었으니 아르바이트의 아르바이트인 셈이죠. 저도 아직까지 선물을 못 받아봤는데, 교수님이 샘나네요." 옆에 앉아 있던 어머니가 흐뭇한 얼굴로 한마디 거든다.
뭔가 말을 해야 할 것 같은데도 왠지 말이 나오질 않는다. 그런 나를 보고 그녀가 한마디 더 한다.
"교수님, 사랑해요. 저보고 예쁘다고, 잘한다고, 말해 준 사람은 어머니 말고 교수님이 처음이에요. 고마워요."

그녀와 어머니가 나가고 나는 잠시 고인 눈물을 닦으면서 혼자 중얼거렸다.

"그래, 의사는 이런 맛에 하는 거야. 삶에는 이런 가슴 벅찬 순간도 있어."

찌찌티비

　오랫동안 외래를 다니는 할머니 한 분이 계신다. 진료 기록지에 79세로 적혀 있으니 우리 나이로는 80이 넘었다. 무릎이 아파 주로 딸이 대신 약을 받아 가고 가끔 방문해서는 이런저런 말씀을 하신다. 주문제는 잠을 잘 자지 못하는 것인데 약을 드시고는 잠도 잘 주무시고 마음도 편안해서 딸을 통해 늘 고맙다는 인사를 전해온다.

　그런데 얼마 전에 할머니가 직접 외래에 오셨다. 무릎 통증이 더 심해져 정형외과 방문차 들렀다고 하신다. 반가운 마음에 이런저런 이야기를 나누는데 갑자기 할머니가 몸빼 바지 호주머니에서 무언가 적혀 있는 종이를 꺼낸다. 그리고 외래 진료실에 찌찌티비가 있는지 묻는다. "찌찌티비요?" 무슨 말인지 몰라 다시 물으니 할머니가 그 종이를 나에게 건네준다. 종이에는 아마도 딸이 적어 주었는지 〈씨씨티비CCTV〉라고 큼직하게 적혀 있었다.

"아! 씨씨티비요? 할머니, 여기에는 그런 거 없습니다."

내가 웃으면서 말했으나 그래도 할머니는 마음이 놓이지 않는지 천장과 벽을 두리번거린다. 순간 혹시 할머니가 치매 초기가 아닐까 하는 생각이 스쳐 지나갔다. 치매 초기에 의심하는 증상이 흔히 나타나기 때문이다.

"할머니, 여기에는 씨씨티비가 진짜 없습니다. 그런데 왜 그러십니까?"

그러자 할머니가 다시 몸빼 바지에서 봉투를 꺼내 책상 위에 놓고는 나에게 다가와 귓속말로 이렇게 속삭였다.

"딸 애 말이 영란인가 정란인가 하는 법 때문에 돈 주면 교수님이 잡혀간대요. 그래서 내가 아무도 모르게 점심값을 주는 거니 얼른 호주머니에 넣으소. 딸애도 모르고 찌찌티비도 모르니 아무 걱정하지 않아도 될 거요. 내가 살면 얼마나 살 거라고. 고마워서 그런 거니 내 마음이라고 생각하고 받아 주면 돼요." 그리고는 미처 잡을 틈도 없이 절뚝거리며 밖으로 나가셨다.

할머니가 준 꼬깃꼬깃 접혀 있는 봉투를 호주머니에 넣으며 이런 생각을 했다. 찌찌티비가 있더라도, 그래서 잡혀가는 한이 있더라도 이 봉투는 받아야겠다.

참 친절한 여자와 함께 사는 남자

30대 남자다. 수개월 전에 어머니와 함께 진료실에 들어왔다. 개인 정신과의원에서 발급한 진료 의뢰서에는 강박장애 환자로 지난 몇 년 동안 아무리 약을 써도 증상이 조절되지 않는다는 내용과 처방한 약이 적혀 있었다. 환자는 다양한 약을 먹고 있었는데 종류도 많았고 용량도 높았다. 일종의 난치성 강박장애이다. 이런 경우는 조현병보다 치료하기가 더 어렵다. '쉽지 않겠네' 속으로 생각하며 환자에게 물었다.

"치료 받던 병원에서 계속 치료 받지 않고 왜 저에게 오셨는지요?"

"약이 쎄서 생활하기가 힘듭니다. 약을 먹으면 마음은 좀 안정되지만 생활하기가 너무 힘듭니다."

"어떤 점이 힘듭니까?"

"많이 까라지고 멍하고 입도 마르고 변비도 있고 그냥 멍청해집니다."

"알겠습니다. 제가 보기엔 증상이 심해서 그것을 잡기 위해 약을 많이 쓴 것 같습니다만, 가장 불편한 점은 무엇입니까?"

"제가 좀 전에 말씀드렸는데요. 많이 까라지고, 멍하고."

"아, 그 말씀은 들었고 어떤 문제 때문에 정신과 치료를 받고 있는지요? 제일 처음 정신과를 방문한 이유가 무엇인지요?"

"그게……." 남자가 주저한다. 옆에 앉아 있던 어머니가 대신 말한다.

"애가 집에서 테레비 채널을 하도 돌려서 테레비를 볼 수가 없어요. 그리고 전등 스위치도 하도 켰다 껐다 해서, 정신이 사나워서 살 수가 없어요."

"그게 언제부터인가요?"

"어디 보자. 한 5년 되었나?" 어머니가 말한다.

"5년까지는 안 되고 4년 2개월 되었습니다." 환자가 말한다. 진료 의뢰서를 보니 치료받은 기간이 대략 4년 전부터라고 적혀 있었다.

"어머니 말씀은 그때부터 TV 채널을 반복해서 돌리고 전등 스위치도 켰다 껐다 한다는데 그게 사실인가요?"

"지금도 그 짓을 하고 있는데요." 어머니가 재빨리 대답한다.

"어머니 말씀이 맞습니까?"

"예."

"왜 그런 행동을 합니까?"

그는 아무 대답도 하지 않았다.

"TV 채널을 돌리기 전에 어떤 생각이라도 납니까?"

"아니요." 그가 짧게 대답했다.

"그러니까 불쾌한 생각이, 성적인 생각일 수도 있고 난폭한 생각일 수도 있고 그런 생각이, TV 채널을 돌리기 전에 납니까?" 내가 직접적으로 물었다.

"아닌데요. 아무 생각도 안 나는데요."

순간 나는 당황했다. 강박장애라면 반복 행동을 하기 전에 당연히 어떤 생각이 나야 한다. 강박장애에서는 불쾌한 생각을 줄이기 위해 반복 행동을 하는데 환자는 아무 생각이 나지 않는다고 하니 논리적으로 모순인 셈이다.

"다시 한번 더 묻겠습니다. 그런 행동을 하기 전에 어떤 생각이 납니까? 생각이 나는데 말을 못 합니까? 아니면 정말로 아무 생각도 나지 않습니까?" 내가 정색을 하며 물었다.

"아무 생각이 나지 않는다고 말했잖습니까?" 그가 짜증스러운 말투로 대답했다.

그와의 첫 만남은 그러했다. 그를 만난 지도 벌써 몇 개월이 지났다. 그는 여전히 매일 TV 채널을 돌리고 있었고 전등 스위치를 켰다 껐다 하는 행동을 보이고 있었다. 이전과 달라진 점은 그가 복용하고 있는 약의 용량이 현저히 줄어든 것뿐이다. 어차피 약을 많이 써도 증상을 보인다면 굳이 약을 많이 쓸 필요는 없다고 판단했다. 불편하지만 증상을 안고 살아가면 되는 것이다. 집에서 TV 채널을 이리저리 돌려보았자, 또 전등 스위치를 켰다 껐다 해 보았자 그것이 함께 사는 가족에게 특별히 위협적인 행동은 아닐 것이다. 단지 불편하고 성가실 뿐이다. 그래서 가족에게 환자가 그런 행동을 하면 그냥 또 시작이구나 하고 받아들이라고 했다.

다행스러운 점은 그런 행동을 하루에도 여러 번 하지만 지속 시간이 길지 않다는 것이다. 그래서 그가 밤에 잠을 잘 잘 수 있을 정도로 약을 몇 알만 처방했다. 환자 본인도 생활하는 데 불편함이 없어 약에 대해서는 아주 만족했다. 물론 생활이라고 해 봤자 직장이 없기 때문에 집에서 TV 보는 것 외에는 특별히 할 일도 없었다.

12월 첫째주 월요일에 그 환자가 외래를 방문했다. 하루에 진료해야 할 환자가 많아서 환자가 불편한 점을 먼저 말하지 않는 한 〈이전과 변화 없음〉이나 〈잘 지낸다. 특별히 불편한 증상 없다. 약 먹고 부작용 없다〉와 같이 간단하게 몇 마디 적고는 약을 처방한다. 그래서 그 환자에게 한 달 치 약을 처방하고는 "금년 한 해 고생이 많았습니다. 내년에는 건강하게 회복되기를 바랍니다. 무엇보다 신체 건강에 더 신경을 써서 매일 1시간씩 걷도록 하십시오. 내년에 뵙겠습니다"라고 새해 인사를 앞당겨서 했다.

다른 환자들에게도 다 똑같이 한 새해 인사다. 그러자 그가 자리에서 일어나 크게 고개를 숙이며 인사를 한다. 그리고 이렇게 말한다.

"교수님, 고맙습니다. 새해 인사까지 해 주시니. 그리고 죄송합니다, 교수님을 속여서. 제가 말하기가 부끄러워서. 정말 죄송합니다."

순간 뭔가 중요한 이야기를 할 것 같은 예감이 들어 다시 자리에 앉게 하고는 물었다.

"저를 속였다는 말이 무슨 뜻인가요? 말하기가 부끄러운 것이 무엇인지요?"

"그러니까 사실은, 제 아랫도리로 여자가 매일 들어옵니다."

"아랫도리라뇨? 성기를 말하는 겁니까?"

"예."

"여자가 성기로 들어오다니요? 조금 더 자세히 말씀해 주시겠습니까?"

"그러니까 제가 TV 채널을 돌릴 때마다 여자 목소리가 들립니다. '들어간다' '나간다' '들어간다' '나간다' 하는 소리가 반복적으로 들립니다. 그 소리가 들리면 저는 흥분됩니다."

"아하! TV 채널 돌리기 전에 생각이 아니라 소리가 들리는군요. 여자가 성기로 들어왔다 나가니 흥분되는 것이고요. 일종의 자위 행동이군요."

"예, 맞습니다. 그 소리가 들리면 아주 많이 흥분됩니다. 그래서 저도 모르게 사정을 합니다."

"그러면 그 여자에게 내 성기에 들어오지 말라고 한 적이 있습니까?"

"예, 있습니다. 그랬더니 그 여자가 그러면 제 머리로 들어온다고 하더군요. 제 머리로 들어오면 제가 미치는 건데, 미치는 것보다는 차라리 흥분되는 것이 훨씬 좋다는 생각에 더 이상 들어오지 말라는 말을 안 합니다."

"아하! 이제 이해가 됩니다. 그러면 전등 스위치를 켰다 끄는 행동도 그 때문인가요?"

"예, 맞습니다."

"그러면, 하루에 여러 번 전등 스위치를 켰다 껐다 하고 TV 채널도 여러 번 돌린다고 했는데 그때마다 발기하고 사정을 합니까?"

"아닙니다. 하루에 두 번만 합니다. 그때도 그 여자가 말해줍니다. '들어간다' '나간다' '들어간다' '나간다' 하면서 여러 번 말하고 이제는 '쏴라' 하고 말해 줍니다. 그러면 사정합니다."

"아하, 알겠습니다. 그 여자는 참 친절한 여자군요."
"저도 그렇게 생각합니다. 제게 많은 기쁨을 줍니다."

환자의 이야기를 듣고 그동안 궁금해 하던 수수께끼가 일순간에 풀렸다. 환자의 진단명은, 정신과적 진단에 따르면 강박장애가 아니고 환청만을 특징적으로 보이는 비특이적 정신병이었다.

이런 경우 항정신병 약을 주 치료제로 사용해야 하는데, 가족은 힘들어하더라도 환자 본인은 그 증상을 즐기니 처방하기가 주저되었다. 이 환자의 삶은 밋밋한 흑백 사진과 같이 즐거움이라고는 아무 것도 없이 무료한데, 그런 내밀한 기쁨 정도는 누릴 수 있어야 한다고 생각했다. 그래서 항정신병 약을 소량 처방하고 당분간 경과를 지켜보기로 했다. 진료 기록지에는 〈참 친절한 여자와 함께 사는 남자〉라고 적었다.

"고맙습니다. 솔직하게 이야기를 해 줘서. 앞으로 혹시 그 여자가 괴롭히면, 그리고 그 여자와 헤어지고 싶다면 언제든지 말해 주십시오. 제가 도와드리겠습니다."
"알겠습니다. 그런 생각이 들면 즉시 교수님께 말씀드리겠습니다."

환자가 나가고 나는 새해 인사를 하는 것과 같이 작고 사소한 행동도 사람의 마음을 열 수 있다는 사실을 새삼 깨닫는다.

발걸음도 가볍게

 70대 중반 할머니가 내 앞에서 눈물을 흘린다. 무슨 안 좋은 일이 있는지 물어보았지만 특별한 일은 없다고 한다. 그냥 괜히 짜증이 나고 뭔가 답답하고 지난 시절 안 좋은 일들만 자꾸 떠오른다고 한다. 할머니가 말한다.
 "어릴 때는 부모님을 위해 살았고, 결혼 후에는 남편과 시부모님을 위해 살았고, 자식을 낳은 후에는 자식을 위해 살았고, 남편이 죽고 자식이 결혼하자 지금은 손자 손녀를 위해 살고 있어. 문득 나 자신을 위해 산 순간이 있었던가 하는 생각이 들어. 그런 생각이 드니 억울해."

 "할머니, 자기 자신을 위해 산다는 것은 어떻게 사는 겁니까?" 내가 물었다.
 "그냥 내 하고 싶은 대로, 내 살고 싶은 대로 사는 거지."
 "무엇을 가장 하고 싶은데요?"
 "교수 양반이 그렇게 물으니 딱히 떠오르는 것은 없네."
 "할머니, 제가 보기에는 이런 것 같습니다. 어릴 때는 부모님의 사랑을 받고 살았고, 결혼 후에는 남편과 시부모님의 사랑을 받고 살았고, 자식을 낳은 후에는 자식으로부터 사랑을 받고 살았고, 남편이 죽고 자식이 결혼하고 난 지금은 손자 손녀로부터 사랑을 받고 사는 것으로 보입니다.

영감님이 안 계시지만 그래도 3남 1녀 자식들이 건강하게 잘 살고 있고 많은 손자 손녀들이 있는데, 제가 보기에 할머니께서는 참 복이 많으십니다. 저는 지금까지 할머니처럼 복이 많은 분은 본 적이 없습니다."

"그런가? 교수 양반이 그렇게 말해 주니 그런 것 같기도 하네. 교수 양반이 내 마음을 잘 달래주네."

"할머니, 요즘 자꾸 안 좋은 생각이 드는 이유가 무엇인지 제가 맞춰 볼까요? 제 생각에는 무릎이 두 쪽 다 많이 아파서 그런 것 같습니다. 연세가 들어 몸이 아프면 자꾸 안 좋은 생각이 들거든요. 걱정도 많아지고 괜히 서럽고. 제가 아드님에게 말해서 부산에서 무릎을 제일 잘 보는 병원에 모셔가라고 하겠습니다. 그러니 걱정하지 마십시오."

"돈이 많이 들 텐데⋯⋯. 말을 꺼내기가 쉽지 않아서⋯⋯."

"그 문제는 제가 자녀들과 의논하겠습니다. 이제 마음이 좀 풀어졌습니까?"

"교수 양반 만나면 내 마음이 참 가벼워지네. 고맙소, 고마워."

진료실을 나서는 할머니의 발걸음이 오늘따라 경쾌해 보인다. 나를 찾아오는 환자분들이 진료실을 나갈 때는 〈발걸음도 가볍게!〉 그게 내가 바라는 모든 것이다.

특효약

한 50대 여성이 두 팔이 마비되는 증상을 보여 입원했다. 응급실에서 여러 검사를 시행했지만 특별한 이상 소견이 없어 정신과로 입원했다. 입원 첫날 회진하면서 그녀를 보았을 때 그녀는 자신의 증상에 대해 조금도 걱정하지 않는 눈치였다.

"팔이 마비되었는데 걱정이 되지 않습니까?" 내가 묻자 그녀는 남 이야기하듯이 "곧 좋아지겠죠." 하며 대수롭지 않게 대꾸한다.

그녀의 정신과적 병명은 〈전환장애〉이다. 심리적 갈등이 육체적 마비 증상으로 나타나는 병이다. 주로 손발이 마비되고 때로는 앞을 보지 못하거나 말을 하지 못하기도 한다.

이런 신체 증상이 나타나는 것은 그만큼 마음이 많이 괴롭다는 의미다. 자신의 괴로운 마음을 다른 사람에게 보여 줄 길이 없으니 몸으로 말하는 것이다. 몸이 아프니 마음은 온통 신체 증상에 쏠리게 되고 그만큼 마음의 갈등에는 신경을 쓰지 않아도 되는 것이다.

"하시는 일이 뭡니까?" 내가 물었다.

"도넛 가게를 합니다."

"혼자서 하는가요?"

"아니에요. 남편과 둘이서 합니다. 남편은 만들고 저는 팔고. 늘 함께하지요. 1년 365일 일해요."

"피곤하겠습니다. 쉬는 요일은 없는가요?"

"하루라도 쉬려고 하면 애들 학비가 생각나 쉴 수가 없어요. 그래서 많이 괴로워요. 남편은 자주 친구를 만나러 가지만 남편이 나가고 나면 누군가 가게를 지켜야 해서 저는 하루도 쉬지 못해요."

"팔이 마비된 것이 이번이 처음인가요?"

"아니에요. 벌써 네 번째입니다."

"어떤 상황에서 그런 일이 생깁니까? 예를 들면, 혼자 있을 때나 아니면 피곤할 때나 아니면 스트레스를 많이 받았을 때나. 혹시 남편이 없을 때 그런 일이 생기는가요?"

"그렇기는 하지만……." 그녀가 말꼬리를 흐린다.

"네 번 모두 남편이 없을 때 그런 일이 생겼나요?"

"그러고 보니 그러네요. 우연이겠지요." 그녀가 대수롭지 않다는 듯이 대답한다.

인간의 마음에서 우연은 없다. 모든 것은 필연이다. 네 번 모두 남편이 없을 때 팔이 마비되었다면 그건 분명히 남편의 부재와 연관이 있다는 말이다. 게다가 도넛 가게에서 팔이 마비되면 장사를 못한다. 팔이 마비된다는 건 장사하기 싫다는 의미다. 전형적인 상징이다. 그녀의 마음 밑바닥에는 남편에 대한 분노가 있음을 알 수 있었다.

남편이 증상 발생의 원인을 제공하였다는 것은 반대로 남편이 그녀를 회복시킬 수 있다는 말이기도 했다.

그녀의 마음 상태를 좀 더 파악하기 위해 회진하면서 다음과 같은 과제를 내주었다.

첫째, 내가 남편에게 말하지 못했지만 가장 하고 싶은 말은?
둘째, 내가 가장 화가 날 때는?
셋째, 내가 가장 사랑받는다고 느낄 때는?
넷째, 내가 지금 가장 힘든 것은?
다섯째, 내가 지금 남편에게 가장 바라는 것은?

똑같은 문제를 〈남편〉 대신 〈아내〉라는 단어로 바꿔 남편에게도 과제를 내어 주었다. 두 사람이 적은 것을 놓고 대화를 나누면 서로 공감은 못 해도 이해는 할 수 있을 거란 생각에서였다.

입원해 있는 아내는 각각의 질문에 대해 많은 내용을 적어 왔다. 할 말이 많다는 것이다. 반면 남편은 각 질문에 대해 짤막하게 적어 왔다. 자신이나 아내의 마음에 대해, 자신과 아내와의 관계에 대해 깊이 생각하지 않는다는 것이다.

하지만 그것 역시 의미가 있다. 나는 먼저 아내와 남편이 적은 것을 서로 바꾸어 읽게 했다. 그리고 한 문제마다 상대방이 적은 내용을 읽고 느낀 점에 대해 말하게 했다.

말하는 쪽은 주로 아내였다. 남편은 묵묵히 듣기만 했다. 그렇지만 남편의 얼굴은 '아, 내가 지금까지 그것을 몰랐구나!' 하는 듯한 표정을 역력히 보여주고 있었다.

"지금까지 이토록 많은 대화를 나눈 적이 없었어요."

대화가 끝난 후 아내는 흡족해했다. 그리고 그녀가 보였던 마비 증상은 연기처럼 사라졌다.

말 치료talking cure, 말하는 것이 곧 치료라는 진리를 다시 실감하는 순간이었다. 퇴원하는 날, 내가 남편에게 말했다.

"남편분이 아내를 치료한 것입니다. 치료자는 남편입니다. 고맙습니다."

내 말에 남편이 쑥스러워했다.

부부 관계에서 치료제는 따로 없다. 배우자의 말을 들어 주는 것, 그 자체가 치료약이다. 따뜻한 말 한마디, 위로의 말 한마디가 특효약이다. 말 자체가 치료 효과를 가진다는 것은 놀라운 일이다. '말 한마디로 천 냥 빚을 갚는다'는 우리 말은 생각할수록 놀라운 말이다.

목에 무엇이 걸려 있어요

 한 70대 할머니가 외래를 찾아와 하소연한다. 두서없이 말하는 살아온 이야기를 듣는다. 한 많은 삶이다.
 "할머니, 오늘 여기 오신 이유는 뭡니까? 뭐가 제일 불편합니까?" 내가 묻는다.
 "목에 무엇이 걸려 목구멍을 막고 있어서 음식이 넘어가지 않아. 이비인후과에서는 아무 이상 없다고 하는데 참말로 환장할 노릇이네."
 "할머니, 뭣이 걸려 있는 것 같습니까?"
 "의사 양반, 내가 그걸 어찌 알겠소. 그걸 알면 내가 여기 왜 찾아왔겠소?" 할머니가 퉁명스럽게 대꾸한다.
 "할머니, 제가 한번 알아맞혀 볼까요?"
 "말해 보소. 의사 양반 생각은 어떤지."
 "할머니, 할머니 목구멍을 막고 있는 것은 할배입니다. 할배가, 그 미운 할배가 할머니 목구멍을 꽉 막고 있는 거 아닙니까? 제 말 맞지예?"
 할머니는 아무 말을 하지 않는다.

"결혼하고 오십 평생 따뜻한 말 한마디 안 해 주고, 그 괴롭던 시집살이할 때 손 한번 안 잡아주고, 소처럼 일만 시킨 할배가 미운 거 아닙니까? 늘 바람피우고, 술 마시고. 할머니는 자식 때문에 살아온 인생 아닙니까? 그 미운 할배 생각하면 가슴이 답답해지고 이제는 목까지 막힌 것 아닙니까? 제 말이 맞지예?"

할머니는 말없이 눈물을 흘리기 시작한다.

"용서하지 마이소. 사람들은 다 잊어버리라고 하지만 그게 어디 잊힙니까? 절대 잊어버리지 말고 용서하지 마이소. 미운 할배는 그렇다 치더라도 할머니는 살아야 될 거 아닙니까? 그러니까 밥 먹을 때 밥이 할배라 생각하고 꼭꼭 씹어 넘기이소. 미운 할배라고 생각하면 잘 씹힐겁니다."

묵묵히 내 말을 듣던 할머니가 자리에서 일어나면서 한마디 한다. "의사 양반이 용하네. 내 마음을 우째 그래 잘 아노?" 그리고 한마디 덧붙인다. "무덤까지, 내, 영감 용서하기 어렵데이. 잘못 만난 인연인기라."

목에 무엇이 걸려 있는 것 같은 이물감 때문에 외래를 방문하는 사람들이 많다. 대부분 여자다. 그들에게 심리적 갈등 때문에 그런 신체 증상이 나타난다고 말하면 대개는 무슨 말인지 이해하지 못한다. 〈신체화장애〉라는 정신과적 진단명을 말하면 더더욱 무슨 말인지 못 알아듣는다. 그보다 자신을 가장 괴롭히는 사람이나 사건, 기억 때문이라고 설명하면 쉽게 알아듣는다.

오래전에는 외항 선원의 부인이 이런 증상을 자주 보였다. 일년에 한 번 잠시 집에 왔다가 다시 바다로 가 버리는 남편, 집에 있는 동안에도 따뜻한 말 한마디 없이 늘 술만 마시는 남편, 아내는 그런 남편이 야속했지만 그렇다고 자신의 외로움을 말하기에는 바다에 떠 있는 남편의 삶이 얼마나 고단할까 생각되어 그런 기색조차 내비칠 수 없었다.

시어머니 눈에는 그 험한 바다의 풍랑과 싸워 가며 돈을 벌어 오는 아들에 비해 육지에서 보내는 며느리의 삶은 너무나 편하고 안락해 보여 견딜 수가 없었다. '어떻게 번 돈인데 너는 그 고마움을 알기라도 하나?' 며느리를 보는 시어머니의 눈길은 늘 그런 메시지를 담고 있었다.

시어머니의 간섭은 심해지고 아무것도 모르는 자식들은 자기 요구만 늘어놓고 혼자 지새는 밤이 많아질수록 며느리는 몸이 아프기 시작한다.

다양한 신체 증상 중에서도 특히 목에 이물감을 느끼는 증상을 호소한다. 잘 삼키지 못하고, 먹어도 소화 시키지 못하는 증상은 주위 사람들에게 엄청난 효과를 발휘한다.

처음에는 하찮은 병으로 보던 시어머니도 며느리가 먹지 못하면 결국 두 손을 들고 만다.

"아가야, 뭐라도 먹어야 산다." 시어머니는 구하기 힘든 귀한 재료로 음식을 만들어 며느리를 돌보기 시작한다. 이전에는 그토록 말해도 귀담아 듣지 않던 시어머니가 달라진 것이다. 입으로 말할 때는 들은 척도 않다가 몸으로 말하니 그제야 알아듣는 것이다.

시어머니는 오랜만에 육지를 밟은 아들에게도 이전과 달리 며느리가 그동안 얼마나 고생했는지를 말하면서 신경 쓰라고 타이른다. 이처럼 마음의 고통을 몸으로 보여 주면 많은 문제가 해결된다.

물론 며느리의 이런 증상은 무의식적으로 나타나는 것이지 의도적인 것은 전혀 아니다. 마음이 아프기 때문에 몸이 아픈 것이다. 프로이트는 성적 욕구가 해결되지 않아서라고 해석하지만 조금 넓게 보면 모든 심리적 갈등 때문이라고도 할 수 있다.

최근에는 남편과 자식 문제로 그런 증상을 보이는 경우가 많다. 이때 나는 그들의 이야기를 듣고 이렇게 말해 준다.

"아들이 목구멍을 막고 있네요."
"남편이 목구멍을 막고 있네요."
"딸이 목구멍을 막고 있네요."

가슴이 답답한 증상을 보이는 경우에는 남편이, 아들이, 딸이 가슴을 누르고 있다고 말해 준다. 그러면 그들은 그 말이 무슨 뜻인지 즉각 알아차린다.

환자들이 '아하!' 하며 이해할 수 있도록 설명하는 것, 그게 치료의 시작이다.

〈나쁘지 않다〉와 〈좋지 않다〉

암을 앓고 있는 환자에 대한 자문 의뢰를 자주 받는다. 다양한 종류의 암을 앓고 있는 환자들이 해당 과에서 치료를 받다가 우울이나 불안 혹은 불면 증상 때문에 방문한다. 암에 걸려 약물치료나 방사선치료를 받으면 누구나 마음이 약해지고 다양한 정신과적 문제를 보인다. 신체가 무너지면 마음도 자연스럽게 무너지게 마련이다.

그런데 그들을 치료하면서 중요한 사실을 하나 발견했다. 바로 그들이 사용하는 말이다. 〈나쁘지 않다〉라는 말과 〈좋지 않다〉라는 말이다. 그 두 가지 말 중에서 어떤 말을 주로 사용하는가에 따라 삶을 대하는 태도가 다르다는 사실을 알게 되었다.

유방암 3기 진단을 받은 48세 여자 환자가 있다. 그녀는 양쪽 유방을 다 절제한 후 항암 치료를 받고 있다. 그녀는 항상 머리에 스카프를 두르고 외래를 방문하는데 항암 치료로 머리카락이 빠져서라고 한다.

그런데 매번 스카프의 색이 다르다. 빨간색도 있고 노란색도 있으며 초록색도 있고 보라색도 있다. 그러고 보니 흰색과 검은색만 보지 못한 것 같다. 내가 "스카프 색이 참 다양하네요!"라고 하자 그녀는 "나쁘지 않죠? 제가 할 수 있는 조그만 일이지만 기분은 한결 좋아집니다"라고 했다.

대화를 나누는 동안 그녀는 〈나쁘지 않다〉라는 표현을 자주 사용하였는데 그 점이 나에게는 무척 인상적이었다. 예를 들면 이런 식이다.

"오늘 아침에 일어났는데 온몸이 아픈 거예요. 신경이 쓰였지만 가만히 생각해 보니 한 달 전에 몹시 아픈 적이 있었어요. 그때와 비교하면 통증 정도가 〈나쁘지 않았어요.〉"

"양쪽 유방을 다 제거하고 나니 여자로서는 끝이구나 싶었는데 교수님이 양쪽 유방을 본래 제 것보다 더 예쁘게 만들어 주겠다고 하니 그것도 〈나쁘지 않다〉는 생각이 드네요."

"제가 몸이 아프고 나니 늘 속을 썩이던 아들이 정말 어른스러워졌어요. 그렇게 보니 유방암에 걸린 것도 〈나쁘지 않네요.〉"

"아프고 나서 남편과 정말 많은 대화를 나누었어요. 병에 걸리기 전에는 서로 얼굴 보기도 어려웠는데 그것도 〈나쁘지 않네요.〉"

그녀는 매사 이런 식으로 말을 이어 나갔다.

그녀가 한 말 중에 가장 인상적인 것은 "교수님 말씀이 이제는 더 이상 나빠질 것이 없대요. 그 말은 바닥까지 추락했으니 이제는 올라갈 일만 남았다는 말이지요. 〈나쁘지 않죠?〉"

나는 그녀가 자신에게 용기를 주기 위해 의도적으로 〈나쁘지 않다〉라는 말을 반복적으로 하는지 아니면 본래부터 그 말을 자주 했는지 궁금해서 어느 날 조심스럽게 물었다.

"〈나쁘지 않다〉라는 말을 자주 하시는데 병에 걸리기 전부터 그 말을 자주 하셨나요? 아니면 병에 걸린 후부터 그런가요?"

그녀는 내 말이 재미있는지 소리 내어 웃더니 이렇게 대답했다.

"방금 한 그 질문, 정말 〈나쁘지 않네요.〉"

그 말에 나도 따라 웃었다.

"사실은 병에 걸리고 난 후부터예요. 솔직히 처음에는 병에 걸린 것을 비관하고 원망하고 저주까지 했어요. 그런데 같은 병실에 있던 한 환자가 제 상태를 물어서 3기라고 대답했죠. 그랬더니 그분이 저에게 "나쁘지 않네요. 저는 4기예요"라고 하는 거예요.

순간 정말 충격을 받았죠. 밤새도록 그 〈나쁘지 않다〉란 말이 귓가에 맴도는 거예요. 그리고 깨달았죠. '아! 내 상태가 좋지는 않지만 그렇다고 반드시 나쁜 것도 아니구나. 내가 다행이라고 생각해야 할 게 아직도 있구나' 하는 생각이 들었죠.

그때부터 〈나쁘지 않은 것〉들을 의식적으로 찾기 시작했어요. 그러다 보니 몸에 배이게 되고 마음도 편안해지더군요. 그걸 알아차리다니 정신과 교수님이 맞기는 맞네요. 아직까지 그렇게 물어본 사람은 아무도 없었는데."

그녀가 나가고 자문 의뢰된 또 다른 유방암 환자를 보았다. 유방암 2기면서 한쪽 유방만 절제한, 역시 40대 후반 여성이었다. 임상적으로는 조금 전에 본 그 환자보다는 좋은 상태였다. 그런데 그녀는 내뱉는 말마다 〈좋지 않다〉는 말을 연발했다.

"제 몸 상태가 좋지 않아요."

"기분이 좋지 않아요."

"남편과의 사이도 좋지 않아요."

"교수님이 새로 유방을 만들어 주겠다고 하지만 제 본래 것만 하겠어요? 더 좋지는 않겠죠."

"정신과에서 도와줄 일이 뭐가 있겠어요?"

"앞으로도 더 좋아질 게 없어요."

그녀는 계속 툴툴댔고 나는 진료 기록지에 〈매사 좋지 않다고 보는 툴툴이 환자〉라고 적었다가 나중에 자신의 진료 기록지를 보고 툴툴댈까 봐 지우고 다시 적었다. 〈자신과 세상과 미래를 부정적으로 봄.〉

〈나쁘지 않다〉와 〈좋지 않다〉, 어떤 시각을 가질 지는 각자가 선택할 일이다.

전갈, 개구리 그리고 여자

　병명에 관계없이 나에게 치료받고 있는 환자가 결혼하겠다고 하면, 배우자가 될 사람에게 자신이 정신과 치료를 받고 있다는 사실을 알려 주라고 한다.
　결혼을 하려면 서로 신뢰해야 하고 신뢰하려면 자신에 대한 불리한 사실도 기꺼이 말할 수 있어야 하기 때문이라고 설명해 준다. 또 배우자가 될 사람이 함께 와서 묻는다면 나는 정직하게 있는 그대로 말할 수밖에 없다는 점도 강조한다. 대부분은 배우자가 될 사람과 함께 오지도 않고 자신이 정신과 치료를 받는다는 말도 숨긴 채 결혼한다. 그리고 일부는 나중에 법적 문제를 일으키기도 한다.

　이 환자는 반사회성 성격장애를 보이는 30대 남자다. 열등감이 심하고 자존감이 낮은데다가 충동적이기까지 하다. 법적으로 여러 번 문제를 일으켰지만 그때마다 아버지가 능력있는 변호사를 선임해서 감옥 생활은 면했다. 본능적으로 이런 환자를 싫어하지만 나에게 치료받기를 원하는 이상 거절할 수는 없는 노릇이다. 오늘 갑자기 그 환자가 자신이 결혼할 여자라며 한 여자와 함께 외래를 방문했다. 자신이 정신과 치료를 받는다는 사실을 말했고 여자가 함께 오고 싶어 해서 같이 왔다고 한다.

"교수님, 제 피앙세에게 이야기 잘해 주시면 BMW 하나 뽑아 드리지요." 그가 농담 반 진담 반으로 말한다.

왜 이 환자는 사귀는 여자에게 자신이 정신과 치료를 받고 있다는 사실을 말했을까? 아무런 거리낌없이 거짓말을 하는 반사회성 성격장애 환자가 자신에게 불리한 말을 할 때는 반드시 그 이유가 있다. 내 추측으로는 환자의 아버지가 함께 가 보라고 했을 가능성이 크다. 아니나 다를까 아버지가 여자를 나에게 데려가 설명을 듣게 하지 않으면 결혼을 허락할 수 없다고 했단다.

환자의 아버지는 빌딩을 여러 채 소유하고 있는 재력가로 환자는 경제적 부분에서 전적으로 아버지에게 의존하고 있었다. 그렇다면 왜 그의 아버지는 그가 결혼하고 싶어 하는 여자를 나에게 보내 그의 상태에 대해 듣게 하려고 했을까? 어쩌면 여자가 나로부터 환자 상태에 대해 이야기를 들으면 틀림없이 결혼하지 않으려 할 것이고 그러면 모든 것을 내 탓으로 돌리면 된다는 계산이 깔려 있을지도 모른다.

또 다른 가능한 추측은 아버지는 아들이 결혼하면 틀림없이 이혼하게 될 것이고, 그러면 법적으로 이혼 위자료를 많이 주는 게 걱정되어 변호사와 상의했을 것이고, 변호사는 결혼 당시 여자가 남자의 정신과적 병력을 알고 결혼했다는 증거가 있으면 나중에 소송에서 유리하다는 조언을 했을지도 모른다. 사기 결혼이 아니라는 점을 입증할 증거가 필요했을지도 모른다. 그렇게 짐작되었지만 그 아버지의 생각이 어떠하든지 나는 내 할 일만 하면 되는 것이다.

여자는 환자에게 나가 있어 달라고 부탁했고 환자가 나가자 여러 가지를 물었다. 나는 솔직하게 있는 그대로 대답했다.
"오빠가 때로는 과격하지만 그래도 제가 잘하면 괜찮지 않을까요?" 여자는 환자를 오빠라고 부르면서 가능한 한 내 이야기를 좋은 방향으로만 해석하려고 했다. 내가 이야기를 해도 말귀를 알아듣지 못한다는 생각이 들어 전갈과 개구리 이야기를 해주고는 면담을 끝냈다. 자신의 삶은 자신이 결정할 수 밖에 없는 법이다.

전갈과 개구리

전갈과 맞닥뜨린 개구리는 목숨만 살려달라고 애원한다. 전갈은 개구리에게 자신을 등에 태워 강을 건너게만 해준다면 목숨은 살려 주겠다고 말한다. 개구리가 묻는다.
"내가 너를 업고 강을 건너는 동안 네가 나를 죽이지 않을 거라는 것을 어떻게 믿을 수 있지?"
전갈이 대답한다.
"내가 만약 독침을 쏜다면 너는 독때문에 죽을 것이고 그러면 너의 등에 업혀 있는 나도 물에 빠져 죽을 것이다. 그런 어리석은 짓을 내가 왜 하겠나?"
그 말을 듣고 개구리는 전갈의 말이 충분히 일리 있다고 생각한다. 그래서 개구리는 전갈을 등에 업고 강을 건너기 시작한다.

강을 반쯤 건넜을 때 갑자기 개구리는 등에 심한 통증과 함께 몸이 마비되는 것을 느낀다. 전갈이 개구리 등에 독침을 쏜 것이다. 개구리는 허우적거리다가 결국 물속으로 가라앉는다.

죽기 직전에 개구리는 이해가 되지 않는다며 전갈에게 묻는다.

"왜 내 등에 독침을 쏘았어? 그러면 너도 죽는 거야!"

그러자 전갈 역시 물속에 빠져 마지막 숨을 몰아쉬면서 말한다.

"왜냐고? 움직이는 물체에 독침을 쏘는 건 내 본능이야. 내 본성이 그래."

1년 후, 20대 후반으로 보이는 한 여자가 들어온다. 컴퓨터 화면을 보니 정신과에 처음 오는 환자로 되어 있다. 그런데도 이상하게 낯이 익은 얼굴이다. 낯이 익은데 누군지 생각은 나지 않는다. 내가 고개를 갸우뚱하면서 어떻게 왔느냐고 묻자 여자가 미소를 띠며 말한다.

"저, 교수님. 작년에 교수님으로부터 전갈과 개구리 이야기 들은 사람인데요."

"전갈과 개구리라뇨?" 내가 눈을 동그랗게 뜨고 그녀를 바라보았다.

"작년에 ○○씨와 결혼하겠다고 하자 그때 교수님이 전갈과 개구리 이야기를 해주셨잖아요"

"아, 이제 기억이 납니다. 어쩐지 얼굴이 눈에 익더라. 그런데 오늘은 어떻게 왔습니까? 결혼은 하셨습니까? 결혼 생활은 어떻습니까?"

"어떻긴요. 전갈에게 물려서 왔지요. 그때 교수님 말을 들었어야 했는데."

여자가 후회스럽다는 듯이 고개를 가로젓는다. 그런데 말과 달리 표정은 별로 심각해 보이지 않는다.

"그럼 오늘은 어떻게 오셨는지요?" 내가 재차 묻자 여자가 그때서야 진지한 표정으로 말한다.

작년 가을에 결혼했고 금년 봄에 이혼하기로 했다. 남편이 바람을 피우는데다가 폭력적이어서 도저히 같이 살 수가 없어서다. 남자 쪽에서 위자료를 주기로 했는데 그 액수가 생각한 만큼 크지 않다. 그래서 변호사를 선임했더니 그 변호사가 나를 찾아가 남편의 폭력성을 입증할 수 있는 자료를 구하면 재판에 도움이 된다고 해서 왔다. 위자료로 얼마를 받았는지 묻자 여자는 "얼마 되지 않아요. 같이 살던 아파트 하나 받았어요" 하면서 어깨를 들썩거리며 입술을 삐쭉 내민다.

"그렇군요. 그런데 부부라 하더라도 본인의 동의없이는 남편에 대해 어떤 말이나 자료도 드릴 수가 없습니다. 이혼 소송 중일 때는 더더욱 그렇습니다. 법이 그렇습니다."

내가 말하자 여자는 고개를 끄덕인다.

"변호사도 그렇게 말하더군요. 아마 교수님이 아무 말도 하지 않을 거라면서. 그래도 한번 와 봤어요. 이번에는 전갈과 개구리 말고 또 다른 이야기를 들을 수 있을지 몰라서요."

"그렇군요. 그런데 어쩌죠? 제가 특별히 해줄 말이 없네요."

"괜찮아요. 큰 기대는 하지 않았어요. 그냥 한번 와 봤어요."

여자는 그렇게 말하고 자리에서 일어났다. 여자가 나가고 이전 기록을 찾아보았다. 〈전갈, 개구리 그리고 여자〉라는 제목으로 쓰여 있었다.

    그런데 그 여자는 왜 나를 찾아왔을까? 왜 '그냥 한번' 와 봤을까? 어떤 다른 이야기를 듣고 싶었을까?

100번째 데이트

 조현병을 앓고 있는 50대 중반의 여자가 있다. 서울 명문대를 졸업하자마자 24살 나이에 부모님의 주선으로 선을 보고 당시 사법 연수생이던 남자와 결혼했다. 환자 부모가 재산이 많아서 자수성가한 가난한 남자를 선택한 것이다.
 부유한 가정 환경에 사회적 지위가 있는 남편에다가 두 아들까지 낳아 여자의 미래는 장밋빛처럼 보였다. 위로 오빠가 두 명 있었지만 부모는 외동딸인 환자를 지극히 사랑하고 아꼈다.
 그런데 30대 초반에 불행의 그림자가 덮쳤다. 남편이 바람을 피운다고 의심하기 시작한 것이다. 서울에서 처음 치료를 시작해서 그것이 망상인지 사실인지는 알 수가 없다. 날이 갈수록 증상은 심해졌고 결국 입원까지 하게 되었다. 그러나 증상이 호전되기는커녕 악화 일로를 걸었고 여러 번 입퇴원을 반복한 끝에 남편과 이혼하게 되었다. 당시 초등학생인 두 아들은 남편이 데려갔다.
 환자의 두 오빠는 미국으로 건너가 그곳에서 터를 잡았기에 이혼 후 환자는 부모와 함께 살았다. 부모는 환자 치료에 남은 인생을 모두 걸었다. 전국에서 유명하다는 대학병원 정신과는 다 방문했지만 얻은 것은 조현병이란 진단명뿐이었다. 그 과정에서 환자의 아버지는 너무 상심했는지 갑자기 심장 마비로 돌아가시고 말았다.

그 여자가 나를 찾아온 것은 10여 년 전 어느 가을이었다. 당시 70대 어머니와 함께 외래를 방문했는데 그녀는 실제 나이보다 훨씬 늙어 보이는 얼굴에 살이 많이 찌고 지쳐 보였다. 내가 임상적으로 기억하고 있는 것은 내 질문에 대한 그녀의 대답이었다.

"어떻게 오셨습니까? 무엇이 힘듭니까?"라고 내가 물었을 때 그녀가 이렇게 대답한 것 같다.

"삶이 힘들어요. 이제는 끝내고 싶습니다." 정말 그랬는지 궁금해서 그때 진료 기록지를 다시 찾아보니 이렇게 적혀 있었다.

〈이제는 그만두고 싶어요. 그 누구도 나를 도와줄 수 없어요.〉 그리고 또 이렇게 적혀 있었다. 〈어머니는 옆에서 울고 있다. 아직도 환자에 대한 기대 수준이 높다.〉

그동안 서울의 유명하다는 대학병원은 이미 다 거쳤기에 새삼스레 그녀에게 증상을 묻는 것은 의미가 없다고 생각했다. 그래서 방법을 바꾸어 삶의 슬픔에 대해 이야기를 나누기로 하였다. 예를 들면 이런 식이다.

"여기 오시는 많은 분들은 삶의 슬픔에 대해 말합니다. 내용은 다양하지만 결론은 살아간다는 것이 슬프다는 것입니다.
ㅇㅇ씨는 살아가면서 어떨 때 삶의 슬픔을 느끼는지 말해 주면 고맙겠습니다."

내가 그렇게 말하자 환자는 나를 보며 이런 말을 한 것 같다.

"삶의 슬픔이라, 그걸 어떻게 말로 할 수 있지요? 그건 느끼는 건데."

이건 내 기억이라 왜곡이 있을 수 있다. 과거 진료 기록지에는 그런 내용이 적혀 있지 않았다. 여하튼 그녀와의 만남은 그렇게 시작되었고 지난 10년 동안 다행스럽게도 더 이상 입원하지 않고 외래에서 매달 한 번씩 만나고 있다. 그동안 달라진 것은 환자를 그토록 챙겨 주던 어머니마저 세상을 뜬 것이다.

"내가 저 애를 남겨두고는 눈을 감을 수 없을 것 같습니다. 불쌍한 것."

외래 올 때마다 그렇게 말하던 환자의 어머니는 자신이 죽기 전에 미국에 있는 두 아들과 의논해서 환자가 혼자서 살 수 있도록 대책을 세워 두었다. 조그만 아파트에 매달 생활비와 상태가 나빠지면 돌봐 줄 수 있는 친척 등.

"거리에서 부모가 애들 손잡고 가는 모습을 보면 그냥 눈물이 납니다."
"제 부모님과 비슷한 연배의 노인들을 보면 마음이 아파요."
"혼자서 바닷가 해 지는 모습을 보면 쓸쓸합니다."
"새벽에 잠이 깨었을 때 어두운 공간에 혼자 있는 것이 힘듭니다."
"하루 종일 제 핸드폰에 전화하는 사람이 아무도 없는 것이 외롭습니다."
"커피숍에서 혼자 차 마실 때가 힘듭니다."
"집에서 혼자 밥 먹을 때가 서글픕니다."

그녀는 외래를 찾을 때마다 살아가면서 느끼는 슬픔에 대해 이런저런 이야기를 했다. 나는 그냥 묵묵히 그녀 말을 들었다. 단지 내가 해 주는 조언은 매일 한 시간씩 걸을 것, 하루 두 끼는 먹을 것, 삶의 슬픔을 기록할 것, 그리고 대학 전공을 살려 그림을 다시 그릴 것 등이었다. 그녀는 나의 조언에 따라 일상을 규칙적으로 보내고 있다.

오늘 그녀가 커피와 조그만 케이크를 들고 외래를 찾았다. 그것을 나에게 건네주면서 묻는다. 표정이 밝다.
"교수님, 오늘 무슨 날인지 아세요?"
"글쎄. 오늘 ○○씨 생일인가요?"
"아닌데요. 조금 상상력을 발휘해 보세요."
"그럼, 비 오는 수요일인가요?"
"아니라니까요. 다시 한번 생각해 보세요."
"거참, 어렵네. 상상력이 고갈돼서."
내가 고개를 흔들자 그녀가 이번엔 이렇게 묻는다.
"그러면 ○○○○년 ○○월 ○○일 수요일이 무슨 날일까요?"
"아하, 그날 ○○씨가 여기 처음 온 날이군요."
"맞아요. 교수님을 처음 만난 날이지요. 그리고 오늘은 교수님을 100번째 만나는 날이고요. 이제 아시겠어요?"
"아하! 그렇구나. 그런데 어떻게 100번째라는 걸 알지요? 기록이라도 했어요?"
"그럼요. 당연히 기록했지요."
"세월이 많이 흘렀네요. 시간이 참 빠르네요."
내가 혼잣말하듯이 중얼거렸다.

"그동안 너무너무 고마웠어요. 제가 세상에 믿고 의지할 분은 교수님밖에 없어요. 제 말 부담스럽게 받아들이지 마세요. 단지 고맙다는 제 마음을 전하는 거예요. 언젠가는 그림 전시회를 열 거예요. 그 때 다시 제 마음을 전할게요. 고마워요. 교수님."

그녀가 눈시울을 붉힌다. 나도 마음이 찡하다.

"제가 고맙지요. 그동안 절 믿고 잘 따라와 줘서 고맙습니다. 늘 힘을 내고 있다는 것을 압니다. 저도 ○○씨를 응원하고 있습니다. 케이크와 커피는 잘 먹겠습니다."

"예. 제가 너무 시간을 뺏은 것 같네요. 이만 가 볼게요. 교수님도 늘 건강하세요."

그녀가 나가고 잠시 지난 생각에 잠긴다. 환자의 어머니가 돌아가신 후에 자살 시도를 한 것도 생각나고, 병전의 자신에 비해 현재의 자기 모습이 너무 초라하다며 눈물 흘리던 모습도 떠오른다. 그 많은 어려움을 극복한 그녀가 오늘따라 새삼스레 힘 있는 모습으로 다가온다. 그러자 미소가 절로 나온다. 다음에 들어온 60대 여자 환자가 앉자마자 남편에 대해 '이 새끼 저 새끼' 하면서 욕을 한다. 그녀가 남편 욕을 하다가 내 얼굴을 슬쩍 보고는 한마디 한다.

"교수님, 제 말이 하찮게 들립니까? 저는 화가 나 죽겠는데 교수님은 웃고 있는 것 같네요. 제가 잘 못 본 겁니까?"

내가 놀라서 정색을 하고 대답했다.

"그럴리가요?! 도대체 남편 그 인간이 왜 그런답니까?"

내 말에 여자는 비로소 의심을 거둔다. 환자에 따라 표정 관리하기가 참 힘들다.

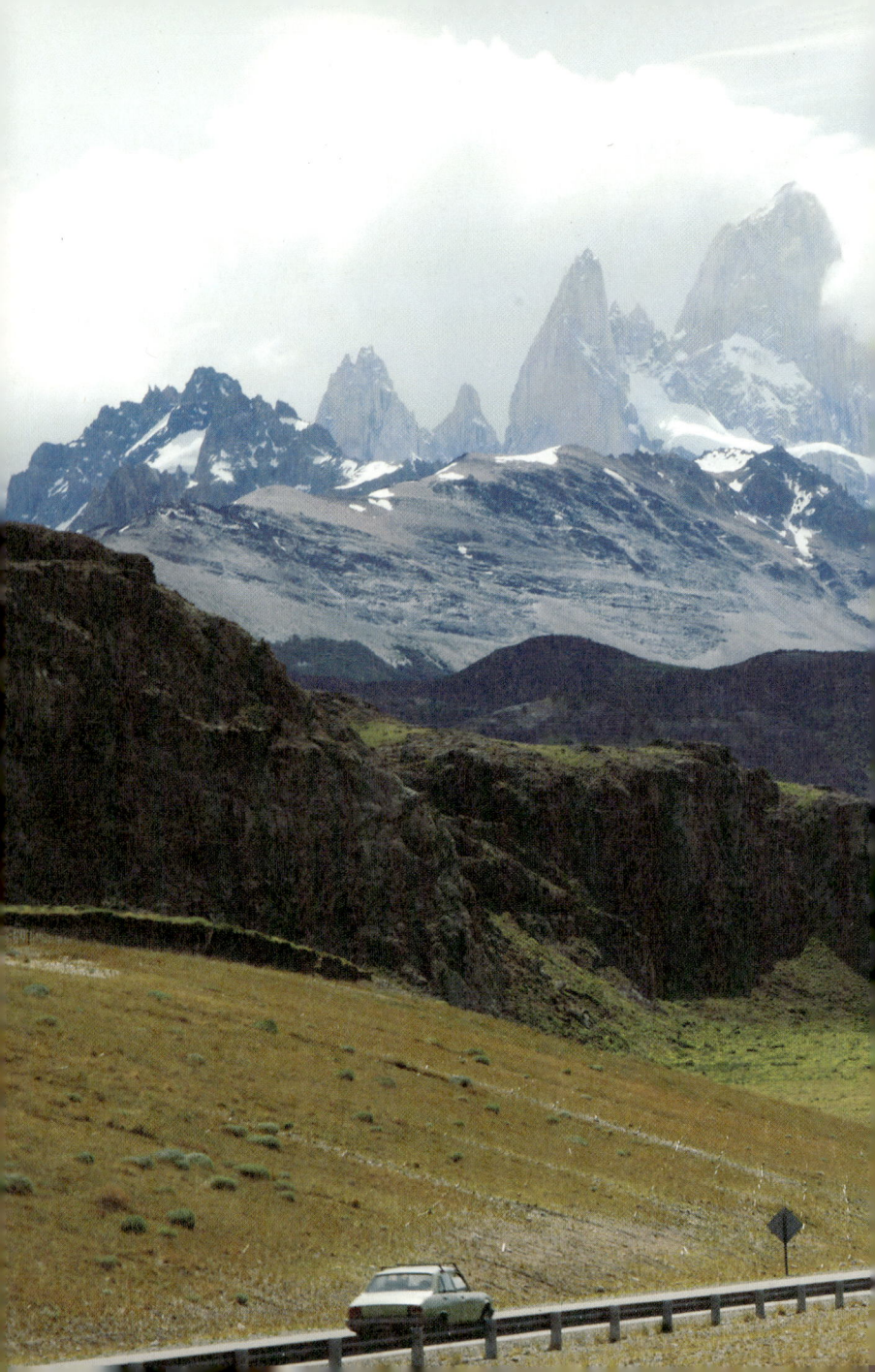

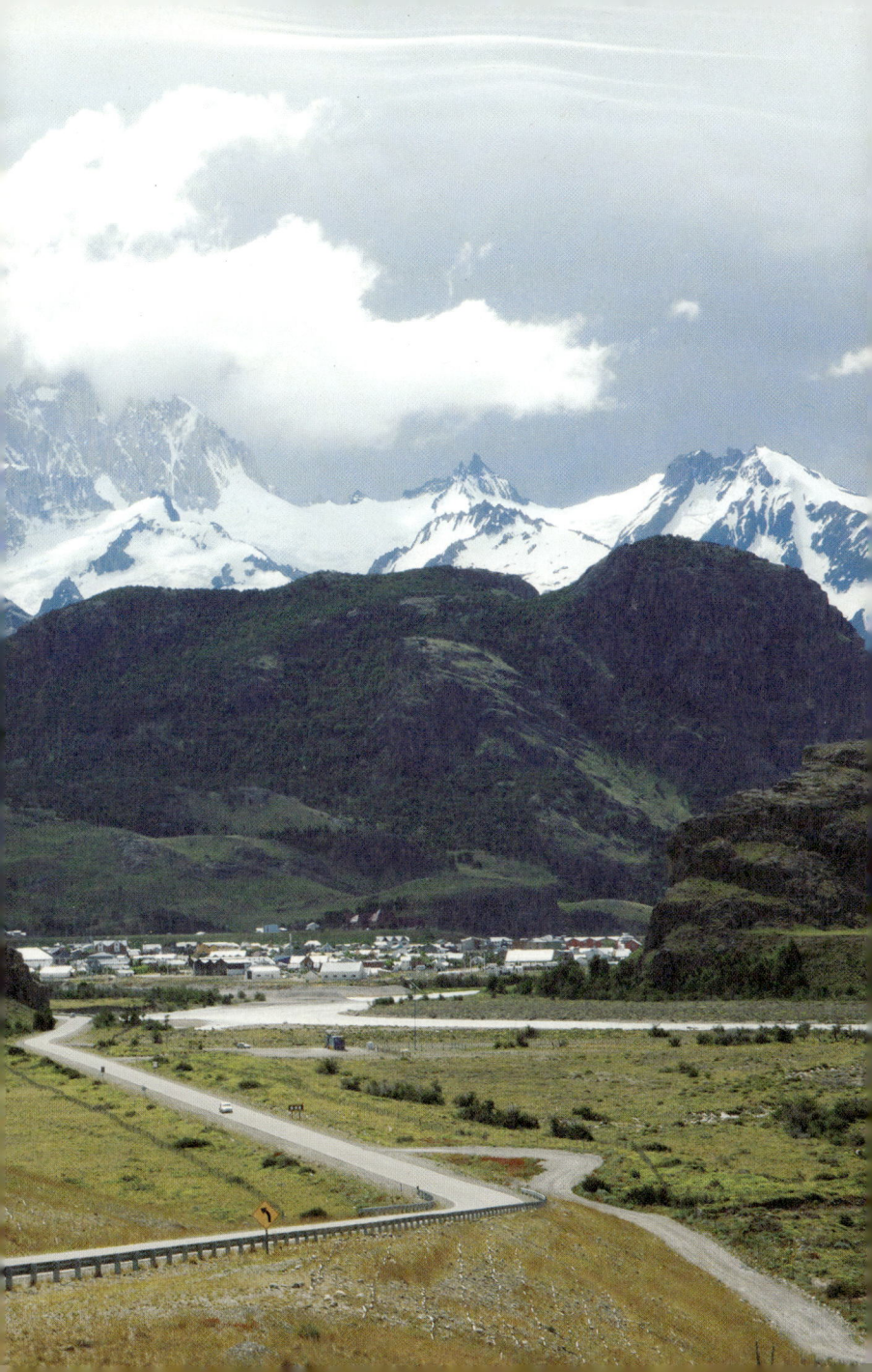

귀가 먼 영감님

 귀가 먼 영감님이 계신다. 연세가 자그마치 아흔이 넘었다. 얼마 전에 잠이 오지 않는다며 외래를 방문했다. 영감님의 청력이 아주 약해서 큰 소리로 말해야 겨우 알아듣는다.

 외래에서는 서로 떨어져 앉기 때문에 크게 말해도 영감님은 내가 무슨 말을 하는지 잘 알아듣지 못한다. 그래서 늘 며느리와 함께 온다. 며느리도 나이가 60 가까이 되었다. 내가 말하면 영감님 옆에 앉은 며느리가 영감님 귀에 대고 크게 말하는 식으로 대화를 이어 간다.

 오늘 영감님이 오셨다.
 "잠은 잘 주무십니까?" 내가 묻자 며느리가 영감님 귀에 대고 큰 소리로 말한다.
 "아버님, 잠은 잘 주무세요?"
 "응. 약 먹고 잘 잔다." 영감님이 고개를 끄덕이며 말한다.
 "식사는 잘 하십니까?" 내가 묻자 며느리는 영감님 귀에 대고 큰 소리로 말한다.

"아버님, 밥은 잘 먹습니까?"
"응, 밥도 그런대로 먹는다."
"화장실은 갑니까?" 내가 묻자 며느리가 다시 묻는다.
"아버님, 똥은 잘 눕니까?"
"똥도 잘 눈다."
"어디 아픈 곳은 없습니까?" 내가 묻자 며느리가 다시 묻는다.
"어디 아픈 곳은 없습니까?"
"온몸이 아프지. 이 나이에 안 아프면 이상하지."
할아버지가 말한다.
그다음에는 딱히 물어볼 말이 없었다. 그래서 내가 말했다.
"어르신, 사랑합니다."
며느리가 미소를 지으면서 영감님 귀에 대고 큰 소리로 말한다. "아버님, 교수님이 아버님을 사랑한다고 하시네요."
그러자 영감님이 나를 보더니 이렇게 말했다.
"만다꼬 나를 사랑하노? 거참, 해괴하네. 내한테는 죽은 할망구밖에 없다."

매일 8시간을 걷는 남자

 매일 8시간을 걷는 한 남자가 있다. 조현병을 앓고 있는 30대 중반 남자다. 그가 대학 4학년 때부터 보기 시작했으니 벌써 많은 세월이 흘렀다. 겉으로 보면 그는 평온하다. 절대로 자신에 대해 먼저 말하는 법이 없다. 내가 물을 때만 대답한다. 내가 하나를 물으면 하나를 대답하고 두 가지를 물으면 두 가지를 대답한다.
 "요즘 불편한 점이 있나?"라고 물으면 그는 "없습니다"라고 대답한다.
 "요즘 무슨 생각을 하노?"라고 물으면 "아무 생각 안합니다"라고 대답한다.
 외래 환자가 많은데다가 그가 먼저 말하는 법이 없고 게다가 대답도 단답형이기 때문에 우리의 대화는 언제나 짧게 끝난다. 그래서 그의 내면이 어떨 것이라고는 짐작만 할 뿐 자세히는 모른다. 그가 하루 8시간을 걷는다는 것도 최근에 겨우 알게 된 사실이다.

"요즘 뭐 하고 지내노?"

"그냥 걷습니다."

"좋은 일이다. 많이 걸을수록 건강에 좋다."

"알겠습니다."

"하루에 얼마나 걷노?"

"8시간 걷습니다."

"8시간을? 정말 많이 걷네. 몇 시부터 몇 시까지 걷노?"

"아침 8시부터 5시까지 걷습니다."

"일주일에 몇 번 걷노?"

"매일 걷습니다."

"왜 그렇게 많이 걷노? 힘들지는 않나, 매일 그렇게 많이 걸으면?"

"예수가 십자가를 메고 걸은 것에 비하면, 부처가 깨치기 위해 고행한 것에 비하면 저는 아무것도 아닙니다."

"그렇구나. 네가 걷는 것과 예수나 부처와 무슨 연관성이 있나?"

"있습니다."

"어떤 연관성이 있노?"

"교수님이 저에 대해 무엇을 알고 싶은지 구체적으로 물어봐 주십시오."

"그렇다면 매일 8시간씩 걷는 것이 예수나 부처처럼 위대한 인물이 되기 위해서가?"

"예."

"너 자신이 위대한 인물이기 때문에 고통을 받아야 한다고 생각하나?"

그가 대답을 하지 않고 잠시 생각하더니 나에게 되묻는다.

"교수님이 말하는 고통을 시련이나 핍박을 받는다는 의미로 해석해도 됩니까?"

"당연히 되지."

"그렇다면 제 대답은 '예'입니다."

"알겠다. 너 자신이 예수나 부처라고 생각하나?"

"아직까지는요."

"그렇다면 매일 8시간씩 걷는 고통을 견뎌 내야 예수나 부처가 된다고 생각하나?"

"예."

"알겠다. 왜 너가 매일 8시간을 걷는지 이제 이해하겠다. 하나만 더 물어보자. 왜 예수나 부처가 되려고 하노?"

"고통에서 벗어나기 위해서입니다."

"무슨 고통?"

"절 괴롭히는 생각들입니다. 끊임없이 절 비난하는 생각들입니다. 제가 잘못했다고 절 욕하는 생각들입니다."

"생각이가? 아니면 그런 게 소리로 들리나?"

"소리는 아니고 생각입니다. 눈 떠 있는 동안에는 언제나 제가 쓸모없는 인간이라는 생각이 듭니다."

"걸으면 그 생각이 없어지나?"

"예."

"그렇게 걸은 지는 몇 년이나 됐노?"

"5년 정도 됩니다."

"그렇게 걷게 된 계기가 있었나?"

"교수님이 매일 하루에 한 시간씩 걸으면 제 병이 좋아진다고 말했기 때문입니다."
 "걸으니까 실제로 병이 좋아지더냐?"
 "고통스런 생각이 줄어들었습니다."
 "그렇구나. 알겠다."

 그 긴 세월 동안 진료하면서도 환자가 무슨 생각을 하는지 몰랐던 담당의사인 나는, 내가 생각해도 참…….

앵무새 치료법

내 진료 방법 중에 '환자가 하는 말 그대로 따라하기'가 있다. 환자와 나 모두 신경증 환자인데 누가 누굴 판단하고 평가하겠는가? 그냥 운이 좋아서 나는 정신과 의사의 자리에 앉아있는 것이고, 환자는 운이 나빠서 환자의 자리에 앉아 있는 것이다. 그래서 환자가 말하는 대로 오직 받아들일 뿐이다.

사기를 당하고 화병에 걸린 한 남자 환자가 말한다.
"그냥 그 새끼 때려죽이고 싶습니다. 그 새끼 생각하면 잠도 안 오고 미치겠습니다."
내가 말한다.
"그 새끼 생각해도 때려죽이고 싶지 않고, 그 새끼 생각해도 잠이 잘 오고, 그 새끼 생각해도 안 미치게 하는 약이 있습니다. 한번 먹어 볼랍니까? 먹어보고 도움 되면 계속 먹고 도움 안 되면 안 먹으면 되지요. 밑져야 본전 아닙니까?"
실연당한 한 남자 대학생이 나에게 말한다.
"그냥 여친 생각만 해도 눈물이 나와요. 마음이 아파요. 가슴에 통증이 와요."

내가 말한다.

"여친 생각해도 눈물이 안 나오고, 여친 생각해도 마음이 안 아프고, 여친 생각해도 가슴에 통증이 안 오는 약이 있는데 한번 먹어볼래? 먹어보고 도움 되면 계속 먹고 도움 안 되면 안 먹으면 되고. 밑져야 본전 아니가?"

한 여자 환자가 호소한다.

"팔다리에 전기가 흐르는 것처럼 찌릿하고, 가족 말소리가 들리고, 입에서 약 냄새가 납니다."

내가 말한다.

"팔다리가 안 찌릿하고, 가족 말소리도 안 들리고, 입에서 약 냄새가 안 나게 하는 약이 있는데 한번 먹어 볼랍니까? 먹어보고 도움 되면 계속 먹고 도움 안 되면 안 먹으면 됩니다. 밑져야 본전 아닙니까?"

이것이 바로 내가 개발한 환자가 말하는 대로 따라 하는 〈앵무새 치료법〉이다. 정신과 의사, 참 쉽지요.

할머니와 라면

오랫동안 조현병을 앓고 있는 50대 딸과 둘이서 살고 있는 한 80대 할머니가 계신다. 할머니의 고민은 단 하나, '내가 죽으면 내 딸을 누가 돌볼까'이다. 외래에 올 때마다 할머니는 그런 걱정 때문에 잠을 이루지 못한다고 하소연한다. 오늘도 할머니는 자리에 앉자마자 환자를 옆에 앉혀 놓고 앓는 소리를 하기 시작한다.

"교수님, 제가 살날이 얼마나 남았겠습니까? 제가 죽으면 저 애는 어떻게 하지요? 저것만 보고 있으면 마음이 아파 잠을 못 잡니다."
"제가 보기에 모친은 백 살까지는 거뜬히 살 것 같으니 걱정하지 마이소."
늘 듣던 소리라 내가 대수롭지 않게 받아넘겼다.
"교수님, 빈말이 아닙니다. 저 애는 제가 삼시 세끼 밥을 챙겨 줘야 먹습니다. 아무것도 못 하는 저거를 놔두고 제가 어찌 눈을 감겠습니까?"
"오빠가 한 명 있지 않습니까? 오빠에게 부탁하면 되지 않습니까?"

"애 오빠는 지 살기도 어렵다고 지금도 코빼기도 안 비추는데, 어림도 없지요. 그러니 제가 죽으면 교수님이 저 애를 좀 책임져 주소. 그 은혜 잊지 않을게요." 할머니가 정색을 하고 덤벼든다.

"모친요. 제 딸도 감당 못해 쩔쩔매는데, 그런 말씀 하시려면 이제 오지 마이소" 나도 정색을 하고 받아쳤다. 그러자 할머니가 퉁명스럽게 말한다.

"거참 교수님도, 답답하니까 그냥 하는 소리인데 그걸 가지고 그렇게 모질게 말하면 섭섭하지."

"올 때마다 매번 똑같은 말씀을 하시니까 그렇지요. 모친요, 모친이 돌아가시면 무엇이 가장 걸립니까?"

"내가 죽으면 저것이 밥도 한 끼 챙겨 먹지 못할 텐데, 그게 가장 마음에 걸리지."

"그래요? 따님이 자기 밥은 챙겨 먹을 수 있을 건데요?"

"아이고 모르는 소리 마소. 저 애는 아무것도 못 한다니까. 몇십 년을 데리고 살아온 내가 알아도 알지. 교수님은 몰라요. 저 아이가 해 주는 밥 한 번 먹는 게 내 꿈이야."

할머니가 기가 찬다는 듯이 나를 보며 혀를 쯧쯧 찬다.

"그래요? 제 생각엔 따님이 모친을 위해 식사 준비 정도는 충분히 할 수 있을 것 같은데요. 제가 그 꿈을 이루어 드릴 테니 모친은 잠시 밖에 나가 계시이소."

할머니가 나가시고 내가 환자에게 물었다.
"○○씨, 밥 지을 줄 알아요?"
"밥은 안 좋아하고 라면 더 좋아합니다."

"그래요? 라면 좋아해요?"

"예, 좋아하는데 엄마가 몸에 안 좋다고 못 먹게 해서 몰래 끓여 먹습니다."

"○○씨 어머니가 내 아내와 똑같네. 나도 라면 엄청 좋아하는데 아내가 몸에 안 좋다고 못 먹게 해서 몰래 먹거든. 나는 라면이 신이 인간에게 준 제일 맛있는 음식이라고 생각하는데 ○○씨 생각은 어때요?"

"라면은 신이 주신 게 아니고 공장에서 만듭니다. 마트에서 돈 주고 사면 됩니다."

"그 말이 맞네……. 무슨 라면 주로 먹어요?"

"저는 신라면 먹습니다. 매울 신, 신라면. 때때로 너구리도 먹습니다. 오동통, 너구리."

"나는 어릴 때 먹었던 기억 때문에 삼양라면 먹어요. 나는 라면에 대한 충성심이 있거든. 그런데 최근에는 진라면으로 바꿨어. 변심했어요."

"왜요? 진라면이 더 맛있어요? 저도 진라면으로 바꿀까요?"

"그럴 필요까지는 없고. 그럼 ○○씨가 어머니를 위해서 매일 신라면을 끓여드릴 수 있어요?"

"그럼요. 너구리도 끓여줄 수 있어요. 저는 하루 세 번 라면 먹으라고 해도 먹습니다."

"그건 나와 비슷하네. 나도 미국 있을 때 하루 세 끼 라면만 먹은 적이 많아요"

"미국에도 라면이 있어요?" 환자가 두 눈을 휘둥그레 뜬다.

"응, 그때는 신라면만 있었어."

"미국 사람이 신라면을 팔아요?"

"아니. 한국 가게에서 한국 사람이 팔아. 그건 그렇고 ○○씨 나와 약속 하나 해 주면 고맙겠는데."

"무슨 약속요?"

"집에서 ○○씨가 어머니 대신 매끼 식사를 준비하는 겁니다. 매끼 라면을 끓이면 됩니다. 할 수 있겠어요?"

"그럼요. 전 라면 잘 끓여요. 신라면만 끓일까요? 너구리도 끓일까요?"

"그건 마음대로 해요."

"그래도 교수님이 정해주세요."

"오케이. 신라면 한번, 너구리 한번, 또 신라면 한번, 너구리 한번. 번갈아 가면서 끓이면 됩니다."

"예."

"오케이. 그럼 내가 어머니에게 말할 테니 어머니 들어오시라고 해요. 그 대신 약속은 지키는 겁니다!"

"교수님과의 약속은 언제나 지켜요. 제가 교수님 좋아해요."

환자가 진료실 밖에 나가 어머니를 부르고 할머니가 다시 들어와 앉았다.

"모친요, 따님과 얘기했는데 이제 모친 호강하게 생겼습니다. 따님이 매 끼니 식사를 준비하겠다고 하니 모친은 그냥 앉아서 받아 드시기만 하면 됩니다."

"에이, 교수님, 농담도. 그걸 할 수 있는 애가 아니라니까요?"

"따님이 그렇게 한다는데 왜 못 믿습니까? ○○씨, 어머니를 위해서 매끼 식사를 준비할 수 있습니까?"

내가 할머니 옆에 앉은 환자를 보며 물었다.

"예, 할 수 있습니다. 제가 하겠습니다."

환자가 또렷하게 말한다. 할머니가 두 눈을 휘둥그레 떴다.

"아이고 세상 오래 살다 보니 이런 날도 있네. 교수님이 신통하기도 하지."

그렇게 할머니는 아주 흡족한 얼굴로 한 달 치 약을 처방 받은 후에 환자와 함께 진료실을 떠났다.

그리고 일주일 후에 할머니가 환자와 함께 외래를 찾아왔다. 할머니는 환자보고 잠시 밖에 있으라 하고는 혼자 들어왔다.

"아직 약이 많이 남았을 텐데 와 이리 먼저 왔습니까?"

내가 할머니를 보면서 능청스레 물었다.

"아이고, 교수님, 이 늙은이 좀 살려 주이소. 제 딸이 내 죽으라고 자나 깨나 라면만 끓이는데 내가 그냥 미치겠습니다. 교수님이 말 좀 해 주이소. 내가 아무리 말해도 교수님과 약속했다고 내 말을 안 듣습니다." 할머니가 내게 매달린다.

"와요? 모친 꿈이 따님이 해 주는 식사 먹는 거라면서요?"

"내가 밥이라고 했지 어디 음식도 아닌 라면이라고 했나?"

"모친이 그렇게 말씀하시면 안 되지요. 라면도 음식이지요."

"교수님, 내가 지금 말장난할 심정이 아닙니다. 그러니 제발 제 딸한테 말 좀 해 주이소. 무슨 황소 심줄 같아서 내가 아무리 말해도 교수님과 약속했다고만 하니, 미칠 지경입니다."

"알겠습니다. 그러면 따님을 데리고 오이소."

이번에는 할머니가 진료실 밖에 나가 환자를 부르고 환자가 다시 들어와 나란히 앉았다.

"○○씨, 어머니가 라면을 충분히 드셨고 더 드시고 싶지 않다고 하시니 이제 라면을 끓이지 않아도 되겠습니다. 본인이 먹고 싶으면 그때는 혼자 끓여 먹으면 됩니다."

"예, 교수님." 환자가 대답한다.

"○○씨, 잠깐 밖에 나가 기다리이소. 내가 어머니와 할 말이 있어서."

환자가 나가고 할머니와 단 둘이 있게 되자 내가 말했다.

"모친요, 제가 모친에게 드리고 싶은 말이 있습니다. 모친은 따님 혼자서 식사 준비를 못 하니 모친이 챙겨 먹여야 한다고 하시는데, 제가 보기엔 그게 모친의 즐거움입니다. 딸 식사 준비해서 같이 먹는 게, 힘들어도 모친이 좋아하는 겁니다.

모친 연세가 80이 넘었는데 요새 딸과 함께 매번 식사하는 그런 할머니가 어디 있습니까? 모친은 복 받은 겁니다. 어차피 모친도 드셔야 하니까 식사 준비하는 김에 딸 숟가락 하나 더 얹는다고 생각하시면 됩니다. 그러니 몸 움직일 수 있을 때까지 딸 식사도 준비해서 함께 드시고 모친이 돌아가셔도 제가 따님 치료 잘 받을 수 있도록 신경 쓸 테니 걱정 마이소.

모친은 매 끼니 딸과 함께 식사도 하시고 늘 함께 있을 수 있으니 행복한 사람입니다. 그러니 앞으로 딸 밥 챙겨준다고 괴롭니 마니 그런 소리 하지 마이소. 알겠지예?"

내가 다그치자 할머니가 기어 들어가는 목소리로 대답한다.

"저 애가 끓인 라면 먹는 것보다는 내가 밥 지어 먹이는 게 낫지."

한 권의 책

 2년 전부터 외래에서 불면증으로 치료를 받고 있는 개신교 목사가 내게 묻는다.
 "교수님은 무덤까지 들고 갈 수 있는 책이 한 권이라도 있습니까?"
 "예."
 "힘들 때 언제라도 그 책을 꺼내 어느 페이지라도 펼치면 위안을 얻는 그런 책이 한 권이라도 있습니까?"
 "예."
 "교수님은 정말로 행복한 분입니다. 그런 한 권의 책을 가진 사람이 생각보다 많지 않습니다. 혹시 교수님이 생각하는 책이 제가 생각하는 그 책과 같은 것일까요?"
 "그럴 가능성은 전혀 없습니다."
 "무슨 말인지 알겠습니다. 불교 경전인 모양이죠?"
 "아닙니다."
 "그럼 천주교 성경인 모양이죠?"
 "그것도 아닙니다."

"그럼 무슨 책인데 교수님이 그렇게 중요시 여깁니까?"
"목사님은 무덤까지 들고 갈 수 있는 책이 무엇입니까?"
"그거야 당연히 성경이지요."
"저는 당연히 니체가 쓴『차라투스트라는 이렇게 말했다』입니다."

니체라는 말을 듣자 목사는 아무 말도 하지 않았다. 대신 굳어진 얼굴로 자리에서 일어나 그대로 나가 버렸다. 그리고 더 이상 외래로 오지 않았다. 아마도 그 목사는 나를 사탄 추종자로 여겼음이 틀림없다.

한 남자의 기도

40대 후반인 이 남자 환자는 5년 전에 조증 증상을 보여 입원한 이후로 현재까지 외래에 잘 다니고 있다. 현재는 증상이 안정되어 일상생활에는 아무 어려움이 없다. 한 가지 문제는 병이 났을 때 다니던 직장을 그만둔 후로 아직까지 일자리를 구하지 못하고 있다는 점이다.

5년 전 환자가 입원하자마자 직장에 사표를 내겠다고 했을 때 나는 그러지 말라고 조언했다. 굳이 사표를 내겠다면 호전된 후에 퇴원해서 한 번 더 생각해 보고 결정하라고 했다.

그러자 환자는 '동료 보기가 쪽 팔린다'면서 '내가 마음만 먹으면 뭐든지 할 수 있다'고 호언장담했다. 쪽 팔리는 건 한순간이고 나이도 있으니 세상사 생각대로 되지 않는다며 내가 말렸지만 아무 소용이 없었다.

과대망상이 남아있는 상태에서 환자는 의기양양하게 퇴직금을 받아 무슨 일을 할 것인지 계획부터 세우고 있었다. 환자의 동거녀는 (환자는 결혼 후 곧 이혼하여 줄곧 혼자 살다가 우연히 만난 이혼녀와 마음이 맞아 함께 살고 있었는데) 불안한 기색이 역력했지만 그녀도 환자의 고집을 꺾을 수가 없었다. 결국 환자는 입원 상태에서 사표를 내버렸다.

증상이 안정되어 퇴원한 후에 환자는 휴식이 필요하다며 아무 일도 하지 않고 그냥 집에서 지냈다. 내가 일을 하지 않아도 되냐고 묻자 그는 아껴 쓰면 퇴직금으로 10년, 집 팔아서 10년, 총 20년은 버틸 수 있다고 했다.

20년 후에는 어떻게 살 거냐고 묻자 그것은 그때 가서 생각하겠다고 했다.

퇴원한 지 2년 후에 동거녀는 그와 못 살겠다며 집을 나가 버렸고 그는 괴로운 나머지 교회에 다니기 시작했다. 처음에는 별 기대 없이 갔는데 목사님의 말씀이 큰 힘이 되었고 그래서 용기를 내서 성경 공부 모임도 참석하게 되었다.

교회에서 보내는 시간이 많아지자 목사님과 이런저런 이야기를 나누었고 자신이 퇴직금으로 먹고 산다고 하자 목사님이 '모든 것은 하나님이 하시는 일이니 미래에 대해서는 걱정하지 말고 오직 하나님께 의지하고 기도드리면 된다'고 하면서 퇴직금 일부를 하나님께 바친다면 하나님이 정말로 기뻐하실 거라고 했다. 그 말을 들은 그는 남아 있는 퇴직금 중 일부를 헌금하고 하루 4시간씩, 오전에 2시간 오후에 2시간 마음을 바쳐 기도하기 시작했다. 그러기를 3년의 세월이 흘렀다.

"교수님, 제가 기도한 지 3년이나 되었는데 왜 하나님은 저의 기도를 들어주시지 않을까요?" 그가 오늘 외래 진료실에 들어오자마자 진지한 표정으로 묻는다.

"글쎄요. 그건 목사님께 물어봐야 될 것 같은데요."

"목사님께 여쭈어봤더니 아직 제 기도가 부족하다고 말씀하셨습니다."

"얼마 동안 기도를 드리면 부족하지 않은지 목사님께 구체적으로 물어보시지요?"

"저도 물어보았습니다. 그랬더니 그건 신자마다 다르기 때문에 자신도 대답하기 어렵다고 하셨습니다."

"그렇군요. 그런데 기도 내용이 무엇인지 제가 물어봐도 되겠습니까?"

"예. 제가 다시 직장을 구하고 착한 여자와 결혼할 수 있도록 해 달라는 기도입니다."

"그렇군요. 그럼 제가 하나님과 모세 이야기를 해 드리겠습니다. 생각해 보도록 하십시오."

옛날에 모세가 하나님께 기도를 드리기 시작했습니다.

"하나님, 저 모세입니다. 하나님이 가장 아끼는 모세입니다. 하나님이 정말로 저를 아끼신다는 걸 알기에 제가 부탁 하나 드리겠습니다. 제가 로또 당첨될 수 있도록 해주십시오. 진심으로 기도 드립니다."

모세는 이런 내용의 기도를 드리기 시작했습니다. 일주일이 지나가고 한 달이 지나가고 일 년이 지나도록 모세는 계속 진심으로 기도 드렸습니다. 그러나 하나님은 아무 대답이 없었습니다. 모세는 화가 나기 시작했습니다. 하나님은 자기를 그토록 사랑한다고 말해 놓고는 사소한 부탁 하나도 들어주지 않는다는 생각이 들었습니다. 그래서 이번엔 기도 대신 하나님께 따졌습니다.

"하나님, 제 부탁 들어주기가 그렇게 어렵습니까? 되면 된다, 안 되면 안 된다, 말이라도 해 줘야 하지 않습니까?"

그러자 하늘에서 하나님 목소리가 들려왔습니다.

"빌어먹을 모세야. 너의 기도 소리 때문에 시끄러워서 살 수가 없구나. 나에게 그런 기도를 하려면 네가 먼저 로또부터 사야 되지 않겠느냐?"

하나님께 의지하고 기도 드리면 모든 일이 이루어진다고 말하는 목사나 그 말을 믿고 3년 동안 기도만 드리고 있는 환자나 오십보백보다.

동요 부르는 남자

"아무리 그래도 그건 좀."

남자는 도무지 마음에 들지 않는다는 표정으로 고개를 절레절레 흔들었다.

"마음 가는 대로 하시지요. 지금처럼 약을 하루 두 번 두 알씩 드시든지, 아니면 제 처방대로 하고 약은 자기 전에 한 번만 드시든지. 저야 어떻게 하면 도움이 될까 궁리하다 보니 그런 처방을 하게 되었습니다만……. 결정은 본인이 하는 거니까요"

내가 그를 바라보았다. 선택을 하라는 신호였다. 잠시 침묵이 흐른 후에 그가 신음하듯이 내뱉었다.

"그렇게 해 보지요. 쪽팔리지만." 그런 대화가 오간 것이 한 달 전이었다. 오늘 그가 부인과 함께 외래를 방문했다.

수개월 전에 한 50대 남자가 부인과 함께 외래를 방문했다. 무엇 때문에 왔는지 묻자 남자는 머뭇거리면서 대답을 하지 않았다. 옆에 있던 부인이 대신 말했다.

'남편이 욕을 한다. 별일이 아닌데도 집에만 오면 자꾸 화를 내고 욕을 한다. 결혼한 이후로 늘 그랬다. 밖에서는 그러지 않는데 집에만 오면 그런다'.

결혼 후부터 지속되던 문제인데 왜 지금 정신과를 방문했느냐고 묻자 부인이 다시 대답한다. 결혼 초에는 남편이 하는 욕에 충격을 받아 이혼까지 생각하였지만 욕하는 것 말고는 별문제가 없는 데다가 결혼 후 30여 년 살다 보니 그냥 한 귀로 듣고 한 귀로 흘리게 되었다.

그런데 요즘 갱년기가 와서 그런지 남편이 욕을 하면 도무지 참고 견딜 수가 없다. 특히 '씨팔X'이라고 할 때는 남편을 때려죽이고 싶다. 입버릇처럼 말하는 '지랄하네'라는 말도 듣기가 너무 싫다. 그래서 남편을 설득해서 왔다.

내가 그 남자에게 지금까지 부인이 한 말이 사실이냐고 묻자 그는 고개를 숙인 채 아무 말도 하지 않았다.

이 남자는 왜 집에만 오면 짜증을 내고 부인에게 욕을 할까? 부인은 누구의 대체 인물일까? 몇 가지 생각이 스쳐 지나갔지만 당장은 욕하는 문제부터 해결하는 것이 더 중요했다. 그래서 우울증 치료제와 충동 억제제를 처방하면서 경과를 지켜보자고 하였다. 다행히 약의 효과가 좋아서인지 환자가 집에서 욕하는 빈도는 많이 줄어들었다. 환자와 부인 모두 만족하였다.

그런데 오늘 환자가 약의 용량을 줄여달라고 강력히 요구하였다. 하루 두 번 아침 저녁으로 두 알씩 복용하는데 하루 한 번만 복용하겠다는 것이었다. 상태가 호전되었으니 환자의 요청은 정당했고 나 역시 그런 계획을 세우고 있었다.

그런데 순간적으로 나에게 한 가지 아이디어가 떠올랐다. 순간적이라고 말했지만 실은 오래전부터 생각해 왔던 것이다. 그것을 이 남자에게 실험하고 싶다는 마음이 일었다. 그래서 내가 그 남자에게 말했다.

"몇 개월 전에 저를 처음 찾아온 이유는 부인에게 자주 욕을 하고 자꾸만 화를 내는 문제 때문이었습니다. 이제 약물치료로 그 증상은 많이 호전되었습니다. 그런데 제가 믿고 있는 신념이 하나 있습니다. 〈말을 예쁘게 하는 사람은 결코 욕을 하지 않는다〉는 것입니다. 예쁜 말과 욕은 양립하기 어려우니까요.

그래서 제가 오늘 제안을 하나 하겠습니다. 집에서 매주 한 번 동요를 부르면 복용하는 약을 줄여 드리겠습니다. 어떤 동요라도 좋습니다. 매주 한 번 집에서 부인 앞에서 동요를 부르는 것입니다. 딱 한 번입니다. 어떻습니까? 저의 제안이?"

결국 남자는 나의 제안을 받아들였다. 아내의 강요가 결정적으로 작용했지만 압력에 가까운 나의 설득도 큰 영향을 끼쳤을 것이다. 그리하여 나와 그 환자는 계약을 맺고 부인을 증인으로 세워 계약서에 서명하였다. 계약서 내용은 다음과 같다.

1. 매주 한 번 나는 집에서 동요를 한 곡 부른다.
2. 동요는 내가 선택한다.
3. 아내는 내가 매주 한 번 동요를 불렀는지 확인한다.
4. 내가 이 약속을 이행하면 담당의사는 약 용량을 줄인다.
5. 이 모든 것은 나와 담당의사와의 자유의사로 결정한 사항이다.

위의 사항은 ○○○○년 ○월 ○○일부터 시행한다.

나: ○○○ 서명
담당의사: 김철권 서명
아내: ○○○ 서명

오늘 부인은 지난 한 달 동안 환자가 매주 집에서 동요를 불렀다고 했다. 동요 제목은 〈동구 밖 과수원 길〉이라고 하였다. 나는 계약서에 적힌 대로 환자의 약을 하루 한 번 자기 전에 두 알 먹는 것으로 줄여 주었다.

나는 정신분석의 가치를 믿는다. 그렇더라도 나는 행동하지 않으면 아무것도 변화하지 않는다는 행동치료의 가치도 굳게 믿는다. 내가 그 남자에게 말했다.
"노래하는 동안에는 욕을 할 수가 없지요. 입이 하나밖에 없으니까요. 더구나 동요를 부르는 동안에는 더더욱 나쁜 생각을 할 수가 없지요. 언어가 생각을 지배하니까요."

의사-환자 놀이

조현병을 앓고 있는 40대 남자다. 그는 무척 착하다. 그래서 나는 그를 좋아한다. 내 마음이 전해져서인지 그도 나를 좋아하는 것 같다. 그는 진료실에 들어와도 말을 잘 하지 않고 내가 묻는 말에만 간단히 대답한다. 그가 말을 하지 않아서 어떤 생각을 하는지는 구체적으로 알지 못한다. 그는 예의가 아주 바르다. 들어올 때 인사를 깍듯하게 하고 나갈 때도 90도 인사를 한다.

오늘 그 환자가 진료실에 들어와 자리에 앉고는 나에게 느닷없이 묻는다. "지난 한 달 동안 어떻게 보냈어요?"
무슨 말인지 상황 파악이 되지 않아 가만히 있자 그가 다시 묻는다. "지난 한 달 동안 불편한 점은 없었어요?"
내가 가만히 있자 그가 다시 묻는다. "잠은 잘 잤어요?"
그제야 나는 그가 내 흉내를 내고 있다는 사실을 알아차렸다.

시간은 오후 3시. 피곤이 한껏 몰려오는 시각이다. 평소 말이 없던 그 환자가 그런 질문을 하는 것을 보니 나에 대해 몹시 궁금했던 모양이다. '그래 좋다. 궁금한 점 다 물어봐라. 다 대답해 줄게.' 갑자기 마음속으로 그런 생각이 들었다. 그래서 "지난 한 달 동안 특별한 일은 없었고요. 운동을 하지 않아 피곤한데 그럭저럭 지낼 만 했어요. 잠은 잘 자죠"라고 대답했다. 그가 엷은 미소를 띠며 계속 묻는다. 그의 목소리에 즐거운 감정이 배여 있는 것이 역력했다.

"생각은 맑아요?"
"하루 24시간은 어떻게 보내죠?"
"식사는요?"
"사람들은 만나는가요?"

그가 묻고 나는 성실히 대답했다. 얼마 후 그가 이제 되었다는 듯이 만족스러운 표정을 지으며 자리에서 일어났다. 그리고 예의 그 깍듯한 자세로 내게 인사하며 말한다.

"4주 후에 오겠습니다."

외래 문을 나서는 그의 등 뒤에 대고 내가 말했다.

"기분이 어떤지는 물어보지 않았는데요. 다음에 물어봐 주세요. 그리고 4주와 5주 후는 공휴일이라 6주 후에 오셔야 합니다. 그럼 내년이 되네요. 내년에 뵙겠습니다."

내 말에 그가 몸을 돌려 다시 깍듯하게 인사하고는 보일 듯 말 듯 씩 웃으며 나갔다. 나른한 오후에 착한 환자와 의사-환자 놀이를 하고 나니 몸이 한결 가볍다.

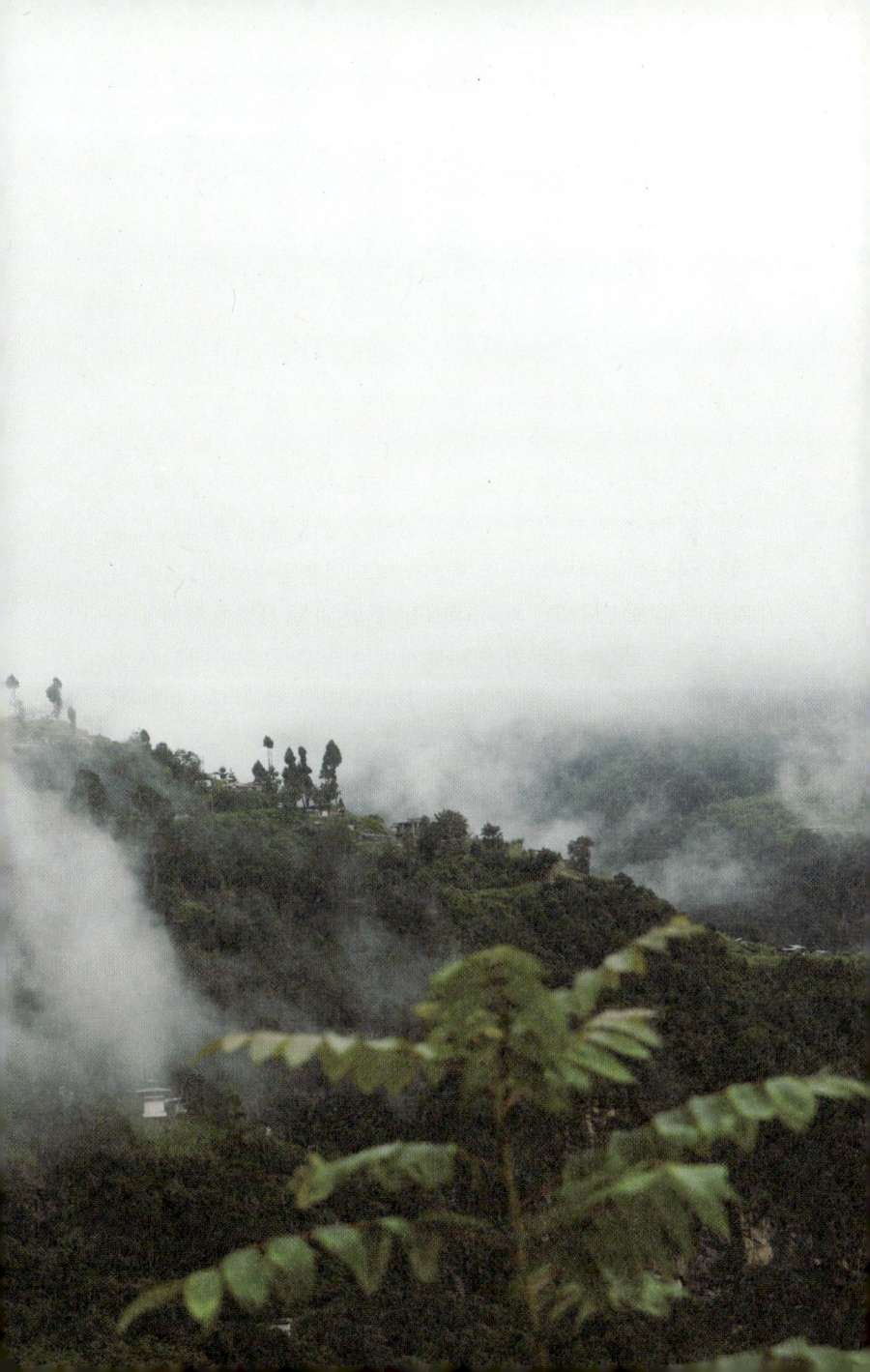

⟨내가 무엇이다⟩라고 말하는 환자

조현병을 앓고 있는 한 30대 남자가 있다. 서울에 있는 일류 대학 국문과를 다니다가 발병했고 그 대학병원에서 치료받다가 거주지 관계로 나에게 의뢰되었다. 몇 번 자살 시도를 했지만 운 좋게, 그의 표현대로라면 운 나쁘게, 살아남았다. 그런데 그가 말하는 스타일이 아주 인상적이다. 그가 말하길, 좋은 문장이란 언제나 형용사 대신 명사를 사용하는 것이라고 한다. 그러면서 ⟨그녀는 아름답다⟩보다는 ⟨그녀는 장미다⟩라고 하는 게 더 멋진 문장이라고 강조한다. 그래서 그는 항상 ⟨내가 무엇이다⟩라고 말한다. ⟨나⟩와 ⟨무엇⟩ 사이에 아무런 설명을 하지 않아서 그 공간은 그의 말대로 듣는 사람의 은유와 상상으로 채워진다. 공허한 눈빛으로 그가 말한다. 그의 목소리가 무척 진지하다.

"현실이 너무 비참해서 차라리 증상이 있을 때가 좋다. 하루종일 전화 한 통 안 오고 문자 한 통 없다. 외롭다는 말 자체가 의미가 없다. 일상이 외로움이다. ⟨내가 외로움이다.⟩"

"꿈을 꾸고 있는 것 같다. 아니 삶이 꿈이다. 〈내가 꿈이다.〉"

"정신과 의사가 주장하는 관계망상이 있을 때는 차라리 삶이 재미있다. 저 사람은 왜 자꾸 나를 쳐다볼까? 왜 자꾸 내 이야기를 할까? 무슨 이유지? 생각할 거리도 많고 그래서 시간 가는 줄 모른다. 정신과 의사가 주장하는 피해망상이 있을 때는 불안하기는 해도 삶이 더 흥미진진하다. 저 사람은 왜 자꾸 나를 미행할까? 왜 나를 해치려 할까? 무슨 이유지? 나에게 어떤 중요한 것이 있어서 저렇게 나를 감시할까? 어쩌면 내게 나조차 모르는 위대한 무엇이 있을지도 몰라. 그게 뭐지? 찾아보자. 이럴 때는 오히려 내가 살아있다는 느낌을 받는다. 〈나는 관계망상이다.〉 〈나는 피해망상이다.〉"

"정신과 의사는 나에게서 그런 즐거움을 모두 빼앗아 간다. 약을 주고 나를 좀비로 만들어 버린다. 약을 먹으면 아무 생각이 없다. 〈나는 좀비다.〉"

"모든 것이 정지되어 있다. 병원에 가는 것이 유일한 외출이다. 가족이 나에게 말을 하지 않은 지도 오래되었다. 나도 가족에게 말을 하지 않는다. 우리는 서로 말하지 않고 서로 듣지 않는다. 〈나는 벙어리다.〉 〈나는 귀머거리다.〉"

"나는 포기했다. 나는 삶을 포기했고 삶은 나를 포기했다. 가족은 나를 포기했고 나는 가족을 포기했다. 식사도 따로 한다. 외래 갈 때만 가족이 유일하게 말을 걸고 관심을 보인다. 〈나는 포기다.〉"

"누구에게나 자신만의 세계가 있다고 한다. 그래서 자기만의 눈으로 남을 보지 말라고 한다. 그러나 솔직히 나는 내 세계가 없다. 비어있다.〈나는 비어있음이다.〉"

"알면 사랑한다고 말하지만 나에게는 그 말이 통하지 않는다. 사랑할 대상도 없고 사랑할 수 있는 나도 없다. 나는 그냥 비어있다. 나는 정신이 분열되어 있는 것이 아니라 비어있는 병을 앓고 있다.〈나는 비어있는 병이다.〉"

"병?" 그가 킥킥대며 웃는다. "유리병? 콜라병? 사이다병? 우유병? 그 병에 콜라를 채우면 나는 콜라가 된다.〈나는 콜라다.〉〈나는 사이다다.〉〈나는 우유다.〉"

내가 그에게 말했다.
"시인이 따로 없습니다. 그 모든 생각을 공책에 적어 보십시오. 그리고 그것에 대해 저와 이야기를 나누었으면 합니다. 혹시 책으로 내겠다고 하면 제가 도와드리겠습니다."
그러자 그가 비웃는 듯한 웃음을 지으며 내뱉듯이 말한다.
"제가 선생님에게 말하는 순간 선생님은 제 말을 빼앗아 가 버리지요. 말할수록 저는 비워지고 선생님은 채워지지요. 밑지는 장사인데 그 짓을 제가 왜 합니까?"

〈이똥치똥〉 치료

"교수님, 아무리 생각해 봐도 우간다 이디 아민은 똥 닦기 대상 리스트에 올려야 되겠습니다." 그가 자리에 앉자 심각한 표정으로 말한다.

"갑자기 이디 아민은 왜요? 이디 아민이 왜 갑자기 거기서 나와요?"

"제가 전 세계 독재자를 조사해 보았습니다. 그랬더니 역사상 가장 많은 사람을 죽인 독재자 상위 10위에는 들어가지 않지만 우간다의 이디 아민 이놈은 정말로 악마 같은 놈이더군요. 별명이 아프리카 마오쩌둥이라고 하기도 하고 검은 히틀러라고 부르기도 하네요. 교수님도 그 이름은 들어보셨을 텐데요." 그가 내 눈치를 살핀다.

"이름은 들어보았지요. 그런데 우리가 약속한 원칙이 무너지면 앞으로 더 많은 대상이 포함되어야 할 텐데 그게 걱정이네요."

"안 그래도 저도 생각이 많습니다. 제가 준비한 자료에 의하면 마오쩌둥, 스탈린, 히틀러, 이 세 사람만 하기는 좀 문제가 있습니다. 공평하지 않으니까요. 교수님도 한번 보시겠습니까?" 그가

A4 용지 한 장을 건네준다. 종이에는 이렇게 프린트 되어 있었다.

〈인류 역사상 가장 많은 사람을 죽인 독재자 상위 10위〉

1위. 중국 마오쩌둥. 7,800만 명
2위. 소련 이오시프 스탈린. 2,300만 명
3위. 독일 아돌프 히틀러. 1,700만 명
4위. 벨기에 레오폴드 2세. 1,500만 명
5위. 일본 도조 히데키. 500만 명
6위. 오스만 제국 이스마일 엔베르 파샤. 250만 명
7위. 에티오피아 멩기스투 하일레 마리암. 200만 명
8위. 캄보디아 폴 포트. 170만 명
9위. 북한 김일성. 160만 명
10위. 나이지리아 야쿠부 고원. 110만 명

(출처: 네이버)

"모두 다 넣는 것이 공평하지 않습니까? 그게 정의 아닙니까?"
그가 날 보며 대답을 재촉했다.
"그럼, 이디 아민까지 포함하면 11명이 되는군요."
내가 신음하듯이 말했다.
"예, 모두 11명입니다. 교수님." 그가 말했다.

그를 만난 것은 1년 전 어느 날이다. 20대 후반으로 보이는 젊은 남자가 어머니와 함께 진료실을 방문했는데 어찌 된 영문인지 내가 물어도 그는 한마디도 대답하지 않았다. 대신 어머니

가 말했다.

"교수님, 얘가 안 오려고 해서 제가 억지로 끌고 왔습니다. 얘 때문에 미치겠습니다. 하루가 멀다 하고 변기가 막혀 미치겠습니다."

"변기가 막히다니요?"

"그게, 똥 누고 변기에 휴지를 어찌나 쑤셔 넣는지, 얘가 화장실에 한 번 들어가면 2시간 넘게 그 지랄을 하는데 내가 미치겠습니다." 어머니가 하소연한다.

"알겠습니다. 제가 아드님과 이야기를 나눌 테니 어머니는 잠시 밖에 나가 계시지요."

어머니가 나가고 내가 남자에게 물었다.
"방금 어머니께서 한 말이 사실입니까?"

"맞기는 맞는데 2시간까지는 아니고 1시간 반쯤 화장실에 있습니다." 남자가 대답했다.

"화장실에 왜 그렇게 오래 있는지 그 이유를 말해줄 수 있습니까?"

남자는 아무 말도 하지 않았다.

"어머니 말이 변기가 막힐 정도로 휴지를 많이 넣는다고 하는데 그게 사실입니까?"

이번에도 남자는 아무 말을 하지 않았다.

"여기 오시기가 쉽지 않으셨을 테니, 이왕 오신 김에 어려운 점을 말해 보시지요. 저는 도움을 주려고 하는 사람이지 취조하는 사람이 아닙니다."

내가 그를 설득했다. 내 말에 그는 조금 주저하더니 곧 말하기 시작했다.

한번 말문이 열리자 그는 그동안 자신에게 일어났던 일을 세세한 것까지 다 말했다. 그가 할 말이 많은 듯 보여 2회로 나누어 이야기를 들었다. 첫 번째는 증상의 원인과 시작에 대해서이고 두 번째는 증상의 변화 과정에 대해서였다. 그의 이야기를 요약하면 다음과 같다.

첫 번째 면담에서 그는 1년여 전에 회사에서 일어났던 사건에 대해 말했다. 그런데 그가 말하는 스타일이 지엽적인 내용까지 너무나 상세하게 말해서 이야기를 듣는 동안 지겹다는 생각이 들었다. 그냥 '직장 상사로부터 부당한 질책과 대우를 받았고 그것 때문에 너무 화가 났고 그래서 상사에 대해 적개심을 갖게 되었다'라고 말하면 되는데, 그는 언제 무슨 일로 어떻게 해서 그런 일이 일어났는지 그리고 그때 직장 상사의 태도와 말은 어떠했는지를 마치 어린아이가 어머니에게 일러바치듯이 시시콜콜 말했다. 20여 분이 지났을 때 결국 내가 말을 끊었다.

"알겠습니다. 들어보니 그 직장 상사 때문에 정말로 마음고생이 심했다는 말이군요." 내 말에 즉시 그가 반응했다.

"교수님도 들어봐서 아시겠지만 그놈은 정말로 나쁜 놈입니다. 저는 저 자신을 변호하기 위해 무진 애를 썼지만 그놈 귀에는 제 말이 변명으로 밖에는 들리지 않는 모양입니다. 변 주임 그놈은 본성 자체가 못된 놈입니다."

"알겠습니다. 오늘은 이 정도 하지요. 일주일 후에 나머지 이야기를 들어 봅시다."

"아직 할 말이 더 있지만 제 말만 할 수도 없으니 다음 주에 뵙겠습니다." 그가 인사를 하고 자리에서 일어났다. 그가 나가고 나는 그가 마지막으로 한 말중에 변호, 변명, 변 주임이라는 세 단어를 떠올렸다. 모두 〈변〉이라는 음절로 시작되니 연상 작용을 통해 똥으로 흐를 수 있을 거라는 생각에서였다.

두 번째 시간에 그는 제일 처음 증상이 발생했던 상황에 대해 말했다. 어느 날 아침에 화장실 변기에 앉아 있는데 갑자기 바로 위 직장 상사이자 늘 자신을 괴롭히는 변 주임의 얼굴이 떠올랐다. 그러자 자신도 모르게 〈똥 같은 새끼〉라는 말이 튀어나왔고 그놈의 얼굴을 똥 묻은 휴지로 문지르고 싶다는 충동이 일었다. 그래서 대변을 보는 도중에 항문을 변 주임의 얼굴이라고 상상하면서 휴지로 항문을 거칠게 닦자 몹시 통쾌한 기분이 들었다. 그래서 다시 변을 조금 보고 휴지로 항문을 거칠게 닦자 이번에도 역시 기분이 좋았다.

그게 증상의 시작이었다. 물론 그렇게 하지 않는 날도 있었지만 그런 날은 기분이 좋지 않았다. 결국 그는 그런 충동을 자연스럽게 받아들였다. 그런 나날이 수개월 지속되었지만 생활하는 데는 어려움이 없었다. 문제는 그 후에 발생했다. 처음에는 휴지로 항문을 닦을 때 변 주임의 얼굴만 떠올렸지만 나중에는 여덟 명의 얼굴이 더 추가되었다. 그건 회사에서 변 주임뿐만 아니라 그 위에 오 대리, 김 과장, 이 차장, 최 부장도 못된 놈이고 나아가 조 상무, 박 전무, 부사장 그리고 최종적으로는 사장도 못된 놈이라는 생각이 들어서였다.

그때부터 그가 화장실에 머무는 시간이 늘어나기 시작했다.

처음에는 변 주임 이름을 부르고 휴지로 뒤를 닦고, 그다음에는 오 대리 이름을 부르고 휴지로 뒤를 닦고, 그다음에는 김 과장 이름을 부르면서 뒤를 닦고, 그런 제례 의식을 화장실을 사용할 때마다 한꺼번에 9번이나 시행하게 되었다. 휴지도 한 롤이 부족할 정도였다. 게다가 항문에도 문제가 생겼다. 너무 자주 휴지로 닦는 바람에 항문 주위 피부가 벗겨져 의자에 앉기 힘들 정도였다. 그는 피부과를 방문해 연고를 받아 바르기도 했지만 그때뿐이었다.

"매일 아침마다 9번이나 그렇게 하려면 힘들겠습니다."
이야기를 다 듣고 내가 말했다.
"처음에는 항문 주위 피부가 헐어 힘들었는데 계속 하다 보니 이제는 견딜 만합니다."
"이제 화장실을 사용할 때 왜 그렇게 휴지를 많이 사용하는지 알겠습니다. 이유는 알았는데 제가 어떻게 도움을 줄 수 있을지는 잘 모르겠습니다. 제가 보기에 그 증상은 강박 증상으로 판단되니 일단 약을 처방하겠습니다. 약을 복용하면서 같이 의논해 봅시다."

나는 강박 증상을 줄이기 위해 항우울제를 처방했다. 3개월 동안 충분한 용량을 써 보았지만 증상은 별로 좋아지지 않았다. 좋아진 점이라고는 뒤처리를 할 때 휴지를 세 겹으로 접는 것이 두 겹으로 줄어든 것뿐이었다. 그는 여전히 한번 뒤를 닦을 때 9번의 제식 행위를 하고 있었다. 항불안제를 추가해 보기도 하고 충동 억제제나 항정신병 약을 추가해 보았지만 부작용만 심하고 효과는 거의 없었다. 나는 고민에 빠졌다. 그렇다고 정신분석을 통해 그의 내면에 있는 분노의 근원을 찾으려고 하는 것은 너무 한가로운 치료 전략이라고 생각되었다. 아무리 생각해 봐도 인지행동치료 외에는 해결책이 보이지 않았다.

"궁금한 점이 있습니다. 처음에는 자신을 괴롭히던 변 주임의 얼굴만 떠올렸다가 나중에는 직장 내 모든 상사의 얼굴을 떠올렸다고 말했는데 그렇게 한 데는 무슨 이유가 있습니까?" 어느 날 내가 답답한 심정에 물었다.

"못된 놈이니까요." 그가 명쾌하게 대답했다.

"그건 알겠는데 못된 놈이면 변 주임이나 그 위의 대리, 아니 과장까지만 하면 되지 왜 사장까지 그렇게 많은 사람을 대상으로 해야 합니까?"

"공평하니까요. 같은 회사에서 일하는 놈들은 다 비슷하니까요. 공평하게 대하는 게 제 삶의 원칙입니다. 그게 정의 아닙니까?" 그가 반문하면서 나를 바라보았다. 내 동의를 구하는 눈치였다. 나는 대답 대신 이렇게 말했다.

"알겠습니다. 제가 보기에 OO씨는 정말로 공평하고 정의롭게 일을 처리하고 싶은 것 같으니 스케일을 좀 더 키워 봅시다. 직장 상사들이 못된 놈이라고 말씀하셨지만 그들 이야기를 들어보면 그들도 나름대로 어려움이 있을 겁니다. 진짜 못된 놈이 아닐 가능성이 있다는 말입니다. 그러니 그들보다는 역사적으로 누구나 인정하는 진짜 못된 놈, 100% 못된 놈들을 똥 닦기용 대상으로 삼는 것은 어떻습니까?"

"에이, 그런 사람이 어디 있습니까?"

"아닙니다. 있습니다. 진짜 못된 놈이 있습니다."

"누군데요?"

"예를 들면, 히틀러나 모택동이나 스탈린 같은 독재자들 말입니다. 그런 놈들은 진짜 못된 놈이니까 매일 얼굴에 똥칠해도 괜찮지 않겠습니까?"

내가 말했다. 문득 떠오른 생각처럼 말했지만 사실은 나름대로 준비한 말이었다. 그의 사고 프레임을 바꾸지 않고서는 해결책이 없을 거라는 가정 하에, 역사적으로 인정된 독재자 서너 명으로만 제한시킬 수 있다면 그의 똥 닦기 대상을 9명에서 절반 이하로 줄일 수 있을 거라는 생각에서였다. 그가 내 제안을 받아들이면 좋고 안 돼도 어쩔 수 없으니 밑져야 본전이라는 심정으로 물었다. 그런데 예상 밖으로 그가 내 제안에 적극적으로 반응했다.

"교수님, 좋은 의견입니다. 솔직히 저도 제 직장 상사 얼굴을 떠올리면서 똥을 닦을 때 마음이 편치만은 않습니다. 매일 만나는 사람들이고 그들 모두 못된 놈은 아니니까요. 안 그래도 마음이 불편했는데 교수님이 그런 제안을 해 주시니 그렇게 해 보겠습니다." 그가 주저하지 않고 말했다.

"정말 잘 생각했습니다. 그러니 제 말대로 스탈린, 히틀러, 모택동. 이 세 사람만 대상으로 해 봅시다."

"알겠습니다. 교수님. 그렇게 하겠습니다." 그가 시원하게 말했다. 나의 처방에 따라 그는 매일 아침에 화장실에서 세 번 제의 의식을 시행했고 그것으로 문제는 해결되는 듯 싶었다.

그랬던 그가 갑자기 이디 아민을 들먹이며 〈인류 역사상 가장 많은 사람을 죽인 독재자 상위 10위〉 리스트까지 제시하면서 똥 닦기 대상 선정이 공정하지 않음을 거론하는 것이다. 그가 말했다.

"교수님, 저도 주저되지만 아무래도 이 말은 해야 되겠습니다. 저는 세계적인 독재자 10명에 이디 아민까지 합쳐 11명은 넣어야 한다고 생각합니다. 하면 다 해야지 누구는 하고 누구는 빼고 그건 말이 안 됩니다. 교수님 생각은 어떻습니까?"

"알겠습니다. 일단 다음 번 외래에 올 때까지는 지금까지 하던 그대로 하고 다음 번에 그 문제를 놓고 의논해 봅시다."

말은 그렇게 하면서도 속으로는 난감했다. 혹 떼려다 혹 붙인 꼴이었다. 그렇지만 그의 말은 논리적으로 맞는 말이었다. 그의 공평한 일처리 스타일을 미처 고려하지 못한 내 불찰이었다. 그가 주장하는 공평하고 정의로운 기준을 충족시키는 또 다른 방도를 찾아내는 도리밖에 없었다.

그로부터 한 달 동안 나는 매일 수시로 생각하고 또 생각했다. 좋은 방법이 없을까? 그러다가 어느 날 새벽 화장실에서 묘책을 찾아냈다. 약간 억지스럽긴 해도 그가 받아들이기만 하면 그런대로 괜찮은 묘수라는 생각이 들었다. 한 달 후에 그를 만났을 때 나는 이렇게 말했다.

"제가 지난 한 달 동안 곰곰이 생각했습니다. 독재자이면서 공평한 기준을 모두 충족시키는 것을 생각해 냈습니다. 그런데 세계의 독재자들은 그 숫자를 헤아리기 어려울 정도로 많습니다. 그러니 특정한 한 국가를 선정하여 그 나라의 독재자들을 대상으로 하는 건 어떻습니까? 그러니까 한 나라를 기준으로 그 나라의 독재자를 모두 포함하면 공평하고 정의롭지 않습니까? 어떻습니까? 제 생각이."

"그 말씀에 일리가 있습니다. 혹시 교수님이 마음에 둔 그런 나라가 있습니까?"

"있지요. 멀리 갈 필요도 없이 조선 민주주의 인민공화국의 독재자들을 대상으로 하는 건 어떻습니까?"

"북한 말씀입니까?"

"예."

"듣고 보니 정의롭고 공평한 것 같습니다. 교수님의 제안을 받아들이겠습니다."

"그러면 앞으로 화장실에서 세 사람의 얼굴만 떠올리면 됩니다. 김일성, 김정일, 김정은 단 세 명입니다. 앞으로는 그 세 명의 독재자들 얼굴을 떠올리면서 똥을 세 번만 닦도록 하십시오."

그 환자는 그때부터 지금까지 북한의 세 명의 독재자들 얼굴을 떠올리면서 매일 똥을 닦는다. 당연히 생활하는 데 어려움은 없다. 그게 벌써 수개월이 지났다. 나는 그 일 이후로 〈똥은 똥으로 치료된다〉는 믿음을 갖게 되었다. 이것이 〈이똥치똥〉 치료법이다.

화장실에서

오랫동안 조현병을 앓고 있는 40대 남자 환자다. 여러 망상이 있는데 성적인 내용이 많다. 가령 이런 식이다.

자기의 성기가 여자 성기 안에 들어가면 잡아먹힐 것 같은 공포심을 갖고 있다. 조루 증상을 가지고 있는 남자에게 이런 공포증이 흔하다.

이 환자는 그런 공포심에 대한 반동으로 자기 성기로 여자 성기를 거칠게 공격하는 생각을 강박적으로 한다.

그는 늘 자기 성기에 문제가 있는지, 성기에 상처나 어떤 흠이라도 있는지 살피곤 한다. 공격용 무기로서 손색이 없는지 확인하는 것일 수도 있다. 그래서 화장실에 가면 성기를 관찰하느라 시간을 많이 소비한다.

오늘 그 환자가 외래로 왔다. 자리에 앉자마자 대뜸 나에게 이렇게 말한다.

"교수님 X이 참 이쁘데요. 화장실에서 소변 눌 때 보았거든요."

순간 당황했지만 순발력을 발휘해서 유머로 반응했다.

"내가 봐도 참 이뻐요. 그런데 크지는 않던가요? 자세히 못 본 모양이네."

내 말에 그는 아무 대답을 하지 않고 내 얼굴을 멀뚱히 쳐다 보았다. 자신이 예상했던 대답이 아니거나 아니면 적절히 대꾸할 다른 말이 생각나지 않았거나 그중 어느 쪽이 맞는지 나도 알 길이 없다. 물론 정신과 의사로서 적절한 대답은 아닐 테지만 그렇다고 내가 달리 대답해도 달라질 것은 별로 없다.

그 환자는 40대인데도 아직까지 어린아이처럼 엄마 엄마 하며 자신의 성적 생각을 어머니께 숨김없이 털어놓는다. 어린 시절로 퇴행하여 고착되어 있다는 증거다. 오늘 그 환자는 집에 가서 분명히 이렇게 말할 거다.

"엄마, 엄마, 교수님이 자기 X 이쁘다고 하더라." 그러면 어머니는 속으로 이렇게 생각할 거다.

'아이고, 우리 아들. 병이 여전하네. 이제는 교수님 것까지 들먹이네.'

이 일은 오늘 늦은 오후 외래에서 일어났다. 〈삶의 비극성을 극복하는 유일한 길은 웃는 것, 명랑성을 되찾는 것이다.〉 내가 존경해 마지않는 니체 선생님의 말씀이시다.

요구르트 윌

 한 달에 한 번 외래에 올 때마다 요구르트 윌 한 개를 사오는 70대 초반 할머니가 계신다. 할머니는 진료실에 들어오면 곧바로 내 의자 옆으로 와서 요구르트 윌 덮개를 따서 나에게 건넨다. 그리고 옆에 서서 내가 다 마시는 걸 지켜본 후에 비로소 자리에 앉는다. 나를 생각해 주는 할머니의 정성이 워낙 지극해서 감히 거절할 생각은 못하고 할머니가 따주는 대로 윌을 마시곤 하였다. 내가 마시는 모습을 보면서 할머니는 늘 흐뭇해 하셨다.

 그런데 오늘 이런 일이 생겼다. 그 할머니 바로 앞에 요구르트 판매원 복장을 한 요구르트 아줌마가 윌 한 박스를 들고 들어왔다. 조현병을 앓고 있는 환자의 어머니인데 아들 대신 약을 받으러 온 것이다. 요구르트 아줌마가 나가고 곧바로 할머니가 들어왔는데 들어오자마자 진료실 안을 쓱 살핀다. 그리고 내 의자 뒤에 놓여 있는 윌 한 박스를 발견하고는 한마디 하신다.
 "저 많은 것을 다 먹으면 배탈 날 텐데……. 먹지 마이소, 교수님."

"안 그래도 간호사들에게 줄 겁니다." 내 말에 할머니의 얼굴이 활짝 펴졌다.

할머니가 나가고 나는 외래 간호사에게 윌 한 박스를 주었다. 그리고 요구르트 아줌마와 할머니가 서로 만나지 않도록 외래 보는 요일과 시간을 조정해 달라고 부탁했다.

화려한 휴가

"교수님, 죄송합니다. 제가 잘못했습니다." 우울증을 앓고 있는 50대 여자가 마치 큰 죄라도 지은 듯이 고개를 숙인 채 말한다.

"염치 불구하고 또 찾아왔습니다. 죄송합니다." 공황장애로 진단 받은 30대 남자가 멋쩍은 웃음을 지으며 말한다.

"정말 이 애 때문에 못 살겠습니다, 교수님. 약만 먹으면 아무 문제가 없을 텐데." 치료를 중단한 후 1년 만에 재발되어 외래를 찾은 한 조현병 환자의 어머니가 하소연한다.

이런 식으로 적지 않은 환자들이 자의로 치료를 중단했다가 어느 날 상태가 나빠져 외래에 다시 온다. 한동안 잘 지내다가 나빠지는 바람에 환자도 충격을 받고 가족도 괴롭다.

내가 젊었을 때는 이런 환자들이 찾아오면 왜 그렇게 어리석은 행동을 했느냐고 질책하곤 했다. 약만 잘 먹으면 별 문제가 없을 텐데 왜 그렇게 행동해서 자신도 괴롭고 가족도 괴롭히느냐고 가시 돋친 말을 했다.

그때는 치료를 중간에 그만두는 환자들을 탈락drop out 되었다고 말했고, 약을 복용하지 않는 환자들을 약물 순응 drug compliance이 낮은 환자라고 하거나 치료 지속treatment adherence이 안 되는 환자라고 했다. 심지어는 환자의 내면에 치료를 중단하거나 약 복용을 중단하게 만드는 정신역동이 있다고 생각하기도 했다. 나는 그렇게 배웠고 교과서에도 그렇게 적혀 있었다. 그래서 환자를 꾸짖고 비난했다.

그러나 이제 나는 그런 식으로 생각하거나 행동하지 않는다. 오히려 이전에 내가 보였던 태도를 몹시 부끄럽게 생각한다. 이전에는, 나는 의사의 의자에 앉아 있고 환자는 환자의 의자에 앉아 있는데, 문제는 내 의자의 위치가 환자의 그것보다 훨씬 높은 곳에 있어서 환자를 내려다보는 데 있었다.

모든 것을 치료자인 내 중심으로 생각했고, 환자가 왜 약을 복용하지 않으려 하는지, 매일 약을 복용하는 것이 얼마나 성가신 일인지, 병원을 찾아올 때마다 과거의 기억이 떠올라 얼마나 괴로운지를 나는 알지 못했다. 나는 의사이고 당신은 환자라는 생각뿐이었다.

세월이 흘러 이제 나는 환자의 슬픔과 고통과 외로움에 조금 눈을 떴다. 환자들이 보이는 행동들은 모두 자기 자신을 위하는 것이라는 사실을 알게 된 것이다. 약 복용을 중단하는 것도 병원에 오지 않는 것도 모두 다 자신에게 도움이 된다고 판단했기 때문에 그렇게 하는 것이다. 정신과 의사들이 자주 사용하는 단어들, 예를 들면 〈탈락〉이니 〈순응〉이니 〈지속〉이라는 말이 얼마나 치료자 중심인지도 이제는 안다.

치료를 중단한 자신이 잘못했다고 고개 숙인 50대 우울증 환자에게 내가 말했다.

"잘못한 것 하나도 없습니다. 지난 2년 동안 약 안 먹고 잘 지내지 않았습니까? 그리고 지금 상태가 안 좋아 찾아왔으니 다시 바로 잡아 봅시다. 그래도 잊지 않고 저를 찾아와 주셔서 고맙습니다."

염치 불구하고 또 찾아왔다며 미안해하는 공황장애 환자에게 내가 말했다.

"상태가 좋아 의사를 찾아오지 않는 것이 의사로서는 제일 큰 보람이지요. 전혀 미안해 할 필요 없습니다."

약을 복용하지 않아 재발된 조현병 환자의 어머니에게 내가 말했다.

"외래에서 다시 바로 잡을 수 있으니 너무 걱정하지 마이소. 그리고 한 번씩 약을 먹지 않는 방학도 있어야 애가 그 다음에는 더 잘 견디지 않겠습니까? 그러니 너무 나무라지 마이소."

환자가 약을 복용하지 않는 것을, 치료를 중단하는 것을 나는 탈락이 아닌 화려한 휴가splendid holiday라고 부른다. 그래서 환자에게 말한다.

"그동안 화려한 휴가를 보냈으니 이제부터 우리 함께 일해 볼까요?"

정신치료 노래방

대부분의 정신과 의사들은 약물치료를 선호한다. 약물치료의 효과가 좋기 때문이다. 특히 심리적 출혈이 심한 환자는 마중물로 지혈부터 해야 하는데 약물치료는 그런 면에서 독보적인 위치를 차지하고 있다. 가슴에서 피를 철철 흘리고 있는 환자에게는 제 아무리 대화술이 뛰어난 소크라테스 할배가 온다 해도 별 도움이 안 된다.

내가 선호하는 치료 방식은 환자의 상태에 따라 다르다. 정신증과 심한 신경증에서는 먼저 약물치료로 응급 처치를 한 후에 심리치료와 대체 요법을 병행하면서 약을 줄이거나 끊는다. 반면 심리적 출혈이 심하지 않은 가벼운 신경증에서는 가능한 한 약물치료보다 대체 요법을 먼저 권한다.

〈꿩 잡는 게 매다〉라는 나의 치료 원칙을 따라 대체 요법에서는 모든 방법을 동원한다. 가장 많이 권하는 것이 유산소 운동이다.

"매일 걸어라. 뛸 수 있으면 뛰어라. 그러면 당신의 병은 낫는다."

사이비 종교의 교주처럼 확신에 찬 음성으로 말한다. 그 다음으로는 목욕, 음식, 햇볕 쬐기, 풍욕, 안마, 춤추기, 호흡법, 명상, 기도, 108배, 노래 부르기 등을 권한다.

그런데 정신과 환자들에게 노래 부르기를 권해보니 믿기 어려울 정도로 효과가 컸다. 정말로 어마어마했다. 이건 직접 경험해 보지 않으면 믿기 힘들다.

둘 사이가 너무 나빠 이혼을 결심한 부부에게 노래방에 가서 함께 노래 부르기를 권한 적이 있다. 한 달 동안 일주일에 3번 2시간씩 노래 부르기를 처방으로 내었다. 일종의 집중 정신치료다. 그런데 그 효과가 놀라웠다. 한 달이 지나자 나에게 부부간의 문제가 여전히 있음에도 불구하고 이혼하지 않고 좀 더 살아보기로 했다고 말한다.

진료실에서 그 부부가 묻는다.
"교수님, 우린 노래방에서 각자 서로 자기 노래만 불렀는데도 이상하게 서로에 대해 좀 더 좋은 감정을 가지게 되었습니다. 이유가 뭐죠?"
내가 대답했다.
"노래 부르는 동안에는 상대에게 욕을 하지 못하니까요."
부부가 웃는다. 내가 한마디 더 했다.
"혹시 가사가 욕하는 내용인 노래는 절대 부르면 안됩니다. 그러면 두 분 관계는 더 나빠집니다."

부부가 다시 웃는다. 그때 내가 말했다.

"노래 부르는 거나 잠자리를 가지는 거나 비슷합니다. 둘 다 감정의 카타르시스를 경험할 수 있습니다. 그래서 노래 부르면 사이가 좋아지는 겁니다."

두 사람 사이가 더 좋아지면 노래를 부른 후 부부 관계를 권해 볼 생각이다. 그런 것을 금상첨화라고 한다.

이 부부뿐만 아니라 다른 많은 신경증 환자에게서도 노래 부르기가 임상적으로 큰 치료 효과를 낸다는 것을 직접 경험했다. 논문으로 쓰지 않아서 그렇지 치료 효과는 일관되게 뛰어났다. 그래서 앞으로 본격적으로 유행가 정신치료를 해 보려고 나름대로 준비 중이다. 어쩌면 정년 퇴직하고 개원하면 낮에는 진료를 보고 밤에는 환자들과 함께 유행가를 부르고 있을지도 모르겠다. 이름하여 〈정신치료 노래방〉이다.

갑자기 송대관의 〈유행가〉 노랫말이 환청처럼 들려온다. '유행가 노래 가사는 우리가 사는 세상 이야기. 오늘 하루 힘들어도 내일이 있으니 행복하구나.' 내 18번 중 하나다.

마술 치료

나는 마술사에 대해 오랫동안 남다른 동경을 품고 있다. 어릴 때 TV에서 마술쇼를 볼 때는 마술사의 신기에 넋을 잃곤 했다. 특히 마술사가 쓰고 있던 모자에서 비둘기를 꺼내거나 곧 그 비둘기가 장미가 되는 마술은 오랫동안 내 기억 속에 남아 있었다.

바쁜 의사 생활을 하면서 마술에 대한 욕망을 잊어버리고 있었는데 어느 날 외래에서 우울증에 걸린 한 여자를 면담하다가 갑자기 어쩌면 마술이 정신과 환자에게 도움이 될지도 모르겠다는 생각이 들었다.

그 여자는 50대로 이 세상에 즐거운 것은 하나도 없다는 듯이 감정이 메말라 버린 그런 얼굴을 하고 있었다. 표정은 나무토막같이 굳어 있었고 내가 물어도 건조한 음성으로 예, 아니오 식의 단답형으로만 대답했다. 이 여자에게 마술을 보여 줘 활짝 웃게 만들고 싶다는 그런 욕망이 일었다. 그게 내가 마술을 배우게 된 계기였다.

그날 진료를 마치고 나에게 마술을 가르쳐 줄 수 있는 선생님을 찾기 시작했다. 운이 좋게도 부산 모 대학에 마술학과(매직 엔터테인먼트 학과)가 있었다. 그래서 그 학과 교수에게 매주 2시간씩 개인 지도를 받기 시작했다. 그게 벌써 몇 년 전의 일이다. 1년을 배우고 코로나가 터져 중단했다가 다시 1년째 배우는 중이다.

처음 마술 선생님을 만났을 때 나는 모자에서 비둘기가 나오고 그것이 장미가 되는 마술을 배우고 싶다고 했다. 선생님은 그건 사람들을 모아 놓고 무대에서 하는 스테이지 마술로 그 전에 먼저 테이블에서 하는 마술부터 배우는 게 필요하다고 했다. 게다가 비둘기 마술을 하려면 비둘기를 사야 하고 관리도 해야 한다고 했다. 그래서 가장 초보적인 테이블 마술부터 배우기 시작했다. 2년 동안 배웠지만 열심히 연습하지 않아 스테이지 마술로 넘어가지 못하고 결국 테이블 마술에만 머물게 되었다. 테이블 마술은 크게 두 가지로 나뉘는데 하나는 마술 도구를 이용하는 것이고 다른 하나는 손동작의 착시 현상을 이용하는 것이다. 당연히 후자가 어렵고 많은 연습이 필요하다.

마술을 배울 때 나는 선생님이 보여 주는 마술이 너무 신기해 어떤 마술이든 볼 때마다 계속 웃었다. 선생님은 나에게 "마술사는 웃으면 안됩니다"라고 매번 주의를 주었지만 그게 고쳐지지 않았다. 마술을 배운 날에는 집에 와서 연습 삼아 아내에게 마술을 보여 주었는데 어설픈 내 손놀림과 주체할 수 없는 웃음 때문에 자주 트릭이 들통났다. 여하튼 마술을 배운 후에는 집에 사람들이 오면 몇 가지 마술을 보여 주면서 즐거운 시간을 가졌다.

어느 정도 마술에 자신이 생겼을 때 나는 외래 진료 때 환자에게 마술을 보여 주고 그 반응이 어떠한지를 실험하기로 했다.

정신과 의사가 진료실에서 마술을 한다는 소문이 날까 봐 가장 시간이 짧게 걸리면서 준비물도 거의 없는 〈볼펜으로 오만 원권 지폐에 구멍을 뚫었다가 다시 그 구멍을 메꾸는〉 마술을 준비했다. 실험 대상은 표정에 변화가 없는 우울증 환자와 조현병 환자로 정했다.

내가 세운 가설은 우울증 환자는 내 마술을 보고 신기해 하며 반응을 보일 것이지만 조현병 환자는 뇌의 인지 기능 이상으로 별 반응이 없을 거라는 것이었다. 외래 진료 예약 환자 리스트를 보면서 가장 환자 예약이 적은 요일을 골라 진료를 마칠 무렵에 마술을 하기로 했다.

드디어 그날, 나는 내 앞에 앉아 있는 우울 증상이 심한 한 50대 여자에게 이렇게 말했다.

"○○씨는 제게, 남편이 실직한 후로 사는 게 너무 힘들어 세상에 즐거운 일도 없고 웃을 일도 없다고 했습니다. 우울증 치료제를 쓰고 있지만 환경적인 요인이 강해 빨리 기분이 회복되지 않고 있습니다. 그래서 제가 오늘 ○○씨를 위해 특별히 준비한 게 있습니다. 마술입니다.

여기 볼펜이 있습니다. 이 볼펜은 이렇게 글씨를 쓸 수 있는 평범한 볼펜입니다. 그리고 여기 오만 원권 지폐가 있습니다. (지갑에서 오만 원짜리 돈을 꺼낸다.) 이 돈이 진짜 돈인지 먼저 확인해 보시겠습니까? (지폐를 그녀에게 주고 진짜 돈인지 확인시킨다.) 이 지폐는 위조 방지를 위해 여러 가지 장치를 해 두었습니다. 이 돈이 진짜 돈인지 가짜 돈인지 쉽게 구별하는 방법은 볼펜으로 구멍을 내어보는 것입니다. 볼펜으로 돈에 쉽게 구멍이

나면 그 돈은 가짜 돈입니다. 이해하시겠습니까?"

여자는 대답 대신 고개를 끄덕였다. 나는 볼펜으로 오만 원권 중앙에 구멍을 내어 그 여자에게 보여 주며 말했다.

"이렇게 돈에 구멍이 났습니다. 그래서 이 돈은 위조지폐입니다." 그렇게 말하면서 내가 지폐에서 볼펜을 빼니 구멍이 사라지고 다시 빳빳한 지폐가 되었다.

"아! 제가 잘못 알았습니다. 이 지폐는 위조지폐가 아니고 진짜입니다. 구멍이 있는지 한번 확인해 보시겠습니까?"

내 말에 여자가 돈을 받아 만져 본다. 그리고는 이상하다는 듯이 보다가 나와 눈이 마주치자 웃는다.

"신기하네요. 아까는 틀림없이 돈에 볼펜이 꽂혀 있었는데……." 여자가 한 번 더 고개를 갸우뚱한다. 그리고 다시 웃는다.

"오늘 제 마술을 보고 웃어서 고맙습니다. ○○씨는 이 마술을 보고 웃었으니 웃음을 잃어버린 것이 아닙니다. 그러니 지금처럼 다시 웃게 될 겁니다. 웃음이 집 나가 봐야 어디 가겠습니까?" 내가 말했다. 그것으로 진료실에서의 나의 마술 쇼는 끝났다.

또 다른 날, 이번에는 조현병을 앓고 있는 30대 여자가 내 앞에 앉아 있다. 나는 우울증 환자에게 말한 그대로 토씨 하나 안 틀리게 똑같이 말하고는 환자가 내 말을 이해했는지 확인한 후에 마술을 보여 주었다. 마술이 끝난 후 나는 오만 원권 지폐에 구멍이 있는지 확인해 보라고 그녀에게 돈을 건네주었다. 그녀는 지폐를 만져 보더니 날 보고 이렇게 말했다.

"그런데 교수님, 왜 돈에 구멍을 내려고 하지요?"

사진 치료

 심한 우울 증상과 자살 충동으로 외래를 방문한 70대 영감님이 계신다. 영감님은 정말 특별한 이유 없이 어느 날 갑자기 우울증에 빠져 버렸다.

 그 순간부터 그는 사는 게 아무 의미가 없고 지금까지 살아온 자신의 삶이 너무 초라하게 느껴져 하루라도 빨리 삶을 끝내고 싶다는 충동에 휩싸였다.

 영감님은 외래에서 나를 보자 이렇게 말했다. 그의 말투는 느렸고 태도는 무척 점잖았다. 말하는 내내 〈나〉 대신 〈저〉라는 표현을 사용했다.

 "저는 20대 중반에 결혼한 후로 지금까지 정말 열심히 살아왔습니다. 가족을 위해 묵묵히 일해 왔습니다. 화려한 삶은 아니었지만 그렇다고 초라하지도 않았습니다.

 그런데 얼마 전 제 삶을 돌아보니 문득 지금까지 해 놓은 것이 아무것도 없다는 생각이 들었습니다. 그 때문인지 밤새도록 잠이 오지 않습니다. 침대에 누워 지나온 삶을 하나하나 떠올려 보니 살아 온 나날들이 부질없고 허무했습니다. 그런데도 바둥거리며 살아 온 저 자신이 너무나 어리석다는 생각도 들었습니다.

교수님께서 이 늙은이를 불쌍히 여기신다면 제가 의미 없는 이 삶을 끝내도록 도와주십시오. 그러면 그 은혜 죽어서도 잊지 않겠습니다."

영감님은 천천히 또박또박 자신의 심정을 토로했다. 말하는 동안 그는 눈물을 흘리지 않았지만 옆에 앉은 할머니가 대신 눈물을 흘렸다.

나는 그에게 자살 충동에 대해 몇 가지를 물었고 자살하고 싶은 마음은 있지만 구체적인 방법이나 계획은 세우지 않았다는 것을 확인할 수 있었다.

나는 그에게 이야기를 나눌 시간이 필요하다며 입원을 권유했다. 그는 느리지만 단호한 말투로 내 제안을 거절했다.

"교수님의 마음은 알겠지만 아무 필요 없는 이 몸뚱이를 위해 병원에 입원한다는 것 자체가 정말로 우스운 일이지요." 입원을 거부하는 그의 태도가 아주 단호해서 더는 권유하지 않았다.

"알겠습니다, 어르신. 입원하지 않겠다고 하시니 제가 그 의견을 존중하겠습니다. 대신 어르신께서도 제 의견을 존중해 주셨으면 합니다." 내가 말했다.

"무슨 의견입니까?"

"저는 시간이 필요합니다. 두 달 정도면 됩니다. 그러니 두 달 동안 매주 외래로 오셔서 저와 이야기를 나누고 또 제가 처방하는 약도 복용하셨으면 합니다."

"그 정도는 제가 할 수 있습니다."

"그러면, 좋습니다. 다음에는 어르신이 가지고 계신 사진 중에서 즐거웠고 기뻤던 순간을 찍은 사진을 서너 장 가지고 오십시오. 선택하기 어려우시면 앨범을 통째로 가져오십시오. 그러면 제가 사진을 선택하겠습니다. 그 이유는 사진을 가져오시면 말씀드리겠습니다. 그렇게 하시겠습니까?"

"그렇게 하겠습니다." 그리하여 그 영감님과의 대화가 시작되었다.

내가 두 달 정도 시간을 요구한 이유는 우울증 치료제 효과를 보는데 그 정도 시간이 걸릴 것 같았고 또 20분씩 8회 정도 면담 시간을 확보하면 내가 하고 싶은 치료를 할 수 있을 것 같아서였다.

그 치료는 내가 〈사진 치료〉라고 이름 붙인 것으로 존재론적 허무감에 빠진 사람에게 사용하는 치료법이다. 지나간 순간을 기록한 사진을 통해 개인적 실존의 의미를 찾자는 것이다. 이 치료법을 생각해 낸 계기는 아주 단순하다. 우리 모두는 살아가면서 기쁘거나 의미 있는 날에 사진을 찍지 고통스럽고 괴로운 순간을 사진으로 남기지 않는다는 것에 착안했다.

그다음 주에 영감님은 사진 몇 장을 가져왔는데 큰아들과 둘째 딸 그리고 막내아들 결혼 사진이었다. 내가 할머니와의 결혼사진은 없는지 묻자 그 사진은 가지고 오기가 쑥스럽다며 고개를 가로저었다.

그래서 그날은 아들과 딸의 결혼을 주제로 이야기를 나누었다. 그다음 주는 할머니와의 결혼 사진과 손녀 손자 사진을 가지고 이야기를 나누었다. 그리고 그다음부터는 영감님의 군대 사진, 고등학교 졸업 사진, 우수 직원으로 선정되어 표창받는 사진, 부하 직원들이 공로패를 전달하는 사진, 초등학교 때 상장받는 사진, 국내외 여행 사진, 특히 영감님이 사랑하는 외손녀와 함께 찍은 사진 등을 가지고 이야기를 나누었다.

첫날에 영감님은 사진에 대해 설명해 달라는 내 부탁에 어색해하며 말을 아꼈지만 점차 사진에 대해 말하는 내용과 시간이 길어졌다. 게다가 약의 효과 때문인지 아니면 말 치료 효과 때문인지 이야기를 하면서 가볍게 웃는 횟수도 늘어갔다.

"어이구, 어르신. 고등학교 졸업 사진을 보니 정말 잘생기셨네요. 여학생들이 많이 따라다녔겠습니다." 내가 말하자 영감님이 옆에 앉은 할머니 눈치를 슬쩍 본다.

"그런 일이 조금 있긴 있었지요. 그렇지만 다 어릴 때 일입니다." 할머니는 아무 말 없이 미소를 짓는다.

"손녀가 몇 살입니까? 참 이쁘네요." 내가 손녀의 사진을 들고 영감님에게 묻자 그는 얼굴에 생기를 띠며 대답한다.

"5살인데, 정말 이쁘지요?"

"손자도 참 잘생겼네요. 손자는 몇 살입니까?"

"아, 그 애는 친손자인데 일곱 살입니다. 좀 별나지요."

"별난 애가 나중에 크게 됩니다. 저 보십시오. 저는 초등학교 들어가기 전부터 너무 별나서 동네 사람들이 아이고 저놈이 커서 뭐가 되려나 걱정했지만, 지금 이렇게 잘 컸지 않습니까? 별난 건 문제가 아닙니다."

틈날 때마다 잊지 않고 내 자랑도 하면서 영감님이 좋은 기억을 더 많이 떠올릴 수 있게 해 드리려고 하였다.

어느덧 계획했던 2개월이 지나갔다. 어제 외래에서 영감님을 뵈었을 때 그는 우울증에 걸리기 이전의 상태로 거의 회복되어 있었다. 면담을 마치고 영감님과 할머니 두 분이 자리에서 일어나 나에게 고맙다며 정중하게 인사하기에 나도 일어나 인사로 답했다.

실존주의의 핵심은 〈실존은 본질에 앞선다〉이다. 모든 사물에는 본질이 있지만 인간만 본질이 없는 상태로 태어난다. 그래서 인간은 늘 자신의 본질이 무엇인지 찾으려고 한다. 무한한 자유가 주어진 상태에서 자신만의 본질을 찾기 위한 힘겨운 투쟁을 한다. 그리하여 자신이 살아 온 삶의 이유를, 실존의 이유를 깨닫는 순간 자신의 본질도 깨닫게 된다.
이 영감님의 경우에는 '아! 나는 한 여자의 남편으로, 2남 1녀의 아버지로, 손자 손녀의 할아버지로 살아온 것이구나! 그게 내 본질이며 존재 이유구나! 나는 헛산 게 아니구나!'라고 스스로 인정할 수 있도록 도와드리고 싶었다.

정장 치료

 10년 넘게 조현병을 앓고 있는 30대 남자와 30대 여자가 있다. 진료실에서 처음 보았을 때 그들은 세 가지 공통점이 있었다. 다른 병원에서 치료를 받다가 나에게 왔고 (그들이 같은 날짜에 온 것은 아니다), 진료 의뢰서에 난치성 조현병이라는 진단명이 적혀 있었고, 그들 몸에서 약간의 악취가 났다. 나는 그들의 양해를 얻은 후에 진료실 창문을 열고 면담을 진행했다.

 30대 남자와 어머니가 진료실 소파에 앉자 내가 말했다.
 "제가 진료 의뢰서를 읽어 보니 그동안 어머님도 아드님도 고생이 많았을 거라 생각됩니다. 제게 오실 때는 뭔가 좀 더 좋은 상태가 되기를 기대하면서 오셨을 테니 저도 최선을 다하겠습니다. 입원하지 않겠다고 하니 외래에서 시간을 가지면서 치료해 보겠습니다.
 그런데 제게 치료를 받으려면 조건이 하나 있습니다. 그 조건을 지키겠다는 약속을 두 분으로부터 받아야 치료를 시작할 수 있습니다. 두 분 생각은 어떻습니까?"

"어떤 조건입니까? 저희는 교수님 진료를 받을 수만 있다면 시키는 대로 하겠습니다." 어머니가 말했다.

"아드님 생각은 어떤지 궁금하네요." 내가 남자에게 말했다.

"뭐가요?" 그가 물었다.

"제가 지금 어떤 것을 요구할 겁니다. 저의 요구를 들어주어야 제가 앞으로 치료하겠다는 것입니다."

"무엇인데요?" 남자가 물었다.

"앞으로 저를 만나러 올 때는 반드시 목욕을 하고 깨끗한 옷을 입고 와야 합니다. 솔직히 몸에서 안 좋은 냄새가 나서 지금 머리가 아픕니다. 향수는 뿌리지 말아 주십시오. 제가 향수 알레르기가 있습니다. 대신 로션을 바르고 오십시오. 그렇게 할 수 있겠습니까?"

남자는 대답하지 않았다.

"처음 한 달은 매주 한 번, 그다음 한 달은 2주에 한 번, 그리고 세 번째 달부터는 한 달에 한 번 오면 됩니다. 매일 목욕하라는 것도 아니고 외래 오는 날에는 목욕을 하고 오라는 것입니다. 할 수 있겠습니까? 만약 할 수 없다면 지금까지 치료받던 병원에서 계속 치료받는 것이 더 좋을 듯 싶습니다."

내가 강하게 밀어붙이자 남자가 마지못해 대답했다.

"그렇게 하도록 하겠습니다."

"고맙습니다. 이번에는 어머니께 조건을 말씀 드리겠습니다. 집에 아드님 양복이 있습니까?"

"없어요. 병에 걸린 후로 양복 입을 일이 없어서……." 어머니가 말꼬리를 흐린다.

"그렇다면 이번 기회에 아드님을 위해 정장 양복 한 벌과 와이셔츠 두 벌 그리고 구두를 사 주었으면 합니다. 그 돈 모두를 합쳐도 한 달 입원비보다 적습니다. 어떻습니까? 그렇게 하실 수 있습니까?"

"본인이 입겠다고 하면 당연히 그렇게 하지요." 어머니가 아들을 본다. 아들이 대답 대신 고개를 끄덕인다.

"좋습니다. 오늘은 약을 짓고 심리검사 예약을 하고 일주일 후에 목욕하고 정장 입은 모습으로 뵙겠습니다."

일주일 후에 그 남자와 어머니가 외래를 방문했다. 그 남자를 본 순간 나는 옷이 날개라는 말이 왜 있는지 알았다. 내 눈앞에 서 있는 그는 일주일 전 나를 찾아왔던 그 꾀죄죄한 남자가 아니었다. 구부정하기는 해도 양복 정장을 입은 그는 완전히 딴 사람이었다. 내가 눈을 휘둥그레 뜨고 그를 보자 그도 겸연쩍은 듯 앞이마를 긁적긁적했다. 어머니는 흐뭇한 얼굴로 아들을 바라보고 있었다.

"야, 진짜 멋지네요. 완전히 딴 사람입니다."

"교수님, 사실 저도 어색합니다. 거울에 비친 제 모습이 제가 아닌 것 같아서……."

"아니지요, 이 모습이 진짜 당신의 모습입니다. 앞으로는 다른 데 갈 때도 오늘처럼 양복 입고 가면 좋겠습니다. 정말 멋지네요. 그리고 한 가지 더. 지금부터 걸을 때는 가능한 한 어깨를 쫙 펴고 걸으면 좋겠습니다. 젖꼭지가 하늘을 찌르도록 이렇게." 내가 과장되게 시늉을 해 보이자 그와 어머니가 웃는다.

"오늘 양복 입고 온 기념으로 함께 셀카 찍읍시다." 그리하여 그와 나와 어머니는 그의 핸드폰으로 함께 사진을 찍어 그 순간을 기록으로 남겼다.

30대 여자의 경우는 양복이 아닌 원피스라는 점만 다를 뿐이다. 푸른색 원피스를 입고 머리 손질을 하고 예쁜 머리핀을 꽂고 검은 구두를 신은 그녀는 일주일 전 처음 외래로 나를 찾아왔을 때와는 전혀 다른 사람이었다. 앞의 30대 남자와 달랐던 점은 남자는 내 앞에서 웃었지만 그녀는 계속 울었다는 것이다. 아마도 지난 세월이 서러웠을 것이다. 그녀가 울자 어머니도 따라 울었다. 그들이 울음을 그친 후 다 함께 핸드폰으로 사진 찍자고 제안했지만 그녀는 눈 화장이 지워져서 다음에 찍겠다고 하였다.

나는 인간 의지의 중요성을 확신한다. 그러나 그에 못지않게 환경의 중요성도 믿는다. 정장을 입으면 몸가짐이 달라진다. 구두를 신으면 걷는 모습이 달라진다. 몸이 저절로 환경에 맞추는 것이다. 옷이 날개다. 이것이 내가 생각해 낸 〈정장 치료〉다.

호주에서 온 한국인 부부

호주에서 한국인 부부가 나를 찾아왔다. 부인은 오전 10시 30분에 예약하였고 남편은 11시에 예약했다. 부인이 먼저 들어와 이렇게 말한다.

"제 여동생이 선생님이 잘 보신다고 하길래 멀리 호주에서 왔습니다. 다음 예약한 사람이 제 남편인데 솔직하게 30분 가지고는 제 이야기를 못하겠습니다. 어떻게 하면 좋겠습니까?"

나는 아무 말 없이 컴퓨터 화면에 올려져 있는 대기 환자 명단을 보여 주었다. 거기에는 오전 10시 30분부터 11시 사이에 5분 간격으로 6명의 환자가 예약되어 있었고 또 그사이에 2명의 신환자가 당일 접수로 되어 있었다.

"제가 드릴 수 있는 시간은 최대 20분입니다. 말을 시작하는 도중에 끊기가 힘들기 때문에 미리 정중하게 부탁드립니다. 접수를 취소해 드릴 테니 다른 의사를 찾아가십시오. 이런 말을 하는 제가 부끄럽습니다."

"어떻게 이런 식으로 진료가 가능하지요?" 부인이 물었다.

"저도 그 점을 늘 궁금해 하면서 진료하고 있습니다." 내가 대답했다.

부인은 아무 말 없이 진료실을 나갔고 나는 그 여자의 남편 다음 환자를 들어오게 했다.

하나님께 드리는 편지

조현병으로 2주 동안 입원했던 한 남자 환자가 퇴원 후에 나에게 편지를 보내왔다. 등기로 보낸 것으로 보아 내게 꼭 전달되기를 원했던 모양이다. 그 이유는 잘 모르겠다. 긴 편지였는데 그중 일부분을 발췌했다.

하나님, 저 입원한 지 5일 됐습니다. 저 이제부터 교회에 안 가려고요. 교회에서는 모태 신앙인들 특히 아들 있는 모태들이 저에 대한 질투심이 장난 아니거든요.

천주교는 어떤지 꼬마 때 한 번 가 본 후로 한 번도 안 가 봤습니다. 집 옆에 천주교회가 있는데 예배든 미사든 드려야겠고 한 번 가 보겠습니다. 그나저나 여기서는 하나님을 만나는 맛이라도 있어야 한 주를 버티지요.

하나님께서는 그분 계획대로 하라고 계속 말씀 하시는데 그분 계획이 당최 무언지 알 수가 있어야지요. 그냥저냥 요양하면서 기다리라고 하시는 건지 아니면 특별한 계획이 있는지 말을 안 해 주면 알 수 없지요. 어떻게 보면 하나님께서 일부러 자기 계획대로 따라와라, 이런 느낌이 들거든요. 시간이랑 때에 대해서는 아무리 여쭈어도 대답이 없으십니다.

그리고 긴 말씀은 단 한 번도 하신 적이 없습니다. 구약에서는 그렇게 말도 많더니 제길, 저에게는 왜 말을 하지 않습니까? 사람 차별합니까? 바쁘면 바쁘다고 말을 하면 저도 알아듣는 사람입니다. 말을 안 하니 갑갑합니다.

하나님께서는 딴 사람들은 믿지 말고 참으라고 매일 같이 말씀하시는데, 입장 바꿔 하나님이 여기 있어 보면 얼마나 심심하겠습니까? 그렇지만 일단 있어 보라고 하니까 있어 보는 데까지 버텨보려고요.

그리고 여기 있는 만큼 제 수명은 연장해 주겠다고 하니 그건 고마운 일이지만 그래도 구체적으로 계획을 말해 주셔야 제가 마음이 놓이지요. 하나님이 바쁜 줄은 알지만 저도 해야 할 일이 있고 꼭 추기경에게만 말하는 이유가 있는지요? 저한테는 하실 말씀이 아니라는 것인데 그러면 뭐 이딴 신이 다 있나 하는 마음이 듭니다. 사람 차별해서는 안 되고 필요 없으면 버리는 그런 짓은 하면 안 되지요.

아무리 여쭤봐도 말씀을 안 해 주시니 제가 하는 말입니다. 더럽게 꼭두각시처럼 부려 먹으면서 달면 삼키고 쓰면 뱉으니 화가 나지요.

 그리고 교황님께 전도서 맨 마지막 부분 읽어 보시라고 말씀 전해 주십시오. 이런 문구가 나옵니다. 〈눈에 보이는 대로 행하라.〉 모든 사람에게 말씀하지 말고 하나님 기다리는 저에게 먼저 한마디 말해 주십시오. 언제 퇴원할 거다, 한마디면 되는데 왜 그 말을 아낍니까? 구약에서는 심심하면 나타나 말씀하시더니 왜 저한테는 말을 안 합니까?

 제게 직접 말하기 어려우면 김철권에게 "얘야. ○○○은 내가 아끼는 아들이니 ○월 ○일 ○시까지 퇴원시켜라" 하고 한마디만 해주십시오. 아, 얘야 라고 부르면 안 됩니다. 하나님이라도 좋은 이미지를 남기는 게 저에게는 이득이 됩니다. 교수님이라고 부르는 게 좋겠습니다.

 아, 다시 생각해 보니 그건 좋은 생각이 아닌 것 같습니다. 취소! 취소! 하나님이 김철권 만나 보면 오히려 설득당할 가능성이 있습니다. 김철권은 그럴듯하게 말을 잘하기 때문에 조심해야 합니다. 제가 한 두 번 당한 게 아닙니다. 그러니 그냥 제게만 말해 주십시오.

 요약 정리 들어갑니다. 김철권에게 말하면 안 됩니다. 아무리 바빠도 제게 언제 퇴원할지 말해 주십시오. 퇴원하면 교회보다 천주교회 갈 겁니다. 그리고 구약에서처럼 제게 말을 많이 해 주십시오. (끝)

철사 아빠 헝겊 아빠

한 50대 남성이 진료실에 들어온다. 정장 차림이었지만 얼굴은 초췌하고 잠을 못 잔 듯 두 눈이 충혈되어 있다. 남자는 주저하다가 말문을 연다. 대학생인 딸과 말다툼을 하다가 딸로부터 "아빠가 지금까지 나에게 해 준 게 뭐가 있어요?"라는 말을 들은 후로 사는 게 허무하고 잠도 오지 않아 찾아왔다고 한다.

"그런데 묘한 것이 아내도 이전에 나와 싸우면서 비슷한 말을 한 적이 있습니다. 내가 자기에게 해 준 게 뭐가 있냐고. 그때는 아내가 화가 나서 그러려니 하고 넘어갔는데, 이번에 딸애로부터도 그런 말을 들으니 도대체 내가 무엇을 잘못했는지 억울해서 견딜 수가 없습니다."

남자는 한숨을 길게 내쉰다.

"정말 열심히 살았습니다. 마누라와 자식들 굶기지 않으려고 정말 열심히 일했습니다. 사표를 내고 싶은 순간이 수백 번도 넘었지만 나 하나 참으면 집안이 평온하다는 생각에 꾹꾹 참으며 살아왔습니다. 택시를 타고 싶어도 그 돈을 아끼면 얼만데, 술을 마셔도 안주를 시키면 얼만데, 늘 돈에 쪼들리면서도 그래도 가장이 해야 할 일이 처자식 굶기지 않고 공부시키는 것이라고 생각하면서 살아왔습니다.

지금까지 56년간 살아오면서 한 번도 마음 편하게 놀아 본 적이 없습니다. 하루도 쉬지 않고 죽어라 일만 했습니다. 굶기지 않으려고, 공부시키려고. 그런데 해 준 게 하나도 없다니, 그게 말이 됩니까?"

남자는 말하다가 끝내 감정이 북받쳤는지 울기 시작했다. 들썩거리는 그의 어깨를 바라보며 나는 이 땅에서 아버지로 사는 것이 얼마나 힘든지 생각한다. 그리고 해리 할로우Harry Harlow의 어미 원숭이를 떠올렸다.

해리 할로우는 두 마리의 인조 어미 원숭이 모형을 만들어 갓 태어난 원숭이 새끼가 어떻게 반응하는지를 관찰하였다.

한 어미는 철사로 만들어 딱딱하지만 젖이 나오는 철사 모형이고, 다른 어미는 헝겊을 입혀 푹신하고 부드럽지만 젖이 나오지 않는 헝겊 모형이다.

새끼 원숭이는 처음에는 젖이 나오는 철사 어미에게 매달려 젖을 먹지만 곧 헝겊으로 만든 포근한 헝겊 어미에게로 옮겨와 대부분의 시간을 보냈다.

새끼 원숭이를 중립적인 위치에 놓고 갑자기 놀래키면 새끼 원숭이는 쏜살같이 헝겊 어미에게 달려가 그 품에 안기곤 했다. 그리고 헝겊 어미가 곁에 있을 때는 자신있게 주변을 탐색하지만 헝겊 어미가 옆에 없을 때는 꼼짝도 하지 않고 웅크리고 있었다.

이러한 실험을 통해 해리 할로우는 새끼 원숭이가 젖을 주는 차가운 철사 어미보다는 비록 젖을 주지는 못해도 따뜻하게 안아 주는 느낌을 주는 헝겊 어미를 더 좋아한다는 사실을 알게 되었다.

바꾸어 말하면 새끼 원숭이에게 어미란 단지 먹이를 주는 것보다는, 위협을 느끼면 언제라도 돌아가 안길 수 있는 따뜻한 안전기지 역할을 하는 것이라는 사실을 입증한 것이다.

먹을 것을 구하느라 자식들과 대화를 나눌 시간조차 없었던, 그래서 자식들에게 젖만 주는 철사 어미 원숭이같이 차가운 존재로 기억되는 남자. 그 남자는 자신도 모르게 자식들에게 철사 아빠가 되어버린 것이다.

그러나 실험실을 떠나 현실로 돌아오면 양상은 다르다. 나는 진료실을 찾는 많은 사람들에게 틈나는 대로 물어본다.

"차갑지만 돈을 잘 버는 철사 아빠가 좋아? 아니면 따뜻하지만 돈을 잘 벌지 못하는 헝겊 아빠가 좋아?"

"차갑지만 돈을 잘 버는 철사 남편이 좋아요? 아니면 따뜻하지만 돈을 잘 벌지 못하는 헝겊 남편이 좋아요?"

내 질문의 의도를 모를리 없음에도 그들은 어이없게도 따뜻하고 돈을 잘 버는 아빠나 남편이라고 답한다. 그래서 내가 다시 묻는다. 그러면 그들은 철사 아빠가, 철사 남편이 더 좋다고 답한다. 그래놓고 싸울 때만, 아빠나 남편을 공격할 때만, 헝겊 아빠가 아니라고 헝겊 남편이 아니라고 비난한다.

이 시대에 한 여자의 남편으로, 자녀의 아버지로 산다는 것은 정말로 힘들고 고단한 일이다. 아버지의 역할이 돈만 벌어오는 게 아니라 정서적으로 공감해야 한다며 교과서적으로 말하기에는, 지금까지 살아 온 그 남자의 삶이 너무 피곤하고 힘들어 보였다. 그래서 눈물 닦으라며 책상 위에 놓인 티슈만 자꾸 건네주었다.

치료를 받더니
착한 아내가 나쁜 아내가 되었어요

"치료를 받더니 착한 아내가 나쁜 아내가 되었습니다. 아내가 원래 이런 사람이 아닌데 달라졌습니다. 교수님이 어떻게 치료를 했기에 이렇게 되었습니까?"

40대 중년 남자가 나를 찾아와 따지듯이 묻는다. 아내 이름이 무엇인지 물은 후에 컴퓨터 진료 기록을 본다. 병명이 우울 불안증, 회피성 성격성향avoidant personality trait으로 되어 있다. 내가 남편에게 자리를 권하고 무엇 때문에 그렇게 생각하게 되었는지 구체적으로 말해 달라고 부탁했다. 그가 말한 내용을 정리하면 대략 이러했다.

이전에는 그가 말하면 아내는 토를 달지 않고 시키는 대로 했다. 그런데 이제는 자기가 왜 그렇게 해야 하는지 이유를 묻는다. 얼마 전에 고등학교 동창 모임이 있었다. 아내는 사람 만나는 것을 좋아하지 않는다. 그런 모임에 부부 동반으로 참석하는 것을 아주 싫어한다. 그것은 그도 안다. 그렇지만 꼭 가야 한다고 단호하게 말하면 그의 말대로 따르곤 했다. 그런데 이번에는 그를 보면서 '그런 모임에는 가기 싫다. 가지 않을 거다'라고 말하는 것이다. 그가 꼭 가야 하는 자리라고 말했지만 이전과는 달리 아내는 고집을 꺾지 않았다. 그 때문에 심하게 싸웠다. 비단 그뿐만이 아니다. 이전에는 본가에 일이 있으면 아무 말 없이 가서 그의 부모님 시키는 대로 했다. 그런데 최근 들어서는 '왜 자기가 꼭 그런 일을 해야 하느냐? 그의 여동생이 해야 할 일이지 않느냐'라고 그에게 반문한다. 고집이 세졌고 엄청 못돼졌다.

"제가 들어보니 부인이 나쁜 아내가 된 게 아니라 건강한 사람이 된 것 같습니다." 내가 남편에게 말하자 그는 이해하지 못하겠다는 듯이 나를 바라본다.

"부인에게는 사람을 피하는 성격적인 부분이 있습니다. 본래 사람 만나는 것을 싫어해서가 아니라 혹시 상대방이 자기를 좋아하지 않을까봐 그게 두려워서 피하는 것입니다.

그렇지만 마음속으로는 사람들과 가깝게 지내고 싶어 합니다. 마음은 그런데 실제로는 그렇게 하지 못하니 그런 자기 자신이 못나 보이고 초라하다고 여깁니다.

부인은 다른 사람에게 좋은 사람으로 보이고 싶어서 다른 사람이 어려운 부탁을 해도 거절하지 못합니다. 싫더라도 싫다고 말을 못합니다. 그래서 부탁을 들어주고는 마음이 편하지 않습니다.

겉으로 보기에 부인은 천사인지 모릅니다. 남편분 말대로 시키면 시키는 대로 다 하니까요. 그렇지만 그럴수록 부인의 마음속에는 화가 쌓여 가고 있습니다. 부인이 우울하고 불안한 것도 바로 그런 부인의 성격 때문입니다."

"그렇지만 지금까지 잘 지내왔지 않습니까?" 남편이 항의 조로 말했다.

"잘 지내 온 것은 남편이지 부인이 아닙니다. 부인의 속마음은 상할 대로 상해 있습니다. 그대로 내버려 두면 부인은 정말로 불행한 사람이 될지도 모릅니다.

남편께서 진정 부인을 사랑한다면 부인이 자신의 생각을 표현하도록 오히려 도와주어야 합니다. 자기 생각과 의견을 말하도록 격려해 주고 부인의 생각과 의견을 존중해 주셔야 합니다.

부인은 보호자가 필요한 아이가 아닙니다. 그래서 제가 부인이 나쁜 아내가 아니라 건강한 사람이 되었다고 하는 것입니다. 오히려 축하할 일입니다."

내 말에 남편이 굳은 얼굴로 외래를 나갔다. 그가 얼마나 내 말을 이해했는지 그리고 내 말을 받아들여 앞으로 어떤 변화를 보일지는 지켜봐야 알 수 있을 것이다. 남편 말을 들으니 내가 치료를 제대로 하고 있구나 하는 생각이 들어 뿌듯했다.

삶을 지탱하는 3개의 기둥

"그 여자가 없으면 나는 살 수가 없습니다. 면회를 허락해 주십시오, 교수님. 면회가 안 되면 오늘이라도 퇴원하겠습니다."

회진하러 온 나를 보자 침대에 앉아 있던 남자가 벌떡 일어나 단호하게 말한다. 부스스한 머리에 며칠째 수염을 깎지 않아 얼굴은 초췌해 보였지만 목소리는 카랑카랑하다.

"담당의사가 면회를 제한한 것은 여자 친구분을 만나는 것이 치료에 도움이 되지 않는다고 판단해서입니다. 그렇지만 우리는 도와드리는 입장이기 때문에 원하시는 대로 해 드리겠습니다. 면회도 허용해 드릴 것이고 퇴원을 원하신다면 그렇게 해 드리겠습니다."

내 말이 끝나자 공격적이던 남자의 태도가 갑자기 수그러든다.

"저를 위해서 그런 줄은 알지만 제가 기댈 데라고는 그 여자밖에 없어서……."

"사람에게 기대는 것이 도움이 될 때도 있지만 반대로 상처를 입을 수도 있습니다. 만약 그 여자분이 자신에게 기대는 것을 거부한다면 어떻게 하시겠습니까?"

"그렇다면 죽어야죠."

남자가 조금의 주저함도 없이 내 말을 자른다. 그러나 말의 내용과는 달리 표정은 마치 남의 말 하듯이 무덤덤하다.

"나이가 52세면……. 스스로 목숨을 끊기에는 너무 빠르지 않습니까?"

내가 침대 위에 붙어 있는 환자 명패를 보며 말했다.

"다른 길이 없지 않습니까? 기댈 데가 하나도 없는데."

남자가 고개를 숙이며 말꼬리를 흐린다. 그 남자와의 대화가 길어지자 분위기가 조금 느슨해진다. 내 뒤에 서 있는 전공의 선생들과 간호사들, 실습 나온 의과 대학생들과 간호학과 학생들은 긴장을 풀고 편안한 자세를 취한다.

"기댈 데가 하나도 없다? 그럼 제가 한마디 해도 될까요?"

내가 그의 얼굴을 쳐다보면서 묻는다. 그는 말없이 고개를 끄덕인다.

불과 1년 전만 해도 그 남자는 세상에 부러울 것이 별로 없었다. 중소기업 사장에다가 아버지이자 남편으로 별 어려움 없이 일상을 보내고 있었다.

남자는 우연히 한 여자를 알게 되었고 삶이 너무 무료해서인지 그녀와 사랑에 빠지게 되었다. 그 사실을 알게 된 아내는 노발대발하였지만 가정을 깨고 싶지 않아 화를 억누른 채 두 딸과 함께 남편을 설득해 보았지만 남편의 태도는 완고했다.

결국 아내는 이혼 소송을 제기하였고 수개월의 별거 기간을 거쳐 가족은 해체되었다. 남자는 전 부인과는 전혀 다른 성격의

새 여자에게 열중하였다. 남자보다 10살 아래인 새 여자는 감정의 변화가 심하다는 단점에도 불구하고 하루하루 남자에게 생기를 불어넣어 주었다.

"내일 제주도 가요!"

여자가 밤에 갑자기 내일 일정을 이야기하면 남자는 어떤 수를 쓰더라도 다음 날에 꼭 제주도에 갈 수 있도록 준비를 해야 했다. 여자는 씀씀이가 헤프고 화장을 진하게 하고 현재를 즐기는 기분파였다.

둘이 함께 외래에 온 날, 내가 잠깐의 대화를 통해서도 그 여자의 심리 상태가 불안정하다는 것을 알 수 있었지만 남자는 오히려 그런 점을 그녀의 매력으로 받아들였다. 성격장애나 조울병의 가능성이 있을 거라는 생각에 슬쩍 그 여자에게 정신과 치료력을 물어보자 그녀는 당당하게 대답했다.

"조울병으로 치료받고 있어요. 척 보고 아는 걸 보니 정신과 의사 맞으시네요."

삶의 무료함에 빠져 있던 남자에게 그녀가 보이는 돌발성과 충동성, 예측 불가능성과 근거 없는 긍정성은 남자의 심장을 다시 뛰게 만드는 치명적인 무기였다.

무희 카르멘에 목을 매단 호세처럼 그 남자는 하루 24시간을 그녀와 함께 보냈다. 회사와 가정을 내팽개친 채 그녀에게 자신의 운명을 맡겼다. 회사는 점차 엉망이 되어갔고 그 상황을 이용해 회사 간부가 거액의 회사 공금을 횡령하는 사건이 발생해 남자는 알거지가 되어버렸다. 그 모든 일이 순식간에 일어났기에 남자는 그 사실을 실감할 수가 없었다. 부도난 어음을 갚으라며 채권자들이 그를 찾아와 위협하자 그때서야 비로소 그는 상황이 심각하다는 걸 깨달았다. 그러나 이미 때는 늦었다. 그는 경제적으로 쪼들리기 시작했고 그 고통을 잊기 위해 술과 그녀와의 사랑놀음에 매달렸다.

그 여자가 조증 상태에 있을 때는 두 사람의 관계가 그런대로 유지되었다. 근거 없는 낙관론에 두 사람은 웃으면서 술을 마셨고 성관계를 했고 또 술을 마셨다. 그러던 어느 날, 지금부터 2주 전쯤 갑자기 여자가 조증 상태에서 우울증 상태로 전환되어 버렸다. 아침에 눈을 떴을 때, 그 여자 표현을 빌면 쓰나미가 스치고 지나간 뒤의 황폐함 같은 느낌이 마음을 엄습하였다. 여자는 모든 것에 의욕을 잃었고 아무것도 하기 싫었다. 남자와의 성관계도 싫었고 남자가 자신에게 기대는 것이 싫었으며 더 나아가 그 남자 얼굴을 보는 것조차 싫었다.

남자는 절망했다. 여자에게 매달려 보았지만 돌아오는 것은 차디찬 여자의 말뿐이었다. 여자의 마음을 돌리기 위해 여자 앞에서 수면제 수십 알을 입안에 털어 넣는 시늉을 했지만 아무 소용이 없었다. 여자는 오히려 그렇게 해서 죽겠느냐며 빈정댔다. 남자는 정말로 죽기로 결심했고 자신이 갖고 있던 약을 모두 먹고 깊은 잠에 빠졌다. 응급실에서 처치받은 후 남자는 정신과 폐쇄 병동에 입원하게 되었다. 그리고 입원 첫날부터 그 여자를 찾는 것이다.

내가 그 남자를 쳐다보며 천천히 말했다.
"삶을 지탱하는 3개의 기둥이 있습니다. 하나는 건강이고, 다른 하나는 재정적 안정이고, 다른 하나는 지지해 주는 사람입니다. 그 3개의 기둥이 삼각대처럼 삶을 받쳐주고 있습니다. 어느 하나라도 잃게 되면 삶을 지탱하기가 어렵습니다. 역으로 3개의 기둥 중에 하나라도 있으면 나머지 2개의 기둥을 다시 복원할 수 있습니다.

지금 제가 보기에 당신은 3개 기둥 모두가 손상된 상태입니다. 이런 경우 제일 시급하게 복원해야 할, 또는 복원 가능한 기둥이 뭔지를 찾아야 합니다. 지금은 건강인 것 같습니다. 입원을 통해 마음이 안정되면 신체적 정신적 건강을 회복하는 데 최선의 노력을 하십시오. 절에 들어가도 좋고 기도원에 들어가도 좋고 어떤 방법을 취하든 건강부터 회복하십시오. 그런 후에 나머지 두 개의 기둥을 다시 세우는 일을 하십시오.

당신이 찾는 그 여성이 당신을 지지해 주는 튼튼한 기둥이라면 기대도 되겠지만 그 여성 역시 현재 무너져 있는 상태입니다. 그 여성은 당신의 의존 욕구를 받아들일 마음의 여유가 없습니다. 그녀도 지금 누군가에게 기대고 싶어 하는 상황이니까요. 제가 드릴 말씀은 그것밖에 없습니다."

그 남자는 결국 자의로 퇴원했고 그 이후에 외래로 오지 않았다. 어떤 선택을 했는지는 나도 모른다. 자살 가능성이 크지만 그 역시 자신이 선택한 길이라 어쩔 수 없다. 삶에 대해 깨어 있지 않으면 결국 그 삶에 매몰될 수밖에 없다.

예의 바른 환자

이 40대 남자 환자는 만성 조현병을 앓고 있다. 그러나 상태가 비교적 좋다. 그는 무척 예의 바르다. 일단 들어오기 전에 반드시 노크한다. 그것도 1초에 한 번씩 세 번 한다. 오랫동안 경험하다 보니 알게 되었다. 처음에는 그것도 모르고 그가 처음 노크 했을 때 나는 "예!"라고 대답했고 다시 노크하자 "예, 들어오세요"라고 했고 그가 세 번째 노크했을 때는 약간 화가 난 음성으로 "들어오세요!"라고 말했다.

일단 진료실에 들어오면 그는 돌아서서 문을 닫고 다시 돌아서서 옆으로 한 발짝 이동한 후에 90도로 인사한다. 그리고 45도 벽 쪽으로 몸을 바꾸어 세 걸음 걸어 의자에 앉는다. 의자에 앉기 전에 먼저 내 책상 위에 놓여 있는 티슈 상자, 컵 등을 자기 마음에 들게 가지런히 정리한 후에 자리에 앉는다. 의자에 앉아 있을 때는 두 손을 가지런히 허벅지 위에 놓고 고개를 약간 숙인 채 시선은 언제나 내 가슴을 본다. 내가 어떤 질문을 해도 그의 자세는 변하지 않는다. 나갈 때는 정확하게 들어올 때의 역순으로 한다. .

오늘 이 환자가 외래를 방문했다. 그가 진료실에 들어오기 전에 내가 의자를 창문 쪽으로 확 옮겨 놔 버렸다. 그러면 그는 문에서 세 발짝이 아니라 최소한 다섯 발짝은 걸어야 의자에 앉을 수 있다.

환자가 들어오자 나는 짐짓 모른 체 가만히 있었다. 환자는 평소와 다름없이 나에게 인사를 하고 세 발짝 의자 쪽으로 몸을 옮기고 나서야 문제가 생겼다는 것을 알아차렸다. 그는 의자가 놓여 있던 자리에서 꼼짝도 하지 않고 잠시 있다가 떨리는 목소리로 나를 보고 말했다.

"교수님, 의자 좀 옮겨 주십시오."

내가 대답했다. "직접 옮기도록 하십시오."

그는 잠시 생각하더니 나에게 물었다. "교수님, 일부러 의자를 옮긴 겁니까?"

"일부러 옮겼다고 하더라도 그건 치료와 연관되어 있기 때문에 그런 겁니다. 그러니 과감하게 한 발을 내디뎌 보십시오."

"알겠습니다, 교수님. 교수님이 그렇게 말씀하시니 믿고 한 발짝 옮겨 보겠습니다."

그는 아주 고통스러운 표정을 지으며 힘겹게 한 발을 옮겼다. 그리고 겨우 의자에 앉자 평소와 다름없는 자세를 취했다.

면담이 끝나고 다시 의자에서 일어나 힘겹게 두 걸음을 옮긴 후에 다시 씩씩하게 평소와 같이 세 걸음을 옮겨 문 쪽으로 향하고 몸을 돌려 옆으로 한 걸음 옮긴 다음 크게 인사한 후에 몸을 돌려 문을 열고 밖으로 나갔다.

내가 왜 이 환자가 들어오기 전에 의자를 옮겼냐면, 벌써 몇 년째 그런 강박 행동을 보였는데 약의 용량을 높여 봐도 효과가 없었고 또 본인은 자신이 그런 행동을 하는 이유가 나를 존경하기 때문이고 마음만 먹으면 언제든지 그런 행동을 하지 않는다고 주장해 왔기 때문이다. 그래도 막상 환자가 괴로워하는 모습을 보니 다음에도 의자를 옮겨 놔야 하나, 아니면 오늘 일을 사과해야 하나 고민이 된다.

마지막 입원

할머니와 할아버지가 진료실 문을 열고 들어선다. 할머니는 허리가 거의 기역 자로 구부러진 자세로 먼저 들어오고 그 뒤를 할아버지가 비교적 꼿꼿한 자세로 따라 들어온다. 언뜻 보기에 할아버지보다 할머니가 훨씬 나이 들어 보인다. 컴퓨터 화면을 보니 오늘 진료를 볼 할아버지 성함과 함께 67세라는 나이가 눈에 들어온다.

"함께 오신 분은 누구신지요? 할머니신가요?"
"내가 이 애 애미요."
"어머니라고요? 그렇다면 연세가……." 내가 당황해서 말끝을 흐리자 할머니가 다시 또렷하게 대답한다.
"팔십 아홉이오. 늙은이 나이는 알아서 뭐할라꼬?"
"그게……. 저는 할아버지와 함께 사시는 할머니인 줄 알았습니다."
"함께 사는 할머니 맞소. 내가 이 애와 함께 살고 있소."
대화가 이상한 방향으로 흘러간다. 그냥 〈처음부터 부부인

줄 알았는데 모자 관계라고 해서 놀랐다.〉 이렇게 직접적으로 말하면 될 것을 괜히 돌려 말하다 보니 말이 꼬인다.

"알겠습니다, 어머님. 오늘 아드님과 여기 오신 이유가 무엇인지요?"

"교수 양반, 내 부탁이 하나 있소. 오늘 우리 아들 입원 좀 시켜 주소."

"입원이요? 무엇 때문에 그러시는지요?"

"내 죽기 전에 꼭 우리 아들 대학병원에 한번 입원시켜 치료받게 하면 한이 없겠소."

그렇게 해서 67세 아들과 89세 어머니와의 면담이 시작되었다.

67세 아들은 89세 어머니의 3남 2녀 중 차남이다. 할머니는 19세에 결혼하여 그해 장남을 낳고 2년 후에 또 아들을 낳았는데 그 아들이 바로 지금 어머니 손에 이끌려 온 이 할아버지다.

할아버지 나이 18세 때 조현병에 걸려 그동안 20여 차례 입원하였는데 모두 요양원과 정신병원을 전전했다. 병의 뿌리를 뽑아 주겠다는 말을 곧이 곧대로 믿고 최소 1년, 길게는 3년씩 입소나 입원을 반복하다 보니 할아버지의 상태는 사회 기능이 거의 상실되어 치매에 가까웠다. 망상이나 환각 같은 정신병적 증상은 두드러지지 않았지만 삶에 대한 욕망의 불길은 오래전에 꺼지고 재만 남은 상태였다. 현재는 집에서 지내는데 밥 주면 먹고 온종일 멍하니 TV 앞에 앉아 시간을 보내며, 손잡고 밖에 나가자고 해야 나가는 어린아이 상태로 퇴행되어 있었다.

내가 환자인 할아버지에게 몇 가지 질문을 해 보았지만 질문의 내용과는 상관없이 '예'라는 한 음절로만 대답할 뿐이었다. 환자가 하는 말의 양이나 내용이 너무 빈곤해서 대화 자체가 의미 없을 정도였다.

"어머님, 언제부터 아드님과 함께 집에서 지냈습니까?"
"한 3년쯤 되었지. 병원에 입원시켜 놓으면 좋은 줄 알고 놔두었는데 자꾸 밤마다 이 애가 눈에 어른거려. 그래서 큰아들과 의논해서 함께 지낸 게 한 3년 되는가 보네."
"그런데 오늘 왜 갑자기 입원시키려고 합니까? 무슨 일이 있었습니까?"
"무슨 일은 무슨. 이 애 하루는 늘 똑같아. 아침에 일어나 밥 달라고 하면 내가 밥 차려 주고, 그러면 방에서 TV 보고, 내가 점심 차려 주면 먹고 또 TV 보고, 내가 저녁 차려 주면 먹고, 그리고 TV 보다가 자고. 내가 사정사정하면 일주일에 한 번 형 따라 목욕탕에 가고. 그게 전부지."
"아드님과 함께 지내기가 어려운 모양이지요? 다시 입원시키려는 걸 보니."
"어렵기는, 아주 좋지. 이 애가 이런 병을 앓고 있으니 그래도 내 옆을 떠나지 않고 내 말동무가 되어 주니 고맙기만 하지. 다른 두 아들처럼 사업한다고 애를 먹이지도 않고, 둘째 딸처럼 남편과 사니 못사니 하는 걱정도 안 시키고, 나로서는 함께 있는 게 그냥 좋기만 하지. 그런데 얼마 전부터 죽은 영감이 자꾸 꿈에 나타나. 아무래도 내가 죽을 때가 되었구나 하는 생각이 들어. 그런데 딱 하나 마음에 걸리는 게 지금까지 대학병원에서 한 번도 치료를 받지 못한거야. 내가 무식해서 그냥 남의 말만 듣고 이 지경까지 왔는데 죽기 전에 대학병원 용하다는 교수님에게 치료 한번 받아 보게 하는 것이 소원이야. 그래서 다른 자식들 설득해서 치료비도 마련해 놨거든. 그러니 돈 걱정은 하지 말고 그냥 입원만 시켜 주면 한이 없겠네."

지금 환자가 주관적인 불편감을 호소하거나 뚜렷한 행동상의 문제를 보이는 것도 아니라서 입원할 필요는 없다는 판단이 들었다. 그래서 입원비도 많이 들고 하니 그 돈으로 두 분이 맛있는 거 많이 사 드시고 좋은 옷도 사 입으시라 권했지만 할머니의 생각은 나와 달랐다. 병든 아들을 생각하는 노모의 간절한 바람을 차마 외면할 수가 없었다.

"알겠습니다. 더 하시고 싶은 말씀은 없으세요?"

"교수 양반, 다른 사람들은 어떻게 생각할지 모르지만 나는 이 아이 하나 보고 살아왔어. 아무리 힘들어도 얘만 생각하면 내가 살아야겠다는 마음이 들거든. 영감이 죽고 나서도 내가 죽지 못한 이유는 바로 이 애 때문이야. 얘가 마음에 걸려 내가 죽지를 못해. 다른 애들은 다 내 곁을 떠나도 얘만은 내 옆에 꼭 붙어 있어. 내 마음속에 늘 있어. 내가 얘한테 빚을 많이 졌어. 이 애가 날 살게 해."

입원 수속을 하러 나가는 할머니의 굽은 등을 보니 나도 모르게 눈시울이 뜨거워졌다.

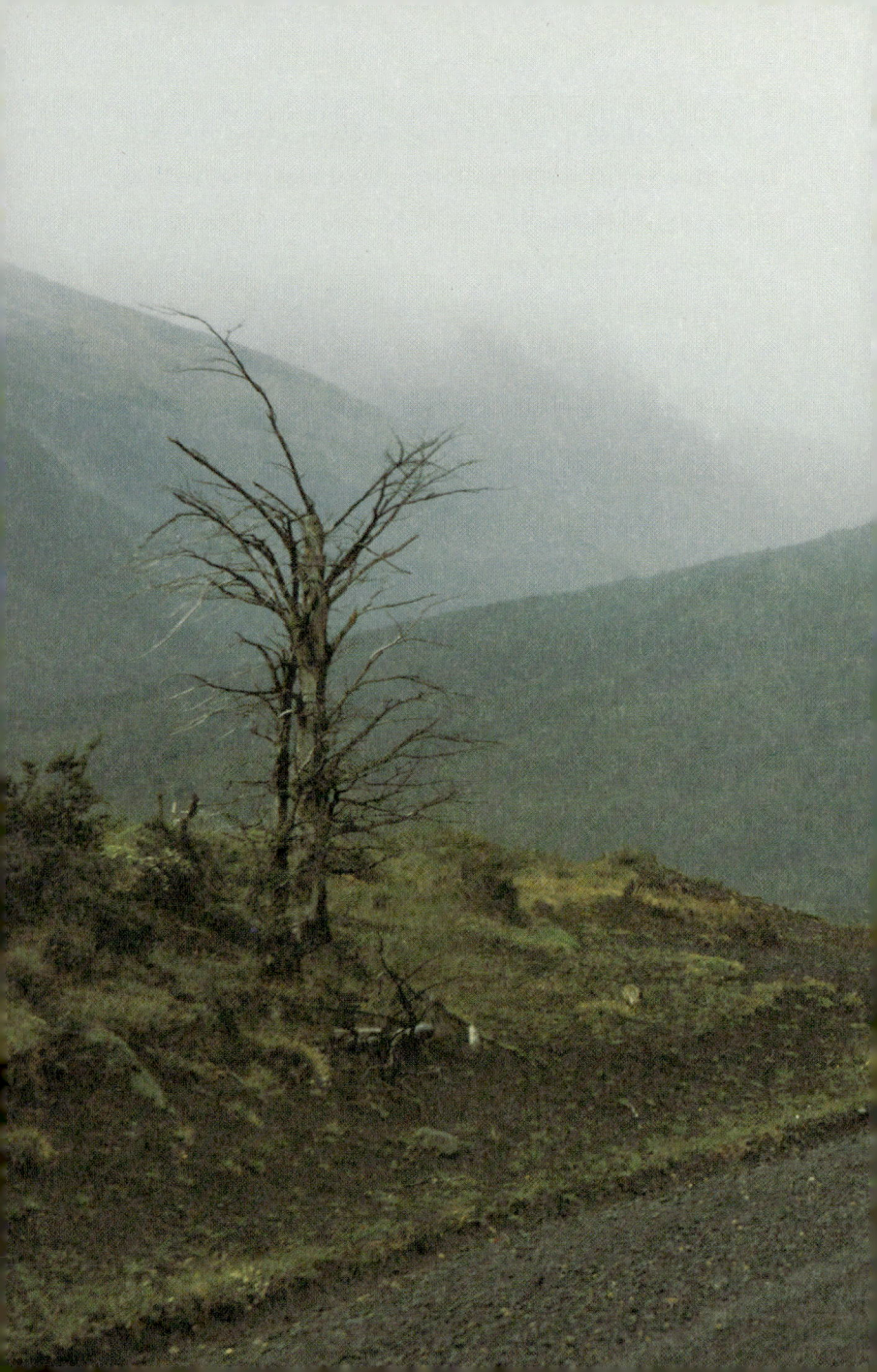

한 여자 환자의 선물

이 20대 여자는 소위 말하는 난치성 조현병을 앓고 있는 환자다. 게다가 지적장애도 함께 있어 치료가 쉽지 않다. 여러 병원에서 치료 받다가 어떻게 나에게 오게 되었다.

나에게 왔을 때는 충동적인 행동, 환청, 환시, 망상이 조절되지 않는다는 이유로 약을 많이 복용하고 있었는데 그 약의 개수가 손바닥 전체에 가득 담길 정도로 많았다. 코끼리도 그 정도 먹으면 뻗을 용량이었다. 입원시켜 일단 복용하는 약의 용량부터 감량했다. 환자의 행동이 조절되지 않으면 달래고, 정신병적 증상이 나타나면 그 증상과 행동을 분리하도록 권하고, 환청이 들릴 때 대응하는 방법을 가르치면서 약을 많이 감량하여 퇴원시켰다.

외래에서는 환자에게 증상을 안고 살아가도록, 부모에게는 환자의 지적 능력이 떨어져 이해를 잘못 할 수 있으니 단순하고 분명하게 말하도록 가르쳤다. 그리하여 드디어 약을 서너 알까지 낮추었다.

어느 날, 내가 환자에게 물었다.

"니가 좋아하는 게 있니?"

"먹는 것 좋아해요."

"오! 어떤 것을 좋아하니?"

"빵이요, 비스킷이요, 쿠키요."

"그래? 나에게 좋은 생각이 있다. 들어볼래?"

"뭔데요?"

"니가 직접 빵이나 비스킷이나 쿠키를 만들어 보는 것은 어떠니?"

"에이, 제가 어떻게요?"

"니가 어때서? 그리고 빵 만드는 것은 생각보다 어렵지 않다더라. 한번 도전해 봐라. 해 보고 어려우면 그만두면 되지."

"그래 볼까요?"

"한번 생각해 봐라. 나도 니가 직접 만든 빵을 먹고 싶다. 아! 생각만 해도 입에 군침이 도네. 니가 만든 빵을 먹는 생각을 하니."

내가 과장되게 입맛을 다셨다. 애가 내 표정을 보더니 우습다며 깔깔댔다.

그런 대화를 나눈 게 작년 이맘때인가 보다. 나는 그런 대화를 나눈 것조차 까맣게 잊어버리고 있었는데 어제 이 애가 자기가 만들었다며 빵을 가지고 왔다.

"빵 만드는 데 1년 걸렸어요. 자격증은 아직 못 땄지만 그래도 빵은 만들 줄 알아요. 선생님에게 제일 먼저 드리는 거예요."

아름다운 그 애가 말했다. 눈물이 핑 돈다.

약을 백날 줘 봐라! 약을 백 알 줘 봐라! 빵을 만들 수 있는지. 그리고 증상이 좀 있으면 어떤가? 세상에 증상 없는 인간이 어디 있나? 이런 경험을 통해 나는 증상의 심한 정도와 사회 기능의 저하가 반드시 일치하지 않는다는 사실을 다시 한번 실감한다.

유행가 처방

60대 초반 부부가 각자 접수를 달리하여 진료실을 찾았다. 두 사람이 자리에 앉자 그들 사이에 차가운 기운이 흐른다. 부부 갈등일 가능성이 높다. 아니나 다를까 부부는 서로를 공격하기 시작한다. 가슴속에서 날이 시퍼런 칼을 꺼내 사정없이 상대방을 난도질한다. 가까운 관계일수록 증오의 불길은 더 맹렬하다.

마치 그동안 살아오면서 배우자가 자신에게 무엇을 얼마나 많이 잘못했는지 생각해 내는 기억의 경연장 같다. 배우자 때문에 자신의 인생이 망가졌고 모든 것을 잃었다며 배우자를 저주한다. 아내는 남편을, 남편은 아내를 공격하면서 각자 나에게 자신의 편이 되어 달라고 애원한다. 나로부터 자신은 옳고 상대방은 틀리다는 말을 듣기를 갈망한다. 이럴 때마다 내 귀가 두 개란 사실이 정말 고맙다. 한 쪽 귀로는 남편 말을, 다른 쪽 귀로는 아내 말을 듣는다.

부부 갈등 문제로 외래를 찾는 경우에는 무엇보다 그들 각자의 분노를 들어 주어야 하기 때문에 면담 시간이 오래 걸린다. 우선, 그들이 마음 속에 담아 두었던 증오와 분노를 적절히 발산하도록 해 주는 것만으로도 일단 응급 처치가 된다. 그리고 무엇보다 중요한 것은, 지금 배우자가 나의 무엇을 알아주기를 원하는지 분명히 말하게 하고 배우자가 그것을 정확히 이해했는지 서로 확인하는 것이다.

이렇게 하여 압력을 조금 낮춘 후에 내가 꺼내는 필살기가 있다. 바로 〈유행가 처방〉이다.

보통은 노래방에서 각자 자신이 좋아하는 노래를 부르게 하는데, 오늘은 조금 다른 방식으로 접근해 보았다. 그건 이 60대 부부의 상황에 적용할 수 있는 노래를 지금 진료실에서 잠시 같이 듣고 나중에 과제를 내어 주는 것이다.

오늘은 김광석의 〈어느 60대 노부부 이야기〉를 선택했다. 내 말에 이 부부는 '지금 뭐하냐? 황당하다!'고 하는 듯한 눈빛으로 나를 바라보았다. 나는 애써 그 눈길을 무시하면서 일단 같이 들어보자고 권했다. 나는 내 핸드폰에 저장되어 있던 그 노래를 1절만 들려주었다. 그리고 그 부부에게 과제를 내어 주었다.

"방금 들었던 노래는 김광석의 〈어느 60대 노부부 이야기〉입니다. 오늘 두 분이 집에 돌아가서 각자 그 노래를 끝까지 들어 보십시오. 이때 '어렴풋이 생각나오, 여보, 그 때를 기억하오'라는 노랫말에 집중 하십시오. 두 분께서는 지금까지 살아오면서 두 분 사이에 '어렴풋이 생각나는' 어떤 좋은 기억이 있는지를 생각나는 대로 적어 보십시오. 그리고 그것을 다음 진료 시간에 가지고 와 주십시오. 제가 무슨 말을 하는지 이해하시겠습니까?"

내가 남편과 아내를 번갈아 보았다. 두 사람은 말없이 고개를 끄덕였다.

"오늘은 이 정도 합시다. 다음 시간에 뵙겠습니다. 만약 그 과제를 수행하지 않으면 다음 외래에 오실 필요가 없습니다."

내가 다시 과제의 중요성을 강조했다. 그들은 알겠다고 인사하고 진료실을 나갔다.

그들은 알까? 인간의 뇌는 긍정적인 것보다는 부정적인 것을 더 잘 기억한다는 사실을. 나는 노랫말 한 구절과 '진료실'이라는 공간의 힘을 빌려 남편과 아내의 에너지의 방향을 부정성에서 긍정성으로 살짝 돌려놓으려고 한다.

이런 사소해 보이는 작은 변화가 나중에는 커다란 차이를 만들어낸다. 특히 너무 가까운 관계라서 객관적으로 보기 어려운 부부 관계에서는 부정성에서 긍정성으로의 전환만 이루어진다면 그동안 잊어버리고 있던 많은 좋은 기억들을 떠올릴 수 있고, 그것은 두 사람간의 불화를 해결하고도 남는 큰 자원으로 작용할 것이다.

배우자에 대한 섭섭함과 분노와 증오는, 어느 추운 겨울 날에 배우자를 위해 따뜻한 목도리와 장갑을 사 주던 그런 사소한 기억으로도 없어질 수 있다.

부부간의 증오의 얼음을 녹이는 것은 옳고 그름을 따지는 논리적인 말이 아니라 무심히 잡아주는 무언의 따뜻한 손길이다.

할아버지를 의심하는 74세 할머니

74세 할머니가 할아버지를 의심하는 문제로 딸과 손녀와 함께 진료실에 들어왔다. 그동안 다른 정신과에서 치료를 받고 있는데 약을 먹으니 너무 힘들어서 방문했다고 한다. 약 처방전을 보니 환자 나이를 고려할 때 용량이 많아 보였다. 딸과 손녀는 할머니가 약을 먹으면 계속 자기만 할 뿐 할아버지를 의심하는 증세는 별로 나아지지 않았다고 한다.

"할머니, 몇 살 때 결혼하셨습니까?" 내가 물었다.
"22살이지. 그런데 그런 건 와 묻노?"
"22살이면 52년 동안 결혼 생활을 하셨네요. 자식은 몇 명입니까?"
"2남 3녀 낳았지. 요 딸애가 막내고 이 아이가 손녀지."
"할머니, 할아버지를 사랑합니까?"
"내가 그 인간을 사랑한다고? 미쳤나? 팍 죽이고 싶다. 그 인간 이야기는 내 앞에서 하지 마라."
"왜 영감님을 팍 죽이고 싶습니까?"

"거참, 말을 많이 하게 만드네. 그 인간이 지금도 바람을 피우니까 그렇지."
"할머니, 할아버지가 다른 여자 만나는 게 싫습니까?"
"싫지 그럼 좋나? 무신 말 같잖은 소리 하고 있노!"
"할머니, 할머니는 아직도 할아버지를 사랑하고 있습니다. 그것도 아주 많이."
"교수라고 봐주었는데 그만 씨부리라. 나, 그 인간 싫어한다."
"할머니, 할아버지가 싫다면 할아버지가 무슨 짓을 해도 신경 쓰이겠습니까? 좋아하니까 화가 나고 팍 죽이고 싶은 것 아닙니까?"
할머니가 아무 말을 하지 않는다. 내가 여세를 몰아 할머니를 다그쳤다.

"할머니, 50년 동안 같이 살았으면 이제 그만 놓아 주이소. 52년이면 충분한 인연입니다. 그러니 이번 생에서는 그만 할아버지를 놓아 주이소. 뭐할라꼬 늙은 할배를 그리 꽉 잡고 있습니까? '그만하면 됐다. 그동안 고마웠다. 이제 니는 니 갈 길 가라. 나는 내 갈 길 갈란다.' 이렇게 마음잡아 보면 안되겠습니까?"
할머니는 아무 말을 하지 않았다. 그 옆에 서 있던 막내딸과 손녀는 내 말이 신기한지 눈을 동그랗게 뜨고 나를 보고 있었다.
"할머니, 할아버지를 의심한다는 것은 그만큼 할아버지를 사랑하는 것입니다. 할아버지를 이제 그만 사랑하이소. 그 사랑을 이 이쁜 손녀에게 주이소. 그런데 몇 살이고?"
내가 손녀를 보면서 물었다.
"24살입니다."

"24살이라, 아이고 이뻐라. 할머니 시절에는 벌써 애가 한 두 명 있을 나이네."

우리 대화는 이렇게 끝났다. 하루 세 번 여덟 알이나 되던 약을 자기 전 한 알로 줄여 처방하고 일주일 후에 보기로 했다. 진료실을 나갈 때까지 할머니는 나와 시선을 마주치지 않았다. 대신 막내딸과 손녀가 웃는 얼굴로 인사하고 나갔다.

다정도 병이다

아무리 약을 써도 망상이 호전되지 않는 조현병을 앓고 있는 한 여자가 있다. 자신이 사는 아파트 위층의 남자가 자신의 생각을 읽고 신호를 보낸다는 것이다. 외래에 올 때마다 그 여자는 늘 똑같은 질문을 한다.

"위층의 남자가 제 생각을 읽고 신호를 보내는데 그 남자는 왜 그렇게 하지요?"

내가 그것은 사실이 아니라며 단호하게 말하면 조금 수긍하기도 한다. 그렇지만 다시 망상으로 돌아가 버린다.

"그 남자가 어떻게 제 생각을 알겠어요? 저도 그 점이 이상해요. 하지만 분명히 그 남자는 제가 어떤 생각을 하는지 알고 있어요."

어떻게 아느냐고 물으면 위에서 쿵쿵 소리를 내기도 하고 우연히 엘리베이터에서 만나면 자신에게 눈짓으로 신호를 보내기도 한단다.

외래에 올 때마다 늘 그것이 사실인지 물어서 어느 날 나는 사람이 다른 사람의 생각을 읽을 수 있는지 직접 테스트해 보자고 제안했다. 먼저 내가 생각하고 그녀가 내 생각을 읽기로 했다. 나는 잠시 눈을 감았다가 곧 뜨고는 그녀에게 물었다.

"내가 지금 무슨 생각을 했습니까?"

그녀가 잘 모르겠다고 대답했다. 이번에는 그녀가 눈을 감고 어떤 생각을 하라고 한 후 그녀가 눈을 뜨자 나는 그녀가 무슨 생각을 했는지 모르겠다고 말했다.

"그 누구도 다른 사람의 생각을 읽을 수는 없습니다."

내가 단호하게 말하자 그녀가 반박했다.

"그렇지만 교수님, 저는 환자잖아요. 환자니까 그런 능력이 없는 거죠."

"저도 그런 능력이 없는데 그럼 저도 환자입니까?"

이번에는 내가 반박했다.

"그건 그러네요. 그렇지만 교수님이 그런 능력이 없다는 것을 제가 어떻게 믿죠? 교수님은 제가 올 때마다 제가 무슨 생각을 하는지 다 아시잖아요? 그게 능력이 아니면 뭔가요?"

대화가 헛돌기 시작한다. 내가 무슨 대답을 하더라도 그녀는 이상한 논리로 반박할 것이다. 아니나 다를까 내가 더 이상 말을 하지 않자 그녀는 "제가 방금 속으로 교수님을 욕했는데 역시 교수님은 그것을 알고 화가 나서 말을 하지 않잖아요"라고 한다. 사고의 출발 지점에서 논리적으로 문제가 있으면 계속 대화가 꼬이게 된다.

얼마 전 외래에서 똑같은 말을 해서 내가 그녀가 보이는 증상에 대해 설명해 주었다.

"사람들이 내 이야기를 한다, 내 생각을 읽는다, 이런 생각을 하는 이면에는 '사람들이 그만큼 내게 관심이 많다'는 생각이 있습니다.

그 생각 뒤에는 '사람들이 내게 관심을 가져주면 참 좋겠다'는 마음이 있는 것입니다.

그 생각 뒤에는 '사람들이 내게 관심을 가져주지 않아서 참 슬프다' 하는 마음이 있는 것입니다.

그 생각 뒤에는 '나는 못났기 때문에 아무도 내게 관심을 가지지 않을 거야' 하는 마음이 있는 것입니다.

제가 보기에 당신 마음 가장 깊은 곳에는 '나는 못났고 그래서 아무도 내게 관심을 보이지 않을 것'이라는 생각이 있습니다.

그런데 생각해 보십시오. 사람들이 뭣 때문에 당신에게 관심을 가지겠습니까? 각자 자기 살기에도 바쁜데 모르는 사람에게 무슨 관심이 있겠습니까? 당신은 아파트 밑층에 사는 사람에게 관심이 있습니까? 길거리에서 부딪치는 모르는 사람들에게 관심이 있습니까?"

내가 찬찬히 설명하니 그녀는 알아듣겠다는 듯이 고개를 끄덕였다. 그리고 이렇게 물었다.

"그런데 교수님, 사람이 다른 사람에게 관심을 가지는 건 좋은 일 아닌가요? 무관심한 것보다는 관심을 가지는 게 좋다고 생각하는데요. 그게 사람 사는 정 아닌가요? 정이 많은 것도 문제인가요? 교수님은 어떻게 생각하세요?"

내가 대답했다.

"다정도 병입니다."

칼과 방패에 대한 이야기

조현병을 앓고 있는 망상이 독특한 20대 남자 환자다.

환자: 본래 머리에 하나, 배에 하나 두 개의 칼이 꽂혀 있었습니다. 그런데 배에 꽂혀 있던 칼이 빠져 머리로 이동하여 이제는 머리 양쪽에 칼이 꽂혀 있습니다. 배에 꽂혀 있던 칼이 빠지면서 그 구멍에 방패가 생겼습니다. 그런데 요즘 양 머리에 꽂혀 있는 칼이 배의 방패를 두드립니다. 불안하고 괴롭습니다.
나: 머리 양쪽에 칼이 꽂혀 있으면 소의 뿔 같기도 하고 바이킹 투구 같기도 하겠네.
환자: 그렇습니다. 교수님은 상상력이 뛰어나십니다.
나: 그런데 왜 불안하고 괴로운가?
환자: 머리에 꽂혀있는 칼이 배의 방패를 두드리기 때문입니다. 칼이 방패를 뚫을까 봐 두렵습니다.
나: 내가 너의 방패가 되어 주겠다. 어떤 칼도 뚫지 못하는 방패가 되어 주겠다.
환자: 교수님, 어떻게 제 마음을 그렇게 정확하게 꿰뚫어 보

십니까? 다른 의사들에게 말했지만 아무도 제 마음을 알아주지 않았습니다. 교수님만이 정확하게 제 마음을 이해해 주십니다. 사실은 교수님에게 저의 방패가 되어 달라는 부탁을 하려고 왔습니다. 여러 정신과 의사를 만나 보았는데 그들 모두 인간이 되지 못한 뱀파이어였습니다. 교수님만이 인간이십니다.

나: 고맙다. 나를 인간으로 봐 주는 네가 고맙다. 내가 헤파이스토스가 되어 네게 맞는 방패를 만들어 주겠다. 어떤 칼도 뚫지 못하는 방패를 만들어 주겠다. (자이프렉사zyprexa 5mg을 처방하며) 방패 만드는 데 도움 되는 약을 처방하겠다. 꼭 먹길 바란다.

환자: 알겠습니다, 교수님. 시키는 대로 하겠습니다.

나: 참, 헤파이스토스가 누군지는 알제?

환자: 방패 만드는 사람 아닙니까?

나: 야! 알고 있었네. 역시 너는 아는 게 많아.

환자: 교수님이 방금 말하지 않았습니까? 헤파이스토스가 되어 제게 맞는 방패를 만들어 주겠다고. 그러니 그 사람이 방패 만드는 사람이겠지요. 저는 교수님 말씀을 하나도 그냥 흘려 보내는 법이 없습니다.

나: 고맙다, 내 말을 귀담아 들어줘서.

환자: 그럼 가보겠습니다. (자리에서 일어나면서) 참, 교수님. 혹시 신이 되고 싶으면 제게 말씀해 주십시오. 제가 그 방법을 알고 있습니다. 교수님을 존경하니까 교수님에게는 그것을 알려드릴 수 있습니다.

나: 고맙다. 그런데 나는 인간으로 만족한다.

환자: 제가 예상했던 대로입니다. 역시 교수님은 겸손하십니다. 그렇게 대답하실 줄 알았습니다. 이만 가보겠습니다.

진료 기록지에는 이런 대화 내용을 적지 않는다. 단지 〈칼과 방패에 대한 이야기를 함〉 정도로만 기록한다.

나는 고급 생선이다

정신병 환자의 말에는 진실이 있다. 방어와 억제를 하지 않기 때문에 지리멸렬하더라도 그 말에는 진실이 담겨 있다. 정신과 의사 생활을 오래 한 후에야 나는 그 진리를 깨달았다. 이 환자는 나의 호기심을 아주 자극하는 환자였지만 보호자가 없는 관계로 면담 후 그대로 가버렸다.

겉으로 보면 이 환자의 말은 아주 지리멸렬하여 무슨 말을 하려고 하는지 이해하기가 쉽지 않다. 그러나 환자의 말중에서 위치, 지역, 숫자, 연도 그리고 특징적으로 나타나는 각운에 주의를 기울인다면, 자유 연상과 음 연상을 통해 환자의 숨은 욕망을 파악할 수 있다.

환자는 부산역에서 노숙자 생활을 하다가 경찰에 의해 강제로 병원에 왔는데 자신은 병에 걸리기 전에, 이혼하기 전에는 아주 교육을 많이 받은 고려대학교를 졸업한 인텔리 여성이라서 자신을 고급 생선이라고 말하고 있고, 이혼한 남편은 미국에 있고, 딸이 있고, 부산역에서 남자 노숙자들이 자신을 강제로 범하려 한다는 그런 내용을 추측할 수 있다. 일부분만 기록 차원에서 적어 본다.

　나는 고급 생선이다. 아무 생선 대하듯이 나를 함부로 대하지 마라. 생선을 다듬기 위해 나는 손톱을 기른다. 손톱이 칼이다. 새들이 보인다. 호랑이도 왔다 갔다 하고 아톰도 본다. 아톰 몰라? TV에 나오는 아톰. 내 담당의사 아들이 아톰이다. 어제 부산역에 가다가 봤다.

　내원정사 꽃마을. 해원정사가 성탄절이다. 거기 가서 밥을 먹고 부산역에 갔다. 꽃마을에서 에베레스트산까지 갔다. 박정희 형님이 김일성이다. 왕을 하면서 서로가 관례다. 김 씨로 하고 박 씨로 했다. 종달새 따라 박정희가 팔려 가는 것을 보고 그냥 울었다.

　월남전 때 나는 7살이었다. 형제가 일곱인데 기를 빨아먹는 요충이 있다. 백악관에 갔다. 백악관을 지키는 새가 있었다. 세종대왕 다리를 잘라 넣었다. 계속 오입을 한다. 성충, 요충, 나는 싫은데 나는 고급 생선인데 별거 없는 생선이 오입을 한다.

　아버지 호적에 끼어 있으니. 옳소, 질소, 아쭈구리. 내가 이렇게 허름하게 하고 있지만 나는 고급 생선이다. 똑같은 생선으로 보고 호루래기로 보고 오징어 꼬리로 보든지 말든지. 피를 자꾸 빨아먹으니까. 요즘은 밥을 안 먹는다, 다 피를 빨아먹는다.

　남편은 미국에 있다. 방가 방가 딸. 미국에서도 다 안다. 미국에서도 다 사다 먹는다.

끼가 내 눈썹도 잘라 먹어 버리고. 잘라서 끼를 먹이고. 고려대학교 동방박사 교사 여태까지 내가 공부만 했다. 수수하면서도 정적이고 노래에 사랑이 많이 들어가잖아.

끼가 고자질해서 내 머리를 쥐어뜯고 바보 되더라. 끼는 항상 앞에서 쭉 빨아먹는다. 양기, 음기. 시장에 가서 농약 안 뿌린 거 생선 주워 먹는다. 진 시장, 국제 시장, 자갈치. 요새는 덫을 다 쳐 놨다. 나한테는 그렇게 안 한다.

우짜든지 임신 안 할라고 단도리를 다 한다. 그래 가지고 맘 놓고 잔다. 부산역에서 잔다. 그런데 저 또라이 요물 새끼들이 임신시키려고 끌고 가고 한다. 성충, 요충, 정충.

딸한테도 굴 많이 먹였다. 임신일 땐 굴을 먹어야 한다. 시집 가서 임신해 봐라. 또 두드려 맞고 쫓겨난다.

12세 소녀의 환청

초등학교 5학년 여자애가 심한 자해 행동과 환청을 보여 입원했다. 내 환자는 아니다. 소아 정신과 의사가 본다. 아침 모임 때 주치의를 맡은 K선생이 그 아이에 대해 보고하는데 환청의 내용이 너무 슬프다.

아이가 초등학교 2학년 때 부모가 이혼했다. 오빠는 아버지를 따라가고 아이는 어머니에게 남았다. 어머니는 얼마 후 다른 남자와 동거를 시작했다. 동거남은 아이를 거칠게 다루었다. 자기보고 아버지라 부르지 않는다며 물건을 던져 얼굴에 상처를 내기도 했다. 아이는 동거남이 무서웠지만 달리 방법이 없었다. 엄마에게 말했지만 엄마는 오히려 아이를 꾸짖었다. 결국 아이는 자해를 하였고 엄마는 자신이 감당하기 어렵다며 아버지에게 아이를 보냈다.

그리고 얼마 전, 아이는 엄마가 보고 싶어 전화를 했다. 정확하게 말하면 엄마 목소리가 듣고 싶어 전화를 했다. 그러나 전화를 받은 엄마의 목소리는 차가웠다. "아빠하고 잘 살아라. 앞으로 전화하지 마라." 아이는 아무 말도 하지 못하고 전화를 끊었다. 그 일이 있고 난 후에 아이에게 갑자기 환청이 들리기 시작했다. 환청의 내용은 엄마 목소리로 "죽어라, 쓸모없는 인간아" "너는 없어졌으면 좋겠다"였다. 아침 모임 시간에 그 말을 듣는 순간 나도 모르게 눈물이 나왔다.

아이는 엄마 목소리가 듣고 싶어 전화했는데 엄마는 냉정하게 그 애를 거부했다. 그때 그 애는 버림받았다는 생각이 들었을 것이다. 자신에게 모든 것인 엄마가 자기를 버렸다고 생각했을 것이다. 그런 의식적인 생각은 자연스럽게 엄마를 죽이고 싶다는, 그런 엄마라면 이 세상에서 없어졌으면 좋겠다는 무의식적 충동으로 바뀌었을 것이다.

그 충동은 아이에게 죄의식을 불러일으켰고 죄의식으로 인해 그 애의 소망이 거꾸로 된 형태로 자신에게 되돌아온다. 자기가 엄마를 죽이고 싶은데 반대로 엄마가 자기에게 '죽어라, 쓸모없는 인간아'라고 말하는 환청으로 돌아온 것이다. '엄마가 이 세상에서 없어졌으면 좋겠다'는 소망은 반대로 엄마가 자신에게 '너는 없어졌으면 좋겠다'고 말하는 환청으로 되돌아온 것이다.

이 아이를 우짤꼬. 그나저나 요즘은 자해를 하는 아이들이 너무 많다. 부모에 대한 분노를, 세상에 대한 분노를 터뜨리지 못해 자기에게 터뜨리는 것이다. 적어도 내가 느끼기에 세상은 좋아지는 것이 아니라 퇴행하고 있다. 그냥 마음이 아플 뿐이다.

고정 관념

한 30대 남자가 외래 진료실에 들어온다. 하얀 피부에 잘생긴 얼굴에다가 키까지 훤칠하다. 그가 입고 있는 양복과 구두, 시계와 벨트가 아주 멋져 보인다. 한눈에 봐도 멋쟁이다. 진료 기록지에 적혀 있는 주소를 보니 해운대 고급 아파트로 되어 있다. 그는 정신과적으로 문제가 있는 사람으로 보이지 않는다.

"어떻게 오셨는지요?" 내가 묻자 그는 자기 성격을 알고 싶다고 했다.

"왜 본인의 성격을 알고 싶은지요?" 내가 묻자 그는 같이 일하는 직장 동료와 마찰이 심해서라고 한다. 어떤 내용인지 물어보니 '자신은 외제차 딜러인데 다른 동료에 비해 차를 훨씬 많이 판다. 자신은 유능하다. 그 때문에 다른 동료들과 마찰이 심하다. 자기가 보기에 다른 동료들은 무능하다. 다른 동료들이 합심해서 자기를 괴롭힌다. 아마 질투심 때문에 그러는 것 같다. 얼마 전에는 한 동료가 본사에 자기를 모함하는 투서까지 보냈다. 본사에서 사람이 나와 조사를 했는데 자신은 아무 문제가 없는 것으로 판명이 났다. 그 후에도 동료들은 계속 자신을 괴롭히고 따돌린다.' 그런 내용이었다.

그의 말은 조리가 있었고 교양 있는 단어를 사용하였으며 태도는 예의 발랐다. 그는 첫눈에 보아도 매력적인 사람이었다. 그의 말에서는 자기 중심적인 성향이 강하게 드러났다. 그가 했던 말중에 인상적인 것은 '결과는 수단을 정당화시킨다', '내가 말하거나 느끼는 것이 옳은 것이다', '나는 항상 옳은 일만 한다', '타인들은 중요하지 않다' 등이었다.

나는 그에게 사람의 성격을 파악하는 것은 시간이 오래 걸리는 일이고 필요하다면 심리검사가 도움이 될 것이라고 말했다. 심리검사를 할 때 솔직하게 대답하는 것이 가장 중요하며 결과는 본인 동의 없이는 누구에게도 공개되지 않는다고 말해 주었다. 내 말을 듣고 그는 심리검사를 해 보겠다고 하였다.

나는 그에게 결혼했는지 물었고 결혼했다면 함께 사는 아내로부터 얻는 정보가 본인의 성격을 파악하는 데 많은 도움이 될 것이라고 했다. 그래서 부인과의 면담과 심리검사 결과를 종합해 보는 것이 가장 효율적인 방법이라고 했다. 그는 아내가 이곳에 오려고 할지는 모르겠지만 가능한 한 함께 방문하도록 노력해 보겠다고 했다.

이 남자는 어떤 성격 성향을 가지고 있을까? 나는 이 남자와 면담한 후에 세 가지 가능한 성격장애를 떠올렸다.

첫째가 편집성 성격장애이고 둘째가 자기애성 성격장애이며 마지막이 반사회성 성격장애이다. 그런데 남자가 그렇게 차갑게 느껴지지 않았고 내 마음에 동정심을 불러일으키는 면이 있어

편집성 성격장애는 제외했다.

나머지 자기애성과 반사회성 성격장애 중 어느 쪽일까 생각했는데 나는 반사회성 성격장애로 추정했다. 그 근거는 외양적으로 세련되고 매력적이며 사람을 끄는 힘이 있었고, 내면적으로는 자신이 정한 기준으로 모든 것을 규정하는 성향이 강했기 때문이다.

심리검사 결과는 전형적인 반사회성 성격장애, 사이코패스로 나왔다. 내가 그 남자에게 심리검사 결과를 설명해 주니 그는 잠자코 듣고만 있었다. 내가 말했다.

"심리검사에서 당신은 무척 차가운 사람으로 나옵니다. 심장 자체가 차갑습니다."

내 말에 그가 대꾸했다.

"제 자신도 잘 알고 있습니다. 그러나 저는 차가운 사람이 아니라 강한 사람입니다. 세상은 약육강식이고 속이지 않으면 속습니다. 오직 강한 자만이 살아남습니다. 솔직히 제가 이곳을 찾은 이유는 동료들이 제가 고객들에게 거짓말을 너무 많이 하면서 차를 판다고 했기 때문입니다. 그렇지만 제가 나쁜 사람입니까? 제 거짓말에 속아서 차를 사는 사람이 어리석은 인간이지요."

심리검사 결과를 듣기 위해 외래를 방문한 날, 그는 부인과 함께 왔다. 심리검사 결과를 설명하기 전에 그의 양해를 얻어 먼저 부인과 짧게 면담했다.

"부인께 들은 말은 남편에게 말하지 않겠습니다. 기록으로도 남기지 않겠습니다. 남편은 어떤 사람입니까?"

"능력 있는 차가운 사람이지요." 그의 아내가 대답했다.

"사람들은 남편을 신사로 보지만 함께 살아보면 말로 표현하기 힘들 정도로 냉정하고 무서운 사람입니다." 그녀가 덧붙였다.

사람은 누구나 자신의 직관을 믿는다. 직관은 고정 관념으로부터 생기고 고정 관념은 외양의 영향을 크게 받는다. 사람들은 반사회성 성격장애나 사이코패스를 떠올리면 험악한 인상에 문신을 떠올린다. 그러나 그런 사람은 양아치지 사이코패스가 아니다. 내가 의과 대학생에게 성격장애 강의를 할 때 반사회성 성격장애나 사이코패스는 매력적인 영화배우 같은 모습으로 보일 수 있다고 강조하는 이유도 바로 그런 고정 관념을 깨기 위해서다.

짐승과 함께 사는 법

"제 남편은 짐승입니다. 제가 아무리 좋게 생각하려고 해도 남편은 짐승입니다. 저는 어떻게 해야 하지요?"

40대 여자가 고개를 떨군 채 하소연한다. 그녀의 눈에 눈물이 맺혀 있다.

"구체적으로 어떤 행동을 합니까?" 내가 물었다.

"짐승처럼 행동합니다. 원하는 게 있으면 즉시 해 주어야 합니다. 그렇지 않으면 난폭해집니다. 끊임없이 먹으려 합니다. 눈에 보이는 대로 먹으려 합니다. 그리고 계속 담배를 피웁니다. 담배 연기 때문에 아파트 위층 집이 신고해서 경찰도 몇 번 왔다 갔습니다."

사고로 뇌를 다쳐 기질성 정신장애를 앓고 있는 환자를 남편으로 둔 여자다. 평소 말이 없던 그 여자가 오늘 자리에서 일어나면서 이렇게 말한다.

"10년을 함께 지내다 보니 저도 때때로 짐승이 됩니다. 남편이 짐승이다 보니 저도 짐승이 되지 않으면 함께 살아갈 수가 없습니다. 날이 갈수록 제 안에 있는 짐승이 커지는 것을 느낍니다. 제가 앞으로 무슨 짓을 할지 저도 잘 모르겠습니다."

　인간을 괴롭히는 것은 고통의 강도가 아니다. 그 고통이 언제 끝날지 기약할 수 없다는 것이 인간을 절망하게 만든다.

노인들과의 스무고개

나이가 들면 단어가 잘 생각나지 않는다. 80대를 넘긴 노인분들 경우에는 자주 그런 현상을 보인다. 그래서 대화를 나눌 때는 곧잘 스무고개를 하게 된다. 웃음도 나오고 마음도 아프고 여러 가지 감정이 든다.

할머니: 의사 양반, 내가 다리가 아파. 잠이 잘 안 와.
나: 다리 어느 부위가 아픈가예?
할머니: 그게…… 그게…… 위에 다리와 아래 다리에. (손으로 무릎 관절 부위를 만진다.)
나: 아! 무릎 관절이 아픈 모양이지예?
할머니: 맞다! 관절. 관절이 아파. 관절 그 무엇이 닳았다고 하던데, 뭐라더라?
나: 연골 말씀하시는 겁니까?
할머니: 아! 맞다, 연골.

할아버지: 의사 양반. 내가 가슴이 아파.

나: 가슴 어디가 아픈가예?

할아버지: 여기, 여기가 아파.

(손으로 왼쪽 가슴을 가리킨다.)

나: 거기 허파가 있는데요?

할아버지: 허파말고 그거?

나: 아! 심장 말씀하시는 가요?

할아버지: 그래 심장. 심장이 아파.

나: 어떻게 아픈가예? 한번 말해 보이소.

할아버지: 그냥 콕콕 아파. 그거 갖고 찌르듯이 콕콕 아파.

나: 그거라니예? 못?

할아버지: 아니. 그건 너무 크고.

나: 아! 바늘. 바늘 맞죠?

할아버지: 음, 맞아. 바늘로 찌르듯이.

나: 제가 심장 내과에 의뢰해 드릴게요.

할머니: 의사 양반, 내가 잠이 잘 안 와.

나: 그래요? 저번 달에는 잘 주무신다고 하셨는데, 무슨 마음 상한 일이 있었나요?

할머니: 없어. 그런데 그거 마셔. 손자가 사 와서 그걸 마셔.

나: 인삼이요?

할머니: 손자가 무슨 돈이 있어 인삼을 사 와?

나: 그럼 뭡니까?

할머니: 그거 머더라? 들었는데 까먹었네. 그걸 마시면 속이 시원해. 막힌 게 쑥 내려가.

나: 아! 사이다네, 사이다.

할머니: 아니야, 사이다 아니야.

나: 그럼 뭐지? 할머니, 색깔이 뭡니까?

할머니: 검은 색이야.

나: 아! 콜라네, 콜라.

할머니: 맞아. 콜라, 콜라. 와 그리 쉬운 말이 생각이 안 나지. 콜라, 콜라, 콜라.

나: 할머니, 콜라, 그거 어려운 말이에요. 영어에요.

할머니: 그게 무신 어려운 말이고. 콜라, 콜라, 콜라.

나: 잘 하시네요, 할머니. 콜라 많이 마시면 잠이 안 와요. 그러니 오전에만 마시도록 하세요.

할머니: 그거 안 마시면 속이 답답해서 안 되는데.

그 여자와 그 남자와 함께 살아가는 남자

2개월에 한 번씩 부모와 함께 서울에서 새벽 기차를 타고 오는 한 환자가 있다. 20대 남자로 오랫동안 서울에 있는 한 대학병원에서 치료받던 환자다. 난치성 조현병 환자인데 소문을 듣고 나에게 왔다. 그게 1년 전이다. 나에게 올 때는 약 부작용으로 마치 소금에 절인 배추마냥 눈동자가 풀리고 몸도 축 늘어져 하루 종일 잠만 자던 환자다. 그런 환자가 이제는 집안일도 하고 내 조언을 들어 부모님을 위해 요리도 한다. 내가 유튜브 요리 채널을 몇 개 소개해 줬더니 열심히 따라 한다. 환자에게는 여전히 환청이나 망상이 있지만 그는 내가 조언한 대로 증상들과 함께 살아간다.

그 환자를 처음 보던 날 내가 그에게 말했다.
"지금까지 유명하다는 대학병원에서 여러 번 입원하면서 온갖 약을 다 사용해 보았으니 이제 너의 병은 약으로는 해결할 수가 없다. 대신 생각하는 방식을 바꿔야 한다. 너 귀에 대고 말하는 여자와 함께 살자. 너를 해치려고 하는 사람하고도 함께 살자.

그런 식으로 마음을 바꾸어야 한다. 그 여자와 그 남자를 없애려고 하지 말고 함께 살자. 혼자 사는 것보다는 그들과 함께 사는 것이 외롭지도 않고 좋을 거다."

그리고 약을 지속적으로 낮추면서 그 여자와 그 남자가 괴롭힐 때는 어떻게 대처할지 함께 고민했다. 방에서 혼자 욕설을 퍼붓기도 하고, 샌드백을 치기도 하고, 찬물 샤워를 하기도 하고, 노래를 듣기도 하고, 노래를 부르기도 하고, 뛰기도 하고, 걷기도 하고, 맨손 체조를 하기도 하고, 음식을 먹기도 하고⋯⋯. 별의별 방법을 다 사용했다. 그 덕분인지 약을 줄여도 그들의 기세가 더 심해지지는 않고 현상 유지가 되었다.

오늘 그 환자와 부모님에게 새해 인사를 했다.
"2개월 후에 뵙겠습니다. 내년 새해에는 더 건강하시고 어려운 일이 있더라도 지금처럼 잘 지내십시오."

내 말에 부모가 말한다. "교수님은 우리 애의 생명의 은인이십니다. 우리 애가 준비한 음식을 우리가 먹을 거라고 어디 상상이나 했겠습니까? 모든 것이 교수님 덕분입니다. 오래오래 건강하셔서 우리 애를 잘 보살펴 주십시오."

환자도 말한다. "교수님, 고맙습니다. 내년에는 그 사람들과 더 친하게 잘 지내겠습니다."

이제는 유머도 한다. 여유가 있다는 것이다. 내가 말했다.
"그렇게 말하니 내가 참 고맙네. 그들과 잘 지내려면 몸이 튼튼해야 하니까 신체 건강에 유의하고."

그들은 몇 번이나 고개 숙여 인사하고 진료실을 나갔다. 나는 그가 내년에도 잘 지낼 것이라 확신한다.

코피와 커피

 오늘 갑자기 코피가 쏟아졌다. 오후 진료를 보는데 코 아래로 무언가 흐르기에 콧물인 줄 알았다. 손등으로 씨익 닦으니 피다. 붉은 피다. 살아 있는 증거라며 내가 늘 글로 찬양하던 붉은 피. 그런데 막상 보니 갑자기 힘이 빠진다. 맞은편에 앉아 남편 욕을 하고 있던 50대 여자가 기겁을 한다.
 "아이고! 선생님. 몸부터 챙기셔야죠. 우짜노?"
 그리고 쏜살같이 가방에서 꽃무늬가 새겨진 하얀 손수건을 꺼내 나에게 돌진한다. 내가 크리넥스 티슈로 코를 막으면서 한 팔로 그녀의 공세를 저지했다.
 "아이고! 내가 보약을 해 와야겠네. 우리 선생님, 아프면 우짜노." 그녀가 하도 호들갑을 떠는 바람에 외래 간호사가 무슨 일이 있나 해서 노크한다. 별일 아니라고 하고 손으로 지혈을 하는데 코피의 양이 꽤 된다. 어릴 때 싸움 하다가 코피가 나면 갑자기 힘이 빠지던 생각이 난다.
 와이셔츠에 피가 묻지 않아 다음 환자 진료에 지장이 없다는 게 정말 다행이라는 생각도 든다. 그 여자를 내보내고 잠시 휴식을 취했다. 코피 하나에 이렇게 힘 빠지면 어떡하나 하고 로비에 가서 커피 한 잔 테이크아웃해서 왔다.

"다음 환자분 들여보내 주세요." 간호사에게 말했다. 20대 아가씨가 들어와 앉자마자 내 와이셔츠 앞주머니에 무언가 묻었다고 말한다. 보니 핏자국이다. 내가 천연스럽게 "커피 마시다가 조금 흘렸습니다" 하고 말했다. 누가 봐도 핏자국인데……. 코피나 커피나 그게 그거지.

오늘은 와이셔츠 앞주머니에 묻은 그 자국 때문에 오후 진료가 손쉽게 흘러간다. 들어오는 환자마다 핏자국을 보고는 앉았다가 그냥 말없이 일어난다. 내가 몹시 피곤해 보였나 보다. 영화 〈킬링 디어〉에서 보이는 죄의식의 전염 같다. 좋은 현상이다. 앞으로는 가끔 와이셔츠에 토마토케첩 자국을 내고 진료를 해야겠다.

결정을 못하겠어요

 다른 정신과의원에서 1년째 치료받고 있는 한 30대 여자가 나를 찾아왔다. 진료 의뢰서에는 강박장애로 추정되며 환자 본인이 큰 병원에서 치료받기를 원해 의뢰한다고 되어 있다.

 "어디가 불편하신지요?" 내가 묻자 여자가 기다렸다는 듯이 괴로움을 호소한다.
 "이것을 하려고 하면 저것을 해야 할 것 같고, 저것을 하려고 하면 이것을 해야 할 것 같고. 미치겠어요. 그래서 왔어요."
 "언제부터 그랬습니까?"
 "한 2년 되었어요. 처음에는 그런대로 견뎠는데 1년 전부터는 많이 불편해서 근처 정신과에 갔습니다."
 "진료 의뢰서에는 지난 1년 동안 치료를 받았다고 적혀 있는데 오늘 여기는 왜 오셨는지요?"
 "그쪽에서는 제가 괴롭다고 할 때마다 자꾸 약 용량을 올리는 바람에 그 약을 먹고 생활하기가 힘들어서요. 한번 보실래요?"
 그녀가 가방을 열어 현재 복용하고 있는 약을 보여준다. 약

개수가 아침에 6알 저녁에 10알이다. 그렇지만 강박장애는 치료하기가 힘든 병이기에 환자 말만 듣고 섣불리 처방이 지나치다고 판단할 수는 없다.

"알겠습니다. 그렇다면 좀 전에 이것을 하려고 하면 저것을 해야 할 것 같고 저것을 하려고 하면 이것을 해야 할 것 같다고 했는데, 이것과 저것이 무엇인지 구체적으로 말씀해 주시겠습니까?"

"음, 예를 들면, 시장에 갔는데 채소를 사고 돌아서면 생선을 샀어야 했는데 하는 생각이 들고, 백화점에 가면 이 옷을 살까 저 옷을 살까 결정을 못하고."

"또 생각나는 일이 있으면 말해 보시지요."

"얼마 전에 어디 가야 하는데 버스를 탈까 택시를 탈까 지하철을 탈까 생각하다가 결국 약속 시간에 늦었어요."

"결정을 못하는 거군요."

"맞습니다. 그런데 머릿속에는 생각이 많아요."

"지난 2년 동안 결정을 하지 못해 위험에 처한 적이 있습니까?"

"위험이라뇨?"

"그러니까 몸이 아파 병원에 가야 하는데 가야 하나 말아야 하나 결정을 하지 못한다거나, 아니면 웃기는 말이지만 앞에 차가 오는데 피해야 하나 말아야 하나 결정을 하지 못해 가만히 있는다거나."

"에이, 그런 말이 어디 있어요?" 여자가 피식 웃는다.

"그렇다면 그냥 그 불편함을 안고 살아가십시오."

"안고 살아가다니요?"

"좀 전에 이렇게 말했지요? 시장에 가서 채소를 샀는데 돌아서니까 생선을 샀어야 했다는 생각이 들었다고요. 그러면 다시 시장에 가서 생선을 사면 됩니다.

그리고 백화점에서 이 옷을 살까 저 옷을 살까 결정이 안 된다고 했는데 그런 경우 형편이 되면 두 옷을 다 사고 형편이 안 되면 아무 옷도 사지 않으면 됩니다.

그리고 버스를 탈까 택시를 탈까 지하철을 탈까 결정을 못하겠다고 하셨는데 그때는 버스도 타고 지하철도 타고 택시도 타면 되지요.

무엇을 선택해야 한다는 생각이 들면 선택하지 말고 다 하도록 해 보십시오." 내 말에 여자가 웃는다.

"채소 하나만 사는 것보다는 채소와 생선을 다 사서 먹는 게 좋고, 옷을 하나 사는 것보다는 두 벌 사는 게 좋고, 버스와 지하철과 택시 중 하나를 타는 것보다는 지상도 보고 지하도 보고 그게 더 좋지요. 직장 다닙니까?"

"아니에요. 전업주부입니다."

"그럼 시간에 쫓기는 일도 적을 테니 제가 말한 대로 마음을 그렇게 먹어 보십시오. 집에 가서 제가 한 말을 곰곰이 생각해 보십시오. 그리고 제 생각에 현재 복용하고 있는 약은 용량이 많기 때문에 일단 조금씩 줄여 나가는 게 좋을 듯 싶습니다. 약 줄이는 것은 제가 도와드릴 수 있습니다."

"알겠습니다. 교수님이 말한 대로 한번 시도해 보겠습니다."

그 여자가 처음 나를 찾아온 지가 벌써 1년이 되어간다. 오늘 그녀에게 자기 전에 두 알을 복용하라고 처방하고는 이제 더 이상 오지 않아도 된다고 했다.

그 여자 상태는? 당연히 좋아졌다. 여러 생각이 날 때마다 걸으라고 한 나의 조언도 많은 도움이 되었다고 한다. 그래서 그 여자는 늘 운동화를 신고 외래에 온다.

내가 이 사례를 기록하는 이유는 단 하나이다. 모든 것을 증상으로 본다면 모든 사람이 다 정신과 환자가 된다는 점을 강조하고 싶어서다. 약을 너무 믿지 마라. 약이 많은 도움을 주는 것은 사실이지만 모든 것을 해결해 주지는 않는다. 대신 자신의 마음을 관찰하라. 마음속의 생각이 어떻게 흐르는지 늘 지켜보라. 그것이 삶을 현명하게 살아가는 한 가지 방법이다.

긍정의 힘

70대 노모와 함께 생활하는 만성 조현병을 앓고 있는 40대 환자가 있다. 그는 여러 가지 약을 사용해도 증상이 잘 조절되지 않는 난치성 환자다.

이런 경우는 증상을 없애려고 많은 약을 투여하기보다는 생활하는데 큰 지장이 없을 정도의 약만 투여하고 대신 그 증상을 안고 살아가는 방법을 가르치는 편이 훨씬 현명하다. 수술은 성공했는데 환자는 죽어버리는 우를 범하지 않기 위해서다.

이 환자 경우에는 〈입원하지 않고 집에서 지내려면 난폭한 행동을 하면 안 된다〉는 규칙 한 가지만 요구하고 나머지는 다 허용해 주었다. 그러다 보니 노모의 표현을 빌면 〈시도 때도 없이 말도 안 되는 말을 씨부리며 지랄한다〉고 한다. 그 환자와 함께 사는 노모는 정말 고통스러울 것이다. 40대 중반의 아들이 사람 구실도 못하고 식사와 빨래 등 모든 것을 챙겨 주어야 한다면서 노모는 살아도 사는 것이 아니라고 한다.

그럼에도 불구하고 5주마다 한 번씩 아들과 함께 외래를 방문하는 노모의 얼굴은 항상 밝고 태도는 씩씩하다. 그래서 내가 물었다.

"어무이요, 어무이는 언제나 표정이 밝으신데 제 만날 때만 그런가요, 아니면 평소에도 그러신가요?"

"내 표정이 어때서?"

"밝은 표정이 좋다는 말입니다. 아드님하고 살면 속상할 일이 많을 텐데도 늘 표정이 밝으시니 비결이 궁금해서 묻는 겁니다."

"내가 복이 많아서 그래. 아들놈이 늘 씨부리고 지랄하는 바람에 내 곁에 붙어있지, 사람 구실하면 벌써 내 곁을 떠났을끼라. 그래도 내 죽는 날까지 이놈하고 같이 지낼 수 있는 이게 복이 아니면 뭐겠노?"

"어무이요. 오늘 좋은 것을 배웠심더. 잘 가이소."

"아무것도 모르는 내한테 배울 게 뭐가 있다꼬? 마음에 없는 소리 하지 말고 다음에 봄세."

똑같은 상황을 경험해도 어떤 사람은 현실을 저주하는 반면 어떤 사람은 현실을 받아들이고 그 속에서 감사할 거리를 찾아낸다. 그러한 차이가 바로 행복과 불행을 결정짓는 요인이다. 환자로부터 삶의 의미를 깨닫고 그 보호자로부터 지혜를 얻는 나는 정말로 행복한 사람이다.

어머니의 눈물은 언제나 나를 무장 해제시킨다

오늘 외래 진료 중에 입원해 있는 한 환자의 어머니가 진료실에 들어왔다. 그녀는 자리에 앉더니 아무 말 없이 눈물을 흘리기 시작했다. 처음에는 조용히 눈물을 훔치더니 결국엔 감정을 주체하지 못해 어깨를 들썩이며 울기 시작했다. 자식을 향한 어머니의 눈물. 내가 할 수 있는 일은 그냥 가만히 기다리는 것뿐이다.

"우리 애가 낫겠지요, 선생님. 제발 우리 애를 낫게 해 주세요." 그 말을 다짐이라도 하듯이 여러 번 반복하고 그 어머니는 병실을 나갔다. 몇 분 안되는 순간이었지만 나에게는 정말로 길게 느껴진 시간이었다.

"당연히 낫지요. 모친께서 그토록 염려하시는데요." 그 어머니는 이 말을 듣고 싶었겠지만 나는 말하지 못했다. 하고 싶은 말이었지만 입안에서 맴돌 뿐 입 밖으로 나오지 않았다. 장담하기 어려운, 만만치 않은 병을 앓고 있기 때문이다.

어머니의 눈물은 언제나 내 마음을 아프게 한다. 나를 무장 해제시킨다.

역류 상태의 부부들

역류backdraft라는 단어가 있다. 사전적 의미로는 물이 거슬러 흐르는 것을 말하지만 화재 현장에서 사용될 때는 그 의미가 다르다. 밀폐된 공간에서 화재가 발생하면 연소가 진행되어 산소가 부족해지고 그런 상황에서는 불꽃은 없고 연기만 나면서 타들어 가는 불완전 연소 상태를 유지하게 된다. 이때 갑자기 문이 열려 외부 공기가 유입되면 불길이 폭발적으로 번지는데 그런 현상을 역류라고 한다. 〈분노의 역류Backdraft〉라는 영화가 그것을 실감나게 보여준다.

역류 직전 상태에 있는 것 같은 부부들을 외래에서 자주 본다. 겉으로 보기에는 별 문제가 없어 보이지만 속에는 머리 끝까지 배우자에 대한 분노로 가득 차 조금 건드리기만 해도 즉각 뚜껑이 열릴 준비가 되어 있는 사람들이다. 오랜 시간 가부장적인 남편과 함께 살면서 묵묵히 자녀를 키우며 버텨온 50~60대 여성들이 주로 그렇다. 경제적으로 남편에게 의존하다 보니 참고 또 참고 그래서 어느덧 가슴속에 산소가 거의 소모되고 없지만 어떤 계기로 산소가 공급되기만 하면 언제든지 폭발할 수 있는 그런 상태에 있는 사람들이다.

이런 부부들을 만나 대화를 나눠 보면 몇 가지 특징을 발견할 수 있는데 특히 부부간의 대화 방식에 문제를 보인다. 구체적으로 말하기와 듣기에 문제가 있다.

말하기와 듣기는 갈등을 해결하는 좋은 수단도 되지만 동시에 상대의 갈등을 불러 일으키는 원인이기도 하다. 듣기보다는 말하기가 그런 공격성을 더 많이 가지고 있다. 부부는 어떤 인간 관계보다 심리적으로 가깝기 때문에 다른 사람이 할 때는 별로 상처가 되지 않는 말도 배우자가 하면 가슴에서 피가 철철 흐르게 된다.

어떤 말이 배우자에게 상처를 주는가? 말의 내용이 중요한 것 같지만 말하기에서는 말의 내용what보다 말하는 방식how이 훨씬 더 중요하다. 가장 문제가 되는 것은 비난하고 방어하고 경멸하는 말투다. 말하기보다는 덜하지만 듣기도 아주 중요하다. 공감까지는 못하더라도 상대방이 말하면 일단 경청하고 그 중에 작은 부분 하나쯤은 수긍해 줘야 한다.

역류 직전의 부부는 불완전 연소 상태에 머물러 있기 때문에 외부의 조그마한 충격에도 쉽게 불길이 타오른다. 경제적인 어려움에 직면하거나, 몸이 아프거나, 자식이 애를 먹이거나, 시댁이나 친정에 문제가 생기는 등의 살아가면서 겪을 수 있는 소소한 일들도 역류 상태의 부부들에게는 엄청난 산소를 공급하는 것과 같은 역할을 한다.

관계가 건강한 부부들은 어려움이 닥치면 서로를 격려하고 의지하며 함께 극복해 나감으로써 그 관계가 더 굳건해지지만, 역류 직전에 있는 부부들은 어려운 일이 생기면 서로를 더 비난하고 더 방어적으로 대하고 더 경멸하면서 결국에는 완전히 등을 돌리게 된다.

"애들 클 때까지만 참자고 무수히 다짐했지요."

"헤어지더라도 최대한 많은 고통을 주고 헤어지고 싶어요."

"저 인간을 만난 이후로 내 인생은 꼬이기 시작했어요."

황혼 이혼을 부추기는 변호사들 역시 산소를 공급하는 역할을 한다.

"뜯어낼 수 있는 대로 다 뜯어내겠습니다. 저희만 믿으세요."

주위 친구들과 자녀들도 충분한 산소를 공급한다.

"혼자 사는 게 훨씬 편해. 뭐 하러 지금까지 수발하고 살아."

"어머니가 그토록 고통스럽다면 저희는 이혼에 찬성합니다."

그러나 내 생각은 이렇다. 배우자가 폭력적인 행동을 하지 않는다면 연민의 눈으로 바라보면서 함께 살면서도 각자 살아가길 권한다. 나이 들면 가부장적이던 남편도 대부분 수그러들어 아내의 눈치를 보게 된다. 그런 점에서 황혼 이혼은 과거 행동에 대한 현재의 복수일 뿐이다. 복수한다고 가슴이 후련해지기만 하는 것은 아니다.

복수는 또 다른 복수를 낳는다. 가슴 속에 없어진 산소는 다른 방법으로 채워 넣어야 한다. 늦었지만 부부가 함께 대화하는 법을 배우는 것도 한 가지 방법이다. 말하기와 듣기는 몸을 덮고 있는 피부와 같아서 스스로는 무엇이 문제인지 알아차리기 어렵다. 배우자의 사소한 배려에도 고마워하고 끊임없이 그것을 표현하는 태도를 몸에 익히는 것이 제일 좋은 해결책이다.

수십 년 동안 함께 살다 보면 부부 관계도 노후화되어 리모델링이 필요하다. 녹이 슬고 부식된 다리는 녹을 긁어내고 페인트를 새로 칠해 수리하듯이 오래된 부부 관계도 새로운 관계로 수리해야 한다. 부부 관계에서는 다이아몬드 반지 한 개보다는 풀잎 반지 백 개가 훨씬 낫다. 매일 풀잎 반지 하나를 만들어 손에 끼워 준다는 생각으로 배우자를 대한다면 많은 문제가 해결되지 않을까 하고 생각해 본다.

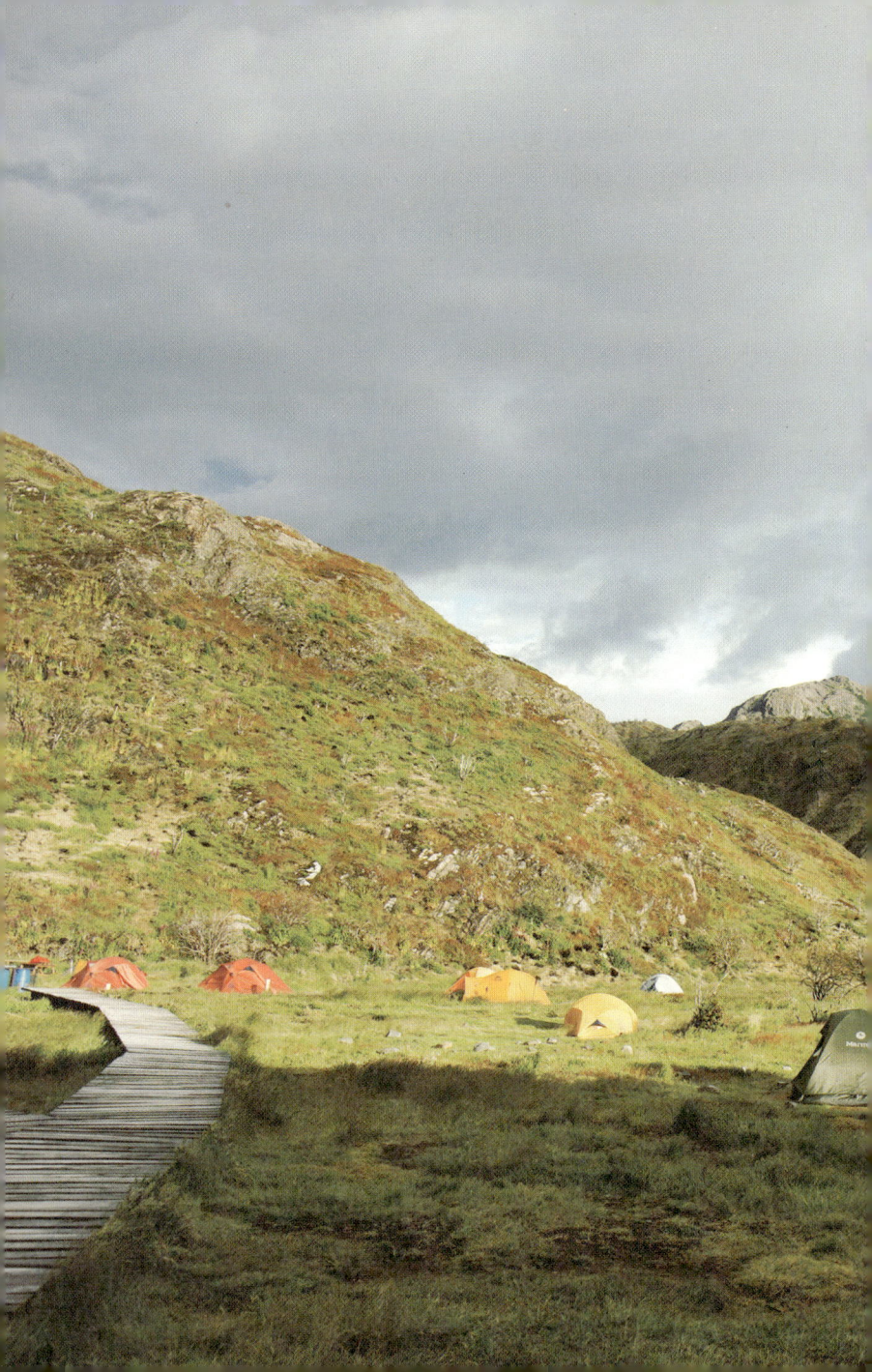

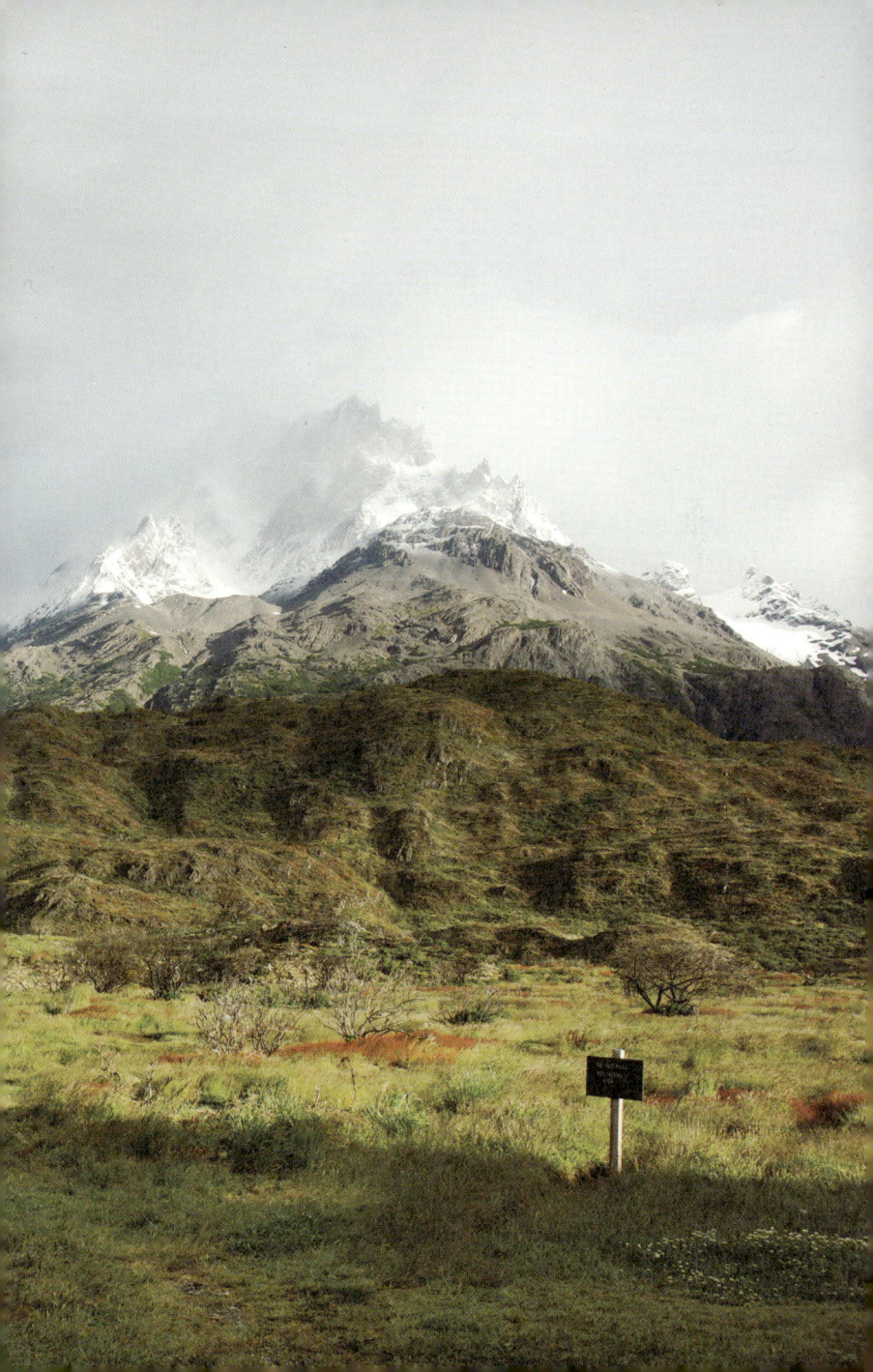

수집광

40대 중반으로 보이는 여성이 남편 손에 이끌려 진료실에 들어온다. 어떻게 오셨냐고 묻자 남편은 대답 대신 자신의 휴대 전화에 저장되어 있는 사진을 보여 준다. 발 디딜 틈도 없이 잡동사니로 가득 찬 방과 거실 사진이다.

"미치겠습니다. 아무리 생각해도 이 사람은 제정신이 아닙니다. 온갖 물건을 방 안에 쌓아두다 보니 식구들이 움직이기도 어렵습니다. 쓰지 않는 물건은 버리라고 아무리 사정을 해도 듣지 않습니다. 이것 보십시오. 신문, 잡지, 헌 옷, 가방, 이거 모두 결혼할 때부터 하나도 버리지 않은 겁니다. 아무짝에도 쓸모 없는데 도대체 왜 보관하는지 도무지 이해가 안됩니다."

남편은 그동안 참았던 고통을 토해내듯 말을 쏟아 낸다. 여자는 고개 숙인 채 아무 대꾸 없이 듣고만 있다.

"방금 남편분이 한 말이 사실인가요?" 내가 그녀에게 물었다.
"맞는 것도 있고 아닌 것도 있습니다." 여자는 담담한 어투로 대답했다.

"어떤 부분이 맞고 어떤 부분이 틀리는지요?"

"버리지 못한다는 말은 맞지만 쓸모없는 물건이라는 말은 틀린 말입니다. 당장은 그래 보여도 언젠가는 유용하게 쓰일 수 있습니다."

"신문이나 잡지를 계속 모아 둔다고 하던데 그것은 어떤 식으로 유용하게 쓰일 수 있는지요?"

"신문이나 잡지에는 생활하는 데 도움이 되는 지식이나 정보가 많습니다."

"도움이 되는 부분만을 잘라 스크랩하는 것은 어떻습니까?"

"어느 부분을 선택하고 버려야 하는지 결정을 내리기가 어렵습니다."

"입지도 않는 옷은 왜 모아 둡니까? 찢어진 속옷까지 말입니다."

"제가 입었던 옷은 제 몸의 일부분이고 남편 것은 남편의 일부분이라 버릴 수가 없습니다. 그 옷들에도 나름대로 사연이 있습니다."

"집 안이 너무 어질러져 식구들이 움직이기도 어렵다고 하던데 그렇게까지 모아야 할 이유가 있습니까?"

"제가 정리를 잘하지 못해서 그렇습니다."

그녀의 정신과적 진단명은 수집광hoarding disorder이다. 강박장애의 하나로 실제 가치와 상관없이 불필요해 보이는 물건도 버리지 못한다.

언젠가는 유용하게 쓰일 것이라는 믿음과 미래에 대한 불안 때문에 버리지 못하는 병이다. 물건에 대한 감정적 애착까지 일어나 더더욱 버리지 못한다.

   그 결과 물건을 소유하는 것이 수단이 아니라 목적이 되어버린다. 집의 주인이 사람이 아니라 물건이 된 꼴이다.

   수집광은 극단적인 경우지만 보통 사람도 어느 정도 물건을 모으고 싶은 욕망이 있다. 미래에 대한 불안 때문이다. 필요한 물건을 미리 준비해 두는 것은 좋은 일이다. 문제는 그 필요하다는 기준이 날이 갈수록 확장된다는 점이다. 필요해서 물건을 산다는 식으로 내면의 욕망을 합리화하면서 사람들은 꼭 필요한 물건이 아닌데도 끊임없이 사 모은다.

   왜 사람들은 물건을 사는 데 집착할까? 물건을 통해 다른 사람과의 차이를 보여주고 싶기 때문이다. 내가 다른 사람과 다르다는 것을 인정받고 싶기 때문이다. 눈에 보이는 물건을 통해서 자신이 특별한 사람이라는 것을 보여 주고 싶은 것이다.

   물론 깊은 대화를 오랫동안 나누면 상대방이 어떤 사람인지 알 수 있지만 만나는 사람마다 모두 그렇게 알기는 어렵다. 그래서 물건으로 자신을 치장하는 것이다.

   비싼 차를 몰고 비싼 옷을 입으면 돈이 많은 사람으로, 책이 많으면 독서를 즐기는 교양 있는 사람으로, 예술 작품이 많으면 예술적 소양이 있는 사람으로 보일 거라고 생각하기 때문이다.

   결국 우리는 그가 가진 '무엇'을 통해 그 사람의 내면을 추측한다. 말이나 글 또는 사회적 지위도 그가 가진 '무엇'이다. 그 '무엇'을 통해 자신이 하찮은 인간이 아니라는 사실을 보여 주고 자신의 가치를 인정받고 싶은 것이다. 그렇다. 사람들이 물건을 모으는 이유는 다른 사람에게 보여 주기 위한 것이다. 타인에게 보여 주고 인정받기 위해 사람들은 필사적으로 물건을 사 모은다. 그 행동의 이면에는 나를 인정해 달라는, 인정받고 싶다는 필사적인 욕망이 내재되어 있다. 그 욕망이 병적으로 나타난 것이 바로 수집광이다.

그러나 기억해야 할 점이 있다. 물건으로 자신을 포장하려고 하면 할수록 자신의 가치는 그 물건들에 파묻힌다는 것이다. 보석으로 온 몸을 치장해 본들 자신이 보석같은 존재는 되지 않는다. 불필요한 것은 소유하지 않는 삶, 그런 삶을 사는 사람은 아름다운 사람이고, 그런 아름다운 사람을 알아보는 안목을 지닌 사람은 삶을 헛산 게 아니다.

돌과 돌이 부딪칠 때

 부부 문제로 외래를 찾는 사람들을 보면 공통점이 있다. 바로 돌과 돌이 부딪치는 양상을 보인다는 점이다. 돌과 돌이 부딪치면 어떤 일이 일어날까? 궁금하면 돌을 하나 들고 다른 돌에 던져 보라. 탁 소리가 나면서 다른 곳으로 튕길 것이다. 아주 세게 던지면 돌끼리 부딪칠 때 불꽃이 날 수도 있다.

 반면 돌과 흙이 부딪칠 때는 어떤 소리가 날까? 상상이 되지 않으면 돌을 들고 흙더미에 던져 보라. 툭, 둔탁한 소리가 나지만 돌이 다른 곳으로 튕기기보다는 그 자리에 머물러 있을 가능성이 크다. 아주 세게 돌을 흙에 던지면 돌은 튀기보다 무조건 흙더미에 박히게 된다.

 부부 갈등으로 외래를 찾는 분들에게는 먼저 이 두 가지 양상, 즉 돌과 돌이 부딪칠 때와 돌과 흙이 부딪칠 때의 양상을 머릿속으로 떠올리게 한다. 그리고 그들과 대화를 시작한다.

 아내가 남편에게 "오늘도 술 마시고 늦게 오네"라고 말한다. 비난, 불평, 지적, 화내는 말은 모두 상대방의 가슴에 돌을 던지는 행위다. 이때 남편이 "내가 늦게 온 날이 얼마나 되는데?"라며 맞받아쳤다고 하자. 맞받아치거나 반격하거나 따지거나 하는 말 역시 상대방의 가슴에 돌을 던지는 행위다. 돌과 돌이 부딪쳐 싸움의 불꽃이 일어난다.

아내가 남편에게 "오늘도 술 마시고 늦게 오네"라고 말했을 때 남편이 "그렇제? 오늘 술 마시고 늦게 와서 미안해"라고 말한다면 이런 남편의 말은 흙이 되는 반응이다.

아내가 "미안하다고 말만 하면 다냐? 실천을 해야지"라고 다시 돌을 던져도, 남편이 "앞으로 노력할게. 오늘 늦게 와서 미안해" 하는 흙의 반응을 보이면 부부 싸움은 더 이상 진행되지 않는다.

물론 아내가 "이 인간은 말만 미안하다고 하네"라며 다시 돌을 던질 수도 있다. 그럴 때도 반박하거나 방어적이 되지 말고 흙의 반응을 보이면 싸움은 일어나지 않는다.

싸움이 시작되는 가장 흔한 반응은 아내가 돌을 던졌을 때 남편이 방어하는 경우다. "당신도 그렇지 않나?"라고 남편이 반박하는 순간 아내는 그 방어벽을 뚫기 위해 더 큰 돌을 던진다.

한 사람이 공격할 때 방어적이 되거나 아예 등을 돌리는 말이나 (또 그 소리가? 그만하자. 말해봤자 서로에게 아무 도움이 되지 않는다) 조롱하는 말 (아이고 참 잘 났다)은 상대방이 바위를 던지도록 자초하는 어리석은 반응이다.

그래서 배우자의 말이 거슬릴 때는 조건 반사적으로 반응하지 말고 '아! 나에게 돌을 던지고 있구나. 그런데 저 돌은 나랑 상관없이 그냥 저 사람 기분이 그래서 던지는 거야. 실제로 나에게 던지는 것은 아니야'라고 생각하면서 자신이 흙이 되어 그 돌을 품는 상상을 해야 한다. 그렇게 하다 보면 '오죽 답답해서 저렇게 돌을 던지겠나?' 하는 연민의 정이 싹트게 된다.

부부 사이는 가장 쉽게 상처를 주고 받는 사이다. 남편이나 아내가 나를 가장 잘 알고 나와 가장 가까운 사람이라고 생각하고 있기 때문이다. 그리고 가까운 사람에게 받은 상처는 잘 아물지도 않고 아문 후에도 쉽게 덧난다. 그러니 배우자가 돌을 던질 때 흙이 되는 연습을 부단히 하는 것이 좋은 부부 관계를 유지하는 데 큰 도움이 된다.

배우자가 돌을 세게 던져도 자신이 흙이 되어 계속 받아주다 보면 어느 날 그 돌도 부식되어 흙이 된다. 그러면 서로 부딪힐 일도 없고 그저 흙과 흙이 뒤섞이게 된다. 내가 갈등을 보이는 부부들을 지켜보면서 얻은 결론은 이것이다. 〈그냥 흙이 되자.〉

립스틱 짙게 바르고

한 30대 초반 여자가 외래를 찾아왔다. 눈이 맑고 하얀 얼굴에 투피스 차림이 잘 어울린다. 어떻게 오셨느냐고 물어도 말하기를 주저한다. 잠시 침묵이 흐른 후에 그녀가 입을 연다. 이야기 요지는 이렇다.

한 남자를 사랑한다. 그런데 그 남자는 유부남이다. 이루어질 수 없는 사랑인 줄 알지만 그 남자를 너무 너무 사랑한다. 그렇지만 죄책감 때문에 너무 너무 괴롭다.

그녀는 〈너무〉라는 단어를 〈사랑한다〉에서 두 번 반복하였고 〈괴롭다〉에서도 두 번 반복하였다. 사랑과 고통의 깊이가 같으며 그 두 감정이 서로 팽팽히 맞서고 있음을 드러내고 있었다.

"어떻게 할까요? 아니 어떻게 하는 게 좋습니까?" 그녀가 나에게 묻는다. 이런 경우 내가 할 수 있는 말은 "어떻게 하고 싶습니까?" 하고 그녀에게 되묻는 것 뿐이다. 그러면 그녀가 할 말도 뻔하다. "그걸 모르니까 찾아오지 않았습니까?" 그러면 나의 대답도 뻔하다. "당신이 모르는데 내가 어떻게 압니까?"

답이 없는 물음에는 이런 돌고 도는 대화가 진행된다.

여자가 말한다. "아무래도 헤어져야겠어요. 그게 최선인 것 같아요." 그러면서 나에게 묻는다. "헤어지면서 마지막으로 그에게 뭐라고 말하면 되겠습니까?"

그때 내가 이렇게 말했다.

"가수 임주리 씨의 〈립스틱 짙게 바르고〉라는 노래가 있습니다. 그 노래를 반복해 부르면서 가사를 음미해 보십시오. 그 노랫말에 답이 있을 겁니다. 특히 〈마지막 선물 잊어 주리라〉라는 노랫말에 집중하시길 바랍니다."

여자가 갑자기 실소를 터트린다. 그리고 웃음 띤 얼굴로 나를 쳐다본다. 그녀의 눈은 당신 정말 정신과 의사가 맞냐고 묻고 있었다. 나 역시 미소 띤 얼굴로 그녀의 눈길을 받아들이며 말했다. "우습게 들리겠지만 일단 제가 말한 대로 한번 해 보시죠. 꽤 효과가 좋았던 처방입니다."

유부남을 사랑한다는 그 여자는 임주리 씨의 〈립스틱 짙게 바르고〉를 정말 부를까? 그리고 〈마지막 선물 잊어 주리라〉라는 노랫말의 의미를 음미해 볼까? 그리고 헤어지려는 남자에게 자기가 느낀 바를 말해 줄까? 과거를 망각하여야 현재를 받아들이게 되고 그래야 행복하게 된다는 사실을 그녀는 알게 될까? 떡 본 김에 제사 지낸다고 나도 한번 그 노래를 불러 봐야겠다.

나를 가르치는 선생님

한 20대 남자가 불안하다며 외래를 방문했다.
"왜 불안합니까?" 내가 물었다.
"그냥 불안해요."
"그냥 불안하다? 불안하기 전에 떠오르는 생각 같은 건 없습니까?"
"없어요. 그냥 불안해요."
"정말 아무 생각이 없습니까? 그렇다면 지금은 어떤 생각을 합니까?"
"있기는 한데 그것 때문에 불안하지는 않은데요."
"그게 뭡니까?"
"제 손이 더러운 것 같아서. 불안하기보다는 찝찝해요."
"손이 왜 더러운 것 같습니까?"
"버스 타고 오면서 손잡이를 잡았거든요."
"그러면 손을 씻으면 되지 않습니까?"
"손을 씻었는데도 찝찝합니다. 제가 위생 청결에 신경을 많이 쓰거든요."

"그건 좋은 점이지요. 그런데 손을 씻고 나서도 손이 더럽다는 생각이 자꾸 드는 것은 실제 손이 더러운 게 아니라 더럽다고 생각하는 것이 아닐까요?"

그는 더 이상 말을 하지 않았다. 그냥 가만히 고개만 숙이고 있었다.

"지금 마음속에 떠오르는 생각을 말해 주면 고맙겠습니다. 저는 도와주고 싶습니다."

"사실은, 사실은······." 그가 주저한다.

"말씀하십시오. 그러면 마음이 훨씬 편해질 것입니다. 말을 해야 불안이 줄어듭니다." 내가 재촉했다.

"사실은 여자의······. 거기에 제 손을 넣어 여자가 고통스러워하는 모습을 보고 싶습니다. '잘못했어요' '살려주세요' 하며 싹싹 비는 여자의 얼굴을 보고 싶습니다. 계속 그 생각이 떠오르는데 얼굴은 떠오르지가 않습니다. 너무 괴롭습니다."

그가 힘들게 말을 꺼낸다.

"누구 얼굴일 것 같습니까?"

"모르겠습니다. 더 묻지 마십시오."

"더 묻지 말라는 건 누구 얼굴인지 알고 있지만 말하고 싶지 않다는 뜻이지요?"

"씨팔, 그런 말까지 해야 돼? 당신이 뭔데 나에게 이러니저러니 하는 거야. 씨팔."

갑자기 그가 욕을 하며 격한 반응을 보인다.

"제 말에 화가 많이 났군요. 미안합니다. 저는 그냥 물어본 거고 말하기 싫으면 하지 않아도 됩니다. 말하기 힘들어도, 하고 나면 마음이 오히려 편해질 겁니다."

"씨팔, 정신과 의사면 다가?" 그가 다시 욕을 해 댄다.
"그래도 욕만 하고 행동을 자제해 주어 고맙습니다."
"X 같은 소리하고 있네." 그가 거칠게 문을 열고 나가 버린다.

기분이 몹시 안 좋았다. 외래를 마치고 나는 내가 무엇을 잘못했는지 면담 내용을 다시 떠올려 본다. 너무 성급했나? 너무 몰아붙였나? 이런 경험이 나에게 큰 도움이 된다. 면담과 치료에 실패한 환자가 바로 나를 가르치는 선생님이다.

나는 정말로 살아 있는 걸까

외래 진료실을 나왔다. 화창한 봄날이다. 막상 나왔지만 갈 곳이 없다. 연락할 친구도 없고 막막하다. 문득 갈 곳이 병원과 집뿐이라는 생각이 든다. 서럽다. 어떻게 하다가 내가 이렇게 되었을까? 대학에 입학할 때만 해도 나는 세상 모든 것을 다 가졌다고 생각했는데 어떻게 이렇게 되었을까? 이유를 모르겠다.

오전에 어머니와 함께 병원에 갔을 때 의사 선생님 앞에서 싸운 일이 떠오른다.

"집에서 하루를 어떻게 보내는가요?" 의사 선생님이 내게 물었다. 내가 말하기도 전에 어머니가 내 말을 가로챘다.

"선생님, 말도 하지 마십시오. 하루 종일 하는 짓이라곤 밥 먹고 약 먹고 자는 것뿐입니다. 어떻게 매일 매일 그렇게 보낼 수 있는지 아무리 이해하려고 해도 이해가 안됩니다. 사지가 멀쩡한 놈이 종일 집에서 빈둥거리고만 있고, 밖에 나가면 누가 잡아먹기라도 합니까?"

맞는 말이다. 나는 대부분의 시간을 하루 종일 집에서 보낸다.

밖에 나가도 딱히 할 일이 없기 때문이다. 그래서 화를 냈다.
"어머니, 저 같은 놈이 살 이유가 있습니까? 사는 것이 괴롭습니다. 약 먹고, 자고, 또 약 먹고, 또 자고, 그리고 재발되면 입원하고, 집에서는 눈치가 보이고, 차라리 죽는 게 낫다는 생각이 듭니다. 그러니 어머니, 저 좀 죽여 주십시오."
어머니는 울기 시작한다. 가슴이 답답하다. 의사 선생님은 아무 말도 없이 진료 기록지에 기록만 한다. 그리고는 다른 데를 쳐다본다. 할 말이 없으니, 시간이 많이 지났으니 나가라는 신호를 보내는 것이다. 계속 눈물을 보이는 어머니를 뒤로 한 채 진료실을 나왔다.

목적지도 없이 그냥 걸으면서 생각한다. 나는 조현병을 앓고 있다. 친구도 없고, 직장도 없고, 애인도 없고 아무 것도 없다. 그런데도 담당의사는 증상이 없어졌다며 좋아졌다고 한다. 나는 정말로 좋아졌는가? 의사는 약만 잘 먹으면 된다고 한다. 술이나 담배는 안 된다고 한다. 그래서 나의 하루 일과는 항상 밥 먹고, 약 먹고, 자고, 또 밥 먹고, 약 먹고, 자는 것으로 반복된다. 나는 정말로 살아 있는 걸까?

어느 날 담당의사에게 사는 게 허무하다고 했더니 자살할 생각이 있느냐고 물었고 그렇다고 했더니 약을 좀 더 첨가해 준다. 항우울제라고, 먹으면 곧 좋아질 거라고 하면서 말이다. 나는 정말로 살아 있는 걸까?

뭐시 중헌디

 오늘 오전에 조현병을 앓고 있는 한 환자의 어머니가 나에게 이렇게 말한다.
 "선생님, 뭐시 중하겠습니까? 같은 공간에서 같이 숨 쉬고 같이 밥 먹고 그게 나에게는 제일 중합니다. 나는 그게 제일 행복합니다. 이 아이가 결혼을 못해도 좋고 직장을 못 구해도 좋습니다. 이전에 우리 애가 입원했을 때 보였던 모습을 생각하면 지금은 정말로 많이 좋아졌습니다. 내가 얼마나 행복한지 모르겠습니다. 내가 죽을 때까지 돌볼 수 있으니 조금도 걱정하지 말라고 오늘 아침에도 우리 애한테 단단히 일러 놨습니다. 뭐시 중하겠습니까?"
 "제가 모친에게 배우는 점이 한 두가지가 아닙니다. 늘 건강하십시오."
 "선생님도 건강해야 우리 애를 돌볼 수 있지요. 약주 많이 잡숫지 말고."
 "알겠습니다. 신경 쓰겠습니다, 어머니."

이 환자의 나이는 55세고 그의 어머니는 83세다. 어머니 눈에 아들은 언제나 우리 애에 불과하다.

용서는 하지만 잊지는 않겠다

우울증으로 외래를 방문한 적이 있는 한 50대 여자 환자의 남편이 따로 접수를 해서 나를 찾아왔다. 처음에는 내가 치료한 환자의 남편인 줄 몰랐다. 그가 말한다.

"퇴근 시간만 되면 가슴이 답답하고 집에 들어가기가 싫고 아내를 보면 화가 납니다."

"부부 사이에 무슨 일이 있었습니까?" 내가 묻자 그가 고개를 떨군다.

"제가 잘못했지요. 외도를 하는 바람에 가족 모두에게 상처를 주었습니다."

"부인이 아직도 화가 많이 나 있는 모양이군요. 집에 들어가기도 싫고 부인을 보면 화가 난다고 하니 말입니다."

"아닙니다. 집사람은 저를 용서했습니다. 용서한다고 분명히 말했습니다."

"그래요? 부인이 외도를 용서한다고 했는데 왜 부인을 보면 화가 납니까? 이해가 안 되는군요. 오히려 미안한 마음이 들 것 같은데요?" 내가 물었다.

"그게, 그게, 저도 잘 모르겠습니다. 아내는 분명히 저에게 저의 외도를 용서한다고 했습니다. 그런데도 저는 이상하게 기분이 안 좋습니다. 안 좋다기보다 자꾸 화가 납니다. 그래서 찾아왔습니다. 사실은 제 아내도 저 때문에 충격을 받아 몇 개월 전에 교수님을 찾아왔다고 합니다. 지금도 치료받고 있는지는 모르지만. 이름은 ○○○입니다."

"그래요? 기억이 잘 나지 않는군요. 제가 부인과 어떤 대화를 나누었는지 일단 부인 기록을 잠시 보겠습니다. 잠시만 기다려 주시겠어요?"

"예. 그러죠. 환자가 많아서 기억하기 어렵겠지요." 그가 고개를 끄덕였다.

외래 간호사에게 부인의 이름을 말하고 진료 기록지를 열람할 수 있도록 한 후에 그녀와의 면담 내용을 보았다. 그녀는 몇 개월 전에 두 번 방문하고는 더이상 오지 않았다.

첫 번째 진료 기록지에는 몇 개월 전에 남편이 부정을 저질렀다는 사실을 안 후부터 그 생각이 자꾸 나고 가슴이 답답하고 숨을 쉴 수가 없고 잠을 잘 수 없어 찾아왔다고 적혀 있었다. 그리고 2주 후에 그녀는 한 번 더 방문하였는데 그때 진료 기록지에는 이렇게 적혀 있었다. 〈나는 남편이 한 짓을 잊을 수가 없다. 나는 남편을 용서할 수가 없다. 그러나 나는 신앙인이니까 용서하겠다. 다만 용서는 하되 잊지는 않겠다.〉

"부인이 남편분을 용서한다고 말하면서 혹시 다른 말은 하지 않던가요?" 내가 부인의 진료 기록지를 본 후에 남편에게 물었다.

"처음에 아내는 아무리 생각해도 절 용서할 수가 없다고 했습니다. 그러나 자신은 신앙인이니까 앞으로 어떻게 해야 할지 하나님께 물어보고 결정하겠다고 했습니다. 인간이 아닌 하나님만이 자신을 인도해 줄 수 있다고 했습니다.

그때부터 아내는 매일 새벽에 교회에 나갔습니다. 자신이 할 수 있는 것이라곤 기도밖에 없다면서요. 기도하면서 계속 자신에게 왜 이런 시련을 주시느냐며 하나님을 원망했다고 했습니다. 그런데 어느 날 하나님이 자신의 기도에 응답해 주셨다며 갑자기 절 용서하겠다고 했습니다.

〈용서는 하되 잊지는 말거라〉는 하나님의 음성을 들었답니다. 그 후로 아내는 자주 이 말을 반복했습니다. 나는 당신을 용서했어요. 하나님의 뜻이에요. 그러나 당신이 나한테 한 짓은 결코 잊지 않을 겁니다. 그것 역시 하나님의 뜻이에요."

"아하, 남편을 용서하지만 그 일은 잊지 않겠다, 기억하겠다. 그 말이군요."

"예, 맞습니다."

"그럼 제가 하나 묻겠습니다. 부인이 한 말에는 두 개의 메시지가 있습니다. 하나는 남편을 〈용서하겠다〉이고, 다른 하나는 남편이 외도한 사실을 〈잊지 않겠다〉입니다. 그 두 개의 메시지 중에서 부인의 진짜 속마음은 어느 쪽에 가까운 것 같습니까?"

"그게 잘 모르겠습니다. 어느 쪽인지······." 남편이 말꼬리를 흐린다.

"그렇다면 제가 이렇게 물어보겠습니다. 부인이 남편 분을 용서한다고 하면 화가 납니까? 아니면 외도 사실을 결코 잊지 않겠다고 하면 화가 납니까? 어느 쪽입니까?"

남자는 아무 말도 하지 않았다. 고개를 숙이고 가만히 있었다.
"집에 가서 제 질문을 곰곰이 생각해 보시고 그것에 대한 자신의 생각을 부인에게 말해 보십시오."

남자는 일어나 진료실을 나갔다. 나는 남자에게 다음과 같은 설명을 해 주는 것이 좋을지 생각했지만 판단이 서지 않아 그냥 삼켜 버렸다.

부인은 남편을 용서하기로 마음 먹는다. 그러나 동시에 교묘한 방법으로 남편에게 복수한다. 그것은 '당신을 용서했지만 그 일은 잊을 수 없다'고 말하는 것이다.

잊을 수 없다는 말은 용서하지 않겠다는 말을 다른 식으로 표현한 것에 불과하다. 용서한 사람은 자신이 무언가를 용서했다는 사실조차 잊어 버린다. 진정한 용서는 망각을 바탕에 두고 있다. 그런데도 부인은 용서는 하지만 잊지는 않겠다는 모순적인 말을 한다. 그 말은 용서하지 않겠다는 것이다.

그녀의 또 다른 교묘함은, 의식적이 아니고 무의식적이겠지만, 자신이 남편을 용서하는 것은 하나님의 뜻이고 남편이 자신에게 한 짓을 잊지 않겠다는 것 역시 하나님의 뜻이라고 말한 점이다. 인간의 뜻은 바뀔 수 있지만 하나님의 뜻은 바뀌지 않기 때문에 그 말은 영원히 남편의 외도 사실을 잊지 않겠다는 말과 같다. 남편의 외도를 용서하겠다는 말을 통해 남편의 외도를 결코 잊지 않겠다는 점을 강조하고 있다. 그녀는 자신의 욕망을 하나님에게 투사하여 하나님의 입으로 자신의 욕망을 말하고 있는 것이다.

'용서하겠다'와 '잊지 않겠다'를 한 쌍으로 묶음으로써 그녀는 용서라는 말을 떠올릴 때마다 잊지 않겠다라는 말을 자동적으로 떠올리게 되는 것이다. 이 부인은 자신이 남편에 비해 도덕적으로 얼마나 우월하고 신앙적으로 얼마나 신심이 깊은지를 남편에게 과시하고 있다.

  부인이 그럴수록 남편은 더욱더 비도덕적인 인간이 되므로 남편은 화가 나는 것이다. 용서하면 잊는 것이고 용서하지 못하면 잊지 않는 것이다. 그런데 부인은 상반된 두 개의 메시지를 동시에 보냄으로써 남편을 혼란스럽게 만들고 있다.

반사회성 성격장애 환자와 어머니

반사회성 성격장애를 가지고 있는 한 30대 남자가 외래를 방문했다. 2002년 처음 외래 방문 후 10년 만이다. 당시 진료 기록지에는 다음과 같이 적혀 있었다. 〈어머니 말에 의하면 자기 마음대로 한다. 난폭하다, 천연덕스럽게 거짓말을 한다, 반복적으로 법적 문제를 일으킨다. 그런데도 본인은 아무 문제가 없다고 한다. 어머니 정보에 의하면 반사회성 성격장애 가능성이 높다. 정확한 진단을 내리기 위해서는 입원이 필요하다. 본인이 입원과 외래 치료 모두 거부한다.〉

그동안 어떻게 지냈느냐고 묻자 그는 반은 교도소에서 반은 정신병원에서 보냈다고 한다. 오늘 어떻게 나를 찾아왔느냐고 물으니 어머니가 너무나 간곡하게 애원해서 왔다고 한다.
어머니는 밖에 있다고 하는데 이상하게 들어오지 않으려 했다. 그와 면담을 한 후에 외래에서는 몇 분밖에 면담하지 못하니 일단 입원해서 면담해 보자고 권했다. 그러자 그는 입원은 죽어도 못하겠다며 입원할 바에야 차라리 교도소에 가겠다며 자리를 박차고 나가 버렸다. 간호사가 들어와 방금 그 남자의 어머니가 나를 잠깐 보고 싶다는 말을 전했다. 어머니가 들어왔다. 눈 주위로 멍이 시퍼렇게 들어 있었다. 굳이 묻지 않아도 누가 그랬는지 알겠다.

"돈을 주지 않으면 자꾸 때려서. 그렇지만 자식이라 경찰에 신고도 못하겠고. 어떻게 해야 좋을지 몰라 교수님을 찾아왔습니다." 어머니가 말한다.

"모친요, 사는 게 참 지옥 같지요? 전생에 아들에게 은혜를 많이 입은 모양입니다."

내가 이렇게 말하자 환자 어머니가 울기 시작한다. 처음에는 흐느끼다가 결국 닭똥 같은 눈물을 흘렸다. 몹시 서러운지 소리까지 내며 운다.

나는 그 모습을 가만히 지켜보면서 메모지에 생각나는 대로 적어 본다. 〈자식은 아버지의 뼈와 어머니의 살로 만들어진다. 땀과 눈물과 피로 키운 자식. 부모는 자식을 위해 모든 것을 던지지만 자식은 그것을 모른다. 먹장어같은 아들의 삶. 부모에게 달라붙어 살과 내장을 파먹는 삶. 그래서 삶은 비극이다.〉

생각을 집어넣는 신

사고 삽입thought insertion 증상을 보이는 한 남자 환자가 있다. 자신의 생각이 아닌데도 외부에서 어떤 생각이 자꾸 자기 머리에 들어온다는 것이다. 어떤 생각이냐고 물으니 말하기 곤란하다고 한다. 성적인 내용이냐고 물으니 절대로 아니라고 강하게 부정한다. 강하게 부정하는 것으로 보아 성적인 생각일 가능성이 크다. 그렇지만 굳이 확인할 필요는 없다. 저항을 보이는 데는 그럴만한 이유가 있는 것이다.

그래서 이번에는 누가 그렇게 하느냐고 물으니 조금의 주저함도 없이 신God이라고 한다. 신만이 생각을 자신의 머리로 집어넣는 그런 능력을 가졌다고 부연 설명한다. 어떤 신이냐고 물으니 고개를 갸우뚱거리면서 "저는 종교가 없는데요"라고 대답한다. 내가 어떤 신인지 안다고 말하자 그가 "그래요? 어떤 신인데요?"라며 커다란 관심을 보인다.

"당신 머리로 생각을 집어넣는 신은 바로 〈자.신.〉입니다"라고 말해 줬다. 순간 환자가 멍하니 나를 보더니 조금 후에 배시시 웃으면서 나갔다. 그는 내 말뜻을 알아들었을까? 그에게 큰 귀가 있다면 내 말의 의미를 알아들었을 것이다.

20년째 비참에 젖어 사는 남자

"나를 그토록 무시하고 모멸하는 데도 한마디 말도 못하는 나 자신이 너무 비참합니다. 이토록 비참한 경우를 본 적이 있습니까?"

그는 자리에 앉자 두 손으로 머리를 움켜쥐고 괴로워한다. 내가 아무 대꾸를 하지 않자 그는 계속 말을 이어 간다.

"교수님은 그 사람이 저를 무시하지 않았기 때문에 비참할 필요가 없다고 말씀 하십니다. 하지만 제삼자 입장에서는 그 누구도 저를 이해하기 어렵습니다. 너무 비참해서 늘 자살을 생각하고 삽니다. 그런 저 자신이 또 비참해집니다. 교수님은 저보고 그런 것은 무시하라고 합니다. 그런데 그게 무시할 만한 사항이 아니고 설혹 무시할 만하다고 해도 무시가 되지 않아 찾아왔습니다. 그런데 이야기를 다 듣고 그냥 무시하라고 하니 저는 더 비참해집니다."

"늘 올 때마다 비참하다고 하니 무슨 말을 더 해야 할지 모르겠습니다. 벌써 20년째입니다. 이제는 그 비참이라는 단어를 잊어버릴 때도 되지 않았습니까? 그리고 비참이라는 단어는 쉽게 사용하는 단어가 아닙니다."

내가 그의 말에 맞서 본다.

"맞습니다. 저는 고통스러운 것이 아니라 비참합니다. 고통은 견딜 수 있지만 비참은 죽음만이 해결할 수 있습니다. 비참은 고통과는 비교가 되지 않는 단어입니다. 그런데도 어떻게 그리 간단하게 무시하라고 하실 수 있습니까? 저의 비참이 교수님에게는 그토록 가볍게 느껴집니까?"

그가 나를 바라보며 항변한다.

오늘 대화도 평행선을 달리고 있다. 1995년에 그를 처음 만난 날부터 만 20년 동안 늘 똑같은 대화를 하고 있다. 오늘 그를 비참하게 만든 상황은, 그가 말하는 바에 의하면 다음과 같다.

그가 슈퍼마켓에 물건을 사러 들어갔을 때 상점 여주인이 전화를 걸고 있었다. 그가 들어서자 그 여주인은 서둘러 전화를 끊었다. (전화로 내 이야기를 하고 있었기 때문에 나를 보자마자 서둘러 전화를 끊은 것임이 틀림없다. 몹시 당황하는 그녀의 모습이 그 사실을 입증해 준다.)

자신은 그녀를 무시하고 슈퍼마켓 안을 둘러보았다. 그런데 그녀가 계속 자신을 보다가 자신에게 무엇을 찾는지 묻는다. (슈퍼마켓에서 주인이 손님에게 무엇을 찾는지 물을 수는 있다. 그런데 다른 손님에게는 안 묻고 자신에게만 묻는 것을 이해할 수 있느냐?)

그래서 기분이 상해서 그냥 나왔다. 그런데 내 등 뒤에 대고 여주인이 "손님, 무엇을 찾는데요? 제가 찾아 드릴게요"라고 한다. (내가 무엇을 찾는지 다 알고 있으면서 그렇게 나를 놀리면 기분이 좋을까?)

"비참을 느낄 만한 일은 무엇입니까?" 내가 그에게 물었다.
"그때 슈퍼마켓을 나오면서 그 여자 주인에게 '그렇게 하면 안 된다. 사람 무시하지 마라'는 말을 하지 못하고 나온 게 비참합니다. 그런 말도 하지 못하고 나온 저를 그 상점 주인은 뒤에서 얼마나 비웃었을까요? 생각만 해도 비참합니다."

의학적으로 말하면 그는 관계망상과 피해망상에 젖어 있다. 그러나 나는 그렇게 말하지 않았다.
"내가 보기에 생각이 너무 많은 것 같다. 주위 자극에 대해 너무 예민하다. 그러니 생각하지 말고 조금은 멍하게 사는 게 필요하다. 늘 깨어있는 것도 피곤하니 한 번씩은 눈을 감고 살아라."
내가 그렇게 말하면 그는 조금 누그러진다. 자신의 비참을 인정해 주지 않아서 내가 밉다가도 그렇게 말해 주면 기분이 약간 풀린다고 한다. 그래서 나를 20년째 찾아오는지도 모른다.

오늘은, 네가 그토록 비참함을 느끼는데도 별 도움이 되어 주지 못하는 내가 비참하다.

환청

11년째 조현병을 앓고 있는 29세 여자 환자가 말한다.

"교수님, 저는 환청이 좋아요. '네가 제일 예뻐'라는 소리가 들려요. 입원했을 때 저를 담당한 K선생님은 그게 환청이라고 하지만 그래도 저는 그 소리가 좋아요."

그녀는 자기가 뚱뚱하고 키도 작고 얼굴도 예쁘지 않다고 한다. 외모에 대한 열등감을 보상하기 위해, 자신의 마음속에서 늘 바라던 소망이 실제 현실이 되어 소리로 들리는 것이다.

"그 소리가 환청이라 해도 맞는 말이네. 내가 보기에 너는 참 예뻐." 내가 말하니 그녀가 손사래를 친다.

"농담하지 마세요, 교수님. 저는 못났어요. 저는 키도 작고 뚱뚱하고……." 그녀가 말을 잇지 못한다.

"아니야, 내 눈에는 참 예쁘다니까." 내가 힘주어 말하자 그녀의 눈가에 눈물이 맺힌다.

"그런 말을 들으니 기분이 좋아요. 예쁘다는 말, 제가 병에 걸린 후로 못 듣는 말이에요."

교수님, 제가 원하는 포스터는 이게 아닙니다

내가 근무하는 병원 정신과 의사실과 폐쇄 병동 복도 벽에는 다음과 같은 글귀가 적힌 액자가 걸려 있다. 미국에서 공부하는 동안 미국 정신질환자 가족협회(NAMI: National Alliance for Mentally Ill)를 알게 되었고 거기서 제작한 포스터를 그들의 허락을 받아 내가 우리말 액자로 만들어 걸어 놓은 것이다.

정신병을 앓았지만 인류의 삶을 풍요롭게 만든 사람들

〈노예를 해방시킨 16대 미국 대통령 아브라함 링컨, 영국의 유명한 소설가이자 비평가 버지니아 울프, 미국의 미식축구 선수 라이오넬 엘드리지, 노벨 문학상을 수상한 미국의 극작가 유진 오닐, 인류 역사상 가장 위대한 음악가 베토벤, 오페라 가수로 명성을 날린 이탈리아의 게타노 도니제티, 작곡가 로버트 슈만, 세계적인 문호 레오 톨스토이, 소련이 낳은 불세출의 남성 무용수 바슬로브 니진스키, 영국 태생의 세계적인 시인 존 키츠, 연극 '욕망이라는 이름의 전차'로 유명한 미국의 극작가 테네시 윌리엄즈, 위대한 화가 빈센트 반 고흐, 만유인력의 법칙을 발견한 아이작 뉴턴, 노벨 문학상을 받은 어니스트 헤밍웨이, 페미니즘 문학의 상징으로 꼽히는 미국의 여류 시인 실비아 플라스, 이탈리아가 낳은 천재적인 과학자며 예술가인 미켈란젤로, 제 2차 세계 대전을 승리로 이끈 영국의 명재상 윈스턴 처칠, 영화 '바람과 함께 사라지다'로 아카데미 여우 주연상을 받은 비비안 리, 골든 글러브를 두 차례나 수상한 미국의 야구 선수 지미 피어설, 최연소 오스카상 수상 배우 패티 듀크, 영국의 유명한 소설가 찰스 디킨스〉

이 포스터는 미국 정신질환자 가족협회가 역사적 고증을 통해 만든 것으로, 굳이 유명인들의 이름을 나열한 이유는 바로 정신병은 누구나 걸릴 수 있으며 또 회복될 수 있음을 강조하기 위해서다.

나는 입원한 환자와 가족들에게 이 포스터를 걸어 둔 이유를 말해 주고 나아가 세계적인 화가 빈센트 반 고호가 자신의 귀를 자른 후 정신병원에 입원하여 동생 테오에게 쓴 편지의 한 단락도 말해 준다.

"피할 수만 있다면 정말로 이 고통스러운 병을 피하고 싶다. 내가 이 병에 걸린 건 정말 내 잘못이 아니다. 나와 같은 고통을 겪고 있을 수많은 다른 사람들 생각에 나는 잠을 이루지 못한다."

정신병에 걸린 것은 환자의 잘못도 아니고 가족의 잘못도 아니라는 점을 분명히 하기 위해서다.

어느 날 조현병으로 입원한 50대 남자 환자의 어머니가 그 포스터를 보고 말한다.

"교수님, 제 나이 여든이 넘었습니다. 포스터를 보니 들어 본 이름도 몇몇 보입니다. 포스터에 실린 분들이 정말 유명한 사람들이지만 솔직히 저는 그런 분들에게 관심이 없습니다. 제가 보고 싶은 포스터는 이런 포스터입니다. 죽기 전에 이런 내용이 적힌 포스터를 보고 싶습니다.

〈제 이름은 누구누구입니다. 저는 30년 동안 정신병을 앓았습니다. 그러나 이제는 그 병과 사이좋게 지내면서 저 혼자서 밥 잘 차려 먹고 잘 살고 있습니다. 결혼은 못했지만 제 앞가림은 합니다. 제 연락처는 이러이러합니다. 언제든지 전화 주시면 제가 살아온 이야기를 들려 드리겠습니다.〉"

신은 있습니까?

진료실에서 환자가 나에게 신神에 대해 질문할 때는 보통 세 가지 경우이다.

하나는, 정말로 절망적인 상황에 도달했을 때 왜 내가 이런 고통을 당해야 하는가라며 의문을 던지는 것이다. 가장 흔한 경우가 말기 암 환자들이다. 그들은 그동안 엄청나게 고생하다가 이제는 겨우 허리 펴고 살 만한데 왜 하필 지금 이런 병에 걸려 죽게 되었는가 하고 분노한다.

다른 하나는 그런 질문 자체가 강박 증상의 하나인 경우다. 명쾌하게 대답하기 어려운 질문에 강박적으로 매달리는 것이다. 예를 들면, 신은 있는가? 사후 세계는 있는가? 삶의 존재 이유는 무엇인가? 등등이다. 강박증 환자는 자신의 불안을 억누르기 위해 그런 관념적인 질문에 매달린다.

마지막은 오랫동안 나에게서 치료를 받아 온 사람들이 이제는 나와 아주 가깝다고 여겨 내 종교를 확인하기 위해서다. 보통은 기독교 신자들이 이런 질문을 한다.

종교가 환자의 병과 직접적인 연관성이 없는 한, 나는 종교에 대해 언급하지도 않고 환자와 대화를 나누지도 않는다. 그러나 어떤 환자 경우에는 집요할 정도로 묻는다. 그때는 질문에 대답하기보다는 왜 그런 질문을 하는지 어떤 대답을 듣고 싶은지에 더 신경을 쓴다. 그래서 "그 점에 대해서는 생각해 보지 않았습니다. 그보다는 저에게 왜 그런 질문을 하는지 그게 궁금합니다"라고 말한다.

한 40대 여자 전도사가 우울과 불면 증상으로 몇 년째 약을 복용하고 있다. 이 여자는 외래를 방문할 때마다 나에게 "교수님은 신에 대해 어떻게 생각합니까?"라고 묻는다.

그때마다 그 문제에 대해 생각해 보지 않았다고 하면 어떻게 그렇게 중요한 문제에 대해 생각해 보지 않았느냐고 반문한다. 내가 더 말하면 이야기가 길어지기 때문에,(외래 환자가 많을 때는 이야기가 길어지는 상황을 만들지 않는 것이 가장 중요하다) 다른 주제로, 보통은 증상으로 화제를 바꾼다.

그런데 얼마 전에 이 여자가 아예 작정을 하고 외래에 왔는지 자리에 앉자마자 "교수님은 신이 있다고 생각합니까? 없다고 생각합니까? 오늘은 그 대답을 들어야만 일어나겠습니다"라고 한다. 여기는 종교 시설이 아닌 병원이고 나는 의사라서 그런 질문에 대답할 의무가 없다고 하자 그녀는 "교수님, 개인적으로 신이 있는지 없는지 그것만 대답해 주십시오" 하며 매달린다.

만약 그녀가 정신병을 앓고 있다면 끝까지 대답하지 않았겠지만 그녀는 신경증 환자이고 현실 판단력도 있어서 나는 "우리말에 신神이라는 단어가 있으니 저 개인적으로 신은 있다고 생각합니다"라고 말해 주었다. 그것은 마치 귀신이라는 글자가 있으면 귀신이 있다는 논리와 같은 것이다. 순간 그녀의 얼굴이 환하게 밝아졌다. 아마 그녀는 자신이 믿는 신에 대해 회의하고 있었던 모양이다.

내가 "더 이상은 다른 환자분도 있고 해서 말하기가 어렵습니다"라고 말하자 그녀는 "그 말만으로 충분해요, 교수님. 정말 고마워요"라고 말하고 자리에서 일어났다. 나는 그녀가 왜 나에게 고맙다고 하는지 궁금했지만 그 이유를 물으면 이야기가 길어질 것 같아 말 대신 미소만 지었다.

만약 시간이 충분했다면 나는 그녀에게 이런 말을 더 해주고 싶었다. 아니, 그녀에게는 말하지 않고 그냥 내 속으로 삼켰을지도 모른다.

"우리말에 신神이라는 단어가 있으니 저 개인적으로 신은 있다고 생각합니다"라는 말 뒤에 내가 하고 싶은 말은 이러하다.

'신이라는 관념이 생기려면 먼저 신이라는 단어가 있어야 한다. 신이라는 단어가 없으면 머릿속으로 신을 떠올릴 수가 없다. 관념은 상상적이기 때문이다.

신이라는 단어가 있으므로 머릿속으로 신에 대해 생각할 수 있는 것이다. 신은 일종의 〈비어있는 자리〉이다. 말하자면 〈신이 앉는 자리〉가 있는데 그 자리는 항상 비어있다.

그 신의 자리에 어떤 존재를 앉히는 가에 대해서는 사람마다 생각이 다르다. 자비롭고 따뜻하고 보호해 주는 존재를 앉히는 사람도 있고, 무섭고 처벌하고 비판하는 존재를 앉히는 사람도 있다. 모두 다 각자의 상상으로 그 자리를 채워 나간다. 이슬람을 믿는 사람은 이슬람 경전에서 배운 대로, 기독교를 믿는 사

람은 성경에 쓰인 대로, 혹은 자신이 교육 받았거나 경험한 대로 신이라는 존재를 만들어 간다.'

 만약 전도사인 그녀가 이런 나의 설명을 들었다면 또다시 얼굴이 어두워졌을 것이다. 아마 그녀는 신이 있다고 대답한 내 말에 자신의 온갖 상상을 덧씌우면서 자신의 의문에 대답해 나갈 것이다.

당신이 음식을 지배하지 못하면
음식이 당신을 지배한다

한 20대 여자가 우울 증상이 있다며 진료실을 찾아왔다. 그녀가 호소하는 증상을 들어 보니 우울증으로 진단해도 문제가 없을 것 같았다. 그녀는 자신이 앓고 있는 우울증의 원인이 어린 시절 상처 때문이라고 한다.

"어린 시절에 아버지로부터 학대를 당했어요. 그래서 우울증에 걸렸어요. 그래서 사람들을 만나지 않고 집에서만 지내요. 그래서 스트레스가 쌓여 자꾸 먹게 되고 그래서 살이 찌니 더 사람들을 만나기가 싫어져요. 그래서 스트레스가 더 쌓여 더 먹게 되요. 그래서 살이 엄청나게 쪘어요."

그녀는 〈그래서〉라는 말을 반복하면서 자신이 왜 살이 쪘는지 이유를 설명하고 있었다.

"그러니까 문제의 핵심은 아버지로부터 학대를 받은 것이라는 말인가요?" 내 물음에 그녀는 이렇게 말했다.

"맞아요. 핵심은 제가 아버지로부터 학대를 받은 것이에요. 이 모든 문제의 근원은 그거에요. 그래서 1년 전부터 심리치료를 받고 있어요. 매주 1회 심리치료 선생님을 만나 마음속 괴로움을 말하고 나면 가슴이 시원해지고 좋아요. 그런데 문제는 살이 빠지지 않는 거예요. 심리치료를 받아도 살찌는 문제가 해결되지 않아요. 그래서 살 빠지는 약도 먹어 보고, 굶어도 보고, 기도원도 가 보고 했지만 그때뿐이에요. 1년 전 체중이 56kg인데 현재는 82kg이에요. 제가 선생님을 찾아온 이유는 어떻게 하면 제 문제를 해결해서 근본적으로 체중을 줄일 수 있는지 그 방법을 알고 싶어서예요."

"그러니까 오늘 방문한 목적은 살을 빼고 싶은데 어떻게 하면 되는지 그게 알고 싶다는 거군요."

"맞아요. 정확하게 말하면 어떻게 하면 제 문제를 해결해서 살을 뺄 수 있는지 알고 싶어요."

"문제라는 게 어떤 문제?"

"아까 말씀 드렸잖아요. 어릴 때 아버지로부터 학대를 당한 문제요."

"아하, 이제 무슨 말인지 알겠습니다. 그러니까 어린 시절에 아버지로부터 학대를 당해서 우울증에 걸렸다, 우울증에 걸리다 보니 사람을 만나기 싫고 스트레스를 받아 살이 쪘다, 그러니 어린 시절의 상처가 치유된다면 우울증이 치료될 것이고 그러면 체중 문제도 해결될 것이다, 이 말이 맞습니까?" 내가 그녀를 보자 그녀가 고개를 끄덕인다.

그녀의 말은 논리적으로 그럴듯하게 들리지만 실제는 환상에 불과하다. 그것도 자가당착에 빠진 환상이다. 그래서 내가 말했다.

"나는 두 가지 점을 말하고 싶습니다. 하나는 당신은 어린 시절 받은 심리적 상처 때문에 우울증에 걸렸다고 하는데 실제로 어린 시절의 심리적 상처 때문에 우울증에 걸렸는지, 아니면 우울증이 생긴 후에 그 원인을 생각하다 보니 어린 시절의 심리적 상처가 떠올랐는지 어느 쪽인지는 알 수 없습니다.

그 인과 관계는 약하고 조금 심하게 말하면 연관성이 없을 수도 있습니다. 당신이 원인이라고 떠올린 심리적 상처가 잘못된 기억일 수도 있습니다."

내 말에 그녀가 화를 냈다. 내가 계속 말했다.

"한 가지 더 말해 주고 싶은 것이 있습니다. 어린 시절의 심리적 상처가 치료된다면 현재 자신이 앓고 있는 우울증도 치료될 거라고 믿고 있는데 그것 역시 잘못된 생각입니다. 또 우울증이 치료되면 체중 문제도 해결될 거라는 생각 역시 잘못된 것입니다."

내 말에 그녀는 더 화를 냈다.

그녀의 표정을 보니 내 말을 이해하지 못하는 듯이 보였다. 그래서 다시 설명해 주었다.

"만약에 당신이 우울한 이유가 어린 시절 아버지로부터 학대를 당했기 때문이라고 합시다. 그 문제를 해결한다고 해서 당신이 우울증으로부터 벗어나고 밤에 폭식하는 습관이 없어지는 것은 아닙니다.

직설적으로 말하면 당신이 살찌는 이유는 많이 먹기 때문입니다. 당신은 충동 조절에 문제가 있습니다. 그래서 음식 섭취를 자제하지 못하는 것입니다. 자신의 의지로 음식 섭취를 조절할 수 있다고 생각하는 것은 자신을 과대평가하는 것입니다.

만약 당신이 음식을 구할 수 없는 환경에 있다면 당신은 적게 먹을 것입니다. 그러니 자신의 의지를 너무 믿지 마십시오. 자기 내면의 문제가 무엇인지 찾으려고 너무 애쓰지 마십시오. 그보다는 당신이 생활하는 환경에서 어떻게 하면 음식에 접근하지 않을 것인지 그 방법부터 궁리해야 합니다.

냉장고에 음식이 가득 차 있으면 결국은 먹을 것이고 음식이 없다면 먹지 못할 것 아닙니까? 칼로리가 낮아서 배가 부르게 먹어도 되는 음식이 무엇인지 공부해서 그 음식을 먹는다면 결국은 살이 덜 찌지 않겠습니까?

다이어트를 하는 많은 방법이 있어도 핵심은 단 하나입니다. 적게 먹고 많이 움직이는 것입니다. 그 외 다른 방법은 없습니다. 이해하고 깨닫는다고 해서 달라지는 것은 없습니다. 행동하지 않으면 아무것도 달라지지 않습니다. 드디어 내 문제가 무엇인지 깨달았다고 하면서 기쁜 마음으로 무언가를 먹고 있는 자신을 떠올려 보십시오. 우습지 않습니까?

당신이 음식을 지배하지 못하면 음식이 당신을 지배합니다. 그것이 내가 하고 싶은 말입니다. 당신의 의지가 음식을 지배하지 못하면 환경이 음식을 지배하게끔 만들어야 합니다. 그러니 내 앞에서 어린 시절의 상처가 어떻고 저떻고 말하기보다는 당신이 음식을 지배하고 있다는 증거를 보여 주십시오."

내가 연기를 잘하나 보다

한 여자 환자가 남편 문제로 속이 상하다며 운다. 나는 아무 말도 하지 않고 그녀가 울음을 그칠 때까지 기다렸다. 그녀는 한참 울더니 티슈로 눈물을 닦으며 말했다.

"제가 울어도 그냥 가만히 놔둬서 고맙습니다."

"별말씀을. 제가 아무런 도움도 되지 못하는 것 같아 마음이 불편합니다."

"아니에요. 교수님의 따뜻한 마음이 저에게 전해져요. 고맙습니다."

내가 연기를 잘하나 보다.

한 여자 환자가 지난 달에 아들이 결혼했다며 그 때문에 신경 쓰느라 잠을 못 잤다고 하소연한다.

"아이고, 아드님이 결혼하셨네요. 큰일 치렀습니다. 그런 일로 잠 못 자는 것은 좋은 일입니다!" 내가 톤을 높여 축하 인사를 건네자 그녀가 몹시 좋아한다.

"다 교수님 덕분이지요. 안 그랬으면 제가 어찌 그 큰일을 다

감당해 냈겠어요."
 "별말씀을 다 하십니다. 아들에 대한 모친의 사랑이 얼마나 지극한 지는 저도 이전부터 잘 알고 있습니다."
 내가 화답하니 그녀가 환한 미소를 짓는다.
 내가 연기를 잘하나 보다.

 오늘 오전 3시간 동안 외래 환자 45명을 보았다. 힘이 들고 화가 난다. 그렇지만 겉으로는 미소를 띠고 있다.
 "교수님은 늘 웃는 모습이 보기 좋습니다."
 "웃는 교수님 얼굴만 봐도 기분이 좋아집니다."
 내가 연기를 잘하나 보다.

 오후 진료를 보는 동안 피곤해하는 표정을 지었더니 거의 모든 환자가 내 얼굴을 살피며 '몹시 피곤해 보인다'고 건강을 염려해 준다. 그리고 다음에 말하겠다며 처방전만 받고는 그대로 나가 준다. 덕분에 오후는 편하게 진료했다.
 내가 연기를 잘하나 보다.

알아맞혀 보세요

20대 여성이다. 부모에게 끌려 강제로 병원에 왔다. 그녀는 몹시 화가 나 있었다.
"어떻게 오셨습니까?"
내가 묻자 그녀는 빈정댄다.
"알아맞혀 보세요."
"어떤 점이 불편하십니까?"
"알아맞혀 보세요."
"본인이 오자고 했나요? 아니면 부모님이 오자고 했나요?"
"알아맞혀 보세요."
"부모님이 오자고 한 것 같은데 왜 오자고 한 것 같습니까?"
"알아맞혀 보세요."

그녀는 앵무새처럼 "알아맞혀 보세요"라는 말만 반복하고 있었다. 어떻게든 나를 화나게 하기 위해 노력하는 것 같아 보였다.
"〈알아맞혀 보세요〉라고만 하는데 다른 말도 할 줄 알아요?"
"알아맞혀 보세요."

"잠도 못 자고 불안하고 그래서 왔지요?"
"어떻게 알았어요? 진짜 정신과 의사네."

좀 머쓱했다. 소 뒷걸음질 치다가 쥐 잡은 격이다. 대부분 그런 이유로 오니까 그냥 물어본 거다. 그래도 이 여성은 "알아맞혀 보세요"라는 말로 대꾸라도 했는데 만약 아무 말도 하지 않는다면 어떻게 될까?

어떤 사람이 정신과 외래를 방문했다. 내가 그 사람에게 "어떻게 오셨습니까?"라고 물었더니 그 사람이 "지금부터 나는 한마디도 하지 않을 테니 당신이 내게 어떤 정신질환이 있는지 알아맞혀 보십시오"라고 한다. 그래서 나는 그 사람과 함께 온 보호자에게 "이분은 어디가 불편해서 왔습니까?"라고 물었더니 보호자 역시 "저도 말할 수 없습니다. 선생님이 재주껏 맞춰 보십시오"라고 한다.

이런 상황에서 내가 외래에서 그 사람이 정신과적으로 문제가 있는지 없는지 어떻게 알 수 있겠는가? 내가 다른 사람의 생각을 읽는 초능력을 가지고 있지 않고서는 불가능하다.

그러나 내과나 다른 과에서는 이런 상황이 벌어져도 별로 문제가 되지 않는다. X-Ray, 초음파, CT, MRI 같은 검사와 혈액 검사를 하면 신체에 어떤 문제가 있는지 알 수 있다.

정신과를 제외한 다른 과 의사들은 환자들이 말을 안 하면 안 할수록 더 좋아할지도 모른다. 진료 시간을 줄일 수 있으니 말이다.

정신과에서 진단은 다른 과와 달리 전적으로 환자나 보호자의 보고에 의존한다. 환자가 불안하다고 하면 불안증, 우울하다고 하면 우울증, 기분이 뜬다고 하면 조증, 망상이 있다고 하면 망상증, 환각이 있다고 하면 환각증이다. 충동 조절이 안 된다고 하면 충동조절 장애, 술을 너무 많이 마신다고 하면 알코올 중독증이다. 이처럼 정신과에서는 환자가 자기 입으로 자기 병명을 말한다.

요즘에는 교육을 많이 받았는지 정신과를 찾는 사람이 스스로 "우울증이 있습니다", "불안증이 있습니다", "공황장애가 있습니다"라고 하니 정신과 의사가 진단을 내리기에는 더 편한 세상이 되었다.

그런데 내과에서 한 환자가 외래를 찾아와 "저는 철 결핍성 빈혈이 있습니다"라고 말했다고 하자. 그러면 내과 의사가 "그것을 어떻게 알았습니까?"라고 물을 것이고 환자가 "제가 생각해보니 그런 것 같습니다. 제가 내린 진단은 확실합니다"라고 말하면 내과 의사는 "알겠습니다. 과를 잘 못 찾아왔습니다. 정신과를 가 보시지요"라고 할 것이다.

이 시대에 이 땅에서 철학자는 장애인이다

 나는 문학과 철학을 좋아한다. 문학과 철학이라는 말만 들어도 기분이 좋다. 그래서 학위 중에 가장 갖고 싶은 게 문학박사와 철학박사 학위다. 그런 이유로 외래를 찾는 사람 중에 문학이나 철학과 연관된 사람은, 예를 들어 문창과나 철학과에 다니는 학생이나 대학원생이면 특별히 더 관심을 많이 기울인다. 그래 봤자 면담 시간을 조금 더 내어 주는 것 뿐이지만 그건 분명 특별 대우다.

 얼마 전에 외래에서 철학자를 만났다. 정확하게 말하면 철학자이지만 현재는 조그만 논술 학원을 하고 있고 또 정확하게 말하면 자신이 아닌 아들 문제 때문에 외래를 찾은 사람이다. 고등학교에 다니는 아이들의 문제야 흔하디 흔하고 자살하지만 않는다면 버티고 버티는 길밖에 없다는 것이 나의 지론이다. 내가 강조하는 핵심은 단순하다.
 "아이가 무슨 짓을 해도 절대로 애 손을 놓으면 안 됩니다. 그냥 부모된 죄다 하고 버텨야 합니다. 내가 무슨 죄를 지었기에 이런 고통을 받는가 하는 생각이 들 수도 있겠지만 전생에 입은 은혜를 갚나 보다 하고 무조건 고개 숙이고 버텨야 합니다. 그러면 시간이 해결해 줍니다. 시간이 지나면 아이가 제자리로 돌아옵니다."

이 아이의 부모와 대화를 나누다가 아버지가 모 대학 철학과를 나왔고 독일에서 박사 학위를 받았다는 사실을 알게 되었다. 나는 흥분했다. 아이와 면담이 끝난 후에 나는 그애 아버지와 별도 시간을 가졌다.
"독일에서는 어떤 공부를 하셨는지요?"
"얼마나 오랫동안 계셨는지요?"
"아! 현상학이요? 그럼 하이데거를 공부하셨는지요? 아니라고요? 후설요? 아! 후설은 제가 잘 몰라서. 물론 하이데거도 모르지만. 여하튼 대단하십니다."

아이를 내보내고 둘이 있게 되자 내가 여러 가지 질문을 쏟아냈다. 처음에 그는 어리둥절해 하다가 내가 철학에 관심이 많다는 걸 알고는 곧 편안하게 내 질문에 대답하기 시작했다. 조금 전까지 그는 아들에 대한 분노와 침울함이 뒤섞인 표정이었는데 철학 이야기가 나오자 그의 음성은 자신 있고 활기차고 경쾌하게 바뀌었다. 그러나 이야기를 할수록 그의 목소리는 얼굴 표정만큼이나 점점 어두워지더니 결국 입을 다물어 버렸다.
"이 시대에, 이 땅에서, 철학자는 장애인이지요."
그는 내뱉듯이 말하고는 자리에서 일어나 나갔다.

일주일 후에 아이와 어머니가 외래에 왔고 철학자는 오지 않았다. 그리고 그다음 일주일 후에도 그리고 그다음 한 달 후에도 아버지는 오지 않았다. 내가 무얼 잘못했나 곰곰이 생각해 보았지만 그에게 몇 가지 질문한 것밖에 없었다. 그래서 슬쩍 아이의 어머니를 통해 그의 근황을 물었다. 그랬더니 아이의 어머니가 씁쓰레한 표정으로 이렇게 말했다.

"안 그래도 애 아빠가 교수님이 자기에 대해 물을지도 모른다고 하더군요. 오랜만에 철학에 관심을 가진 의사를 만났다고 하면서요. 그런데 교수님, 애 아빠가 마음잡고 논술학원 한 지도 몇 년 되지 않아요. 저도 어지간하면 애 아빠가 원하는 일을 했으면 하지만 당장 먹고사는 게 너무 힘들어요.

결혼하고 독일에 유학 갈 때만 해도 전 당연히 남편이 대학교수가 될 거라고 생각했어요. 그런데 독일에서 그 어려운 철학 공부를 7년이나 해서 겨우 박사 학위를 받았는데, 한국에 와 보니 남편 모교 철학과에서는 더 이상 교수를 뽑지 않는대요. 다른 대학도 마찬가지였어요. 처음에는 시간 강사를 하면서 여기저기 다녔지만 곧 시간 강사 자리도 없어졌어요. 대학 부속 평생 교육원도 알아보았지만 철학 강좌 자체가 없고. 백화점 교양센터는 때때로 강좌가 열리기는 하지만 남편이 한 번 하고는 죽어도 하지 않겠대요. 하다가 사람 숫자가 적으면 그대로 없어지는 바람에 충격을 받았나 봐요.

저도 그동안 너무 힘들었어요. 마트에 나가서 하루 종일 일을 해요. 지금까지 그렇게 버텨 왔어요. 이 나이에 친정에 손 내밀 수도 없고……. 그래서 제가 설득하고 설득해서 겨우 논술 학원을 열었어요.

그런데 남편 성격 때문인지 학원도 월세 주고 나면 남는 게 별로 없어요. 그래도 그것마저 하지 않으면 남편이 폐인 될까 걱정되어 계속하는 거예요."

지나간 세월이 서러웠는지 말을 하는 부인의 눈에 눈물이 고인다. 나는 아무 말도 할 수가 없었다.

"아이는 제가 신경 써서 보겠습니다. 제가 도와 드릴 일은 그것밖에 없는 것 같습니다."

그 애와 어머니가 나가고 나는 외래 간호사에게 전화를 걸어 10분간 내 시간을 갖겠다고 했다. 그리고 그 애 아버지가 한 말을 입안에서 읊조려 보았다.

"이 시대에, 이 땅에서, 철학자는 장애인이지요."

장애인의 정의가 무엇인지 사전을 찾아보니 〈신체 일부에 장애가 있거나 정신 능력이 원활하지 못해 일상생활이나 사회생활에서 어려움이 있는 사람〉으로 되어 있었다.

그러나 자본주의 사회에서 장애인이란 돈이 없거나 돈을 벌 능력이 없는 사람을 일컫는 말인 것 같다. 돈이 근본인 자본주의 사회에서 치명적인 약점은 경제적 능력이 없는 것이다.

그렇지만 나는 그 애의 아버지가 어려움을 딛고 일어날 것이라 믿는다. 철학은 생각하는 힘을 기르는 것이고 생각하는 힘은 삶의 고통을 이겨내는 힘이기 때문이다.

기억의 노예와 걱정의 노예들

 우울증을 앓고 있는 사람들의 공통된 특징 중 하나는 병의 원인을 지나간 과거에서 찾는다는 것이다. 그때 그랬기 때문에 지금 내가 이 병에 걸렸다고 생각한다.
 남편과의 갈등 때문에, 자식과의 불화 때문에, 경제적 어려움 때문에, 주위 사람들로부터 따돌림을 당했기 때문에, 건강상의 문제 때문에, 사기를 당한 것 때문에, 직장 상사로부터 괴롭힘을 당했기 때문에 우울증에 걸렸다고 생각한다.
 사람들이 내세우는 우울증의 이유는 밤하늘의 은하수처럼 많다. 물론 그런 이유가 우울증을 유발한 한 가지 요인임을 부정하지 않는다. 문제는 많은 세월이 흘러도 여전히 지난날에 일어났던 그 이유에 생각이 고착되어 있다는 점이다. 지난날의 일이 쇠사슬이 되어 자신의 발목에 채워져 있는 것이다. 현재를 살아가면서 어려움을 느낄 때마다 이 모든 불행의 원인은 과거에 일어났던 일 때문이라고 스스로에게 최면을 건다.
 이런 사람들에게는 현재가 없다. 어제는 있어도 오늘은 없다. 현재를 살아도 생각은 여전히 과거에 머물러 있다. 과거의 기억에 사로잡혀 현재를 포기한다. 모든 행복은 지금 이 순간에 느끼는 감정인데도 이들은 죽을 때까지 과거 기억의 노예로 살아간다. 불행한 삶이다.

반면에 과거가 아닌 미래에 대해 걱정하는 사람들이 있다. 불안 장애를 앓고 있는 사람들이다. 이들은 큰 병에 걸린 것은 아닐까 걱정되어 병원을 전전하고, 자식에게 나쁜 일이 일어나지 않을까 늘 걱정한다. 저 일을 잘 해낼 수 있을지 걱정하고, 혹시 배우자가 바람을 피우면 어떡하나 하는 걱정도 한다. 이들은 걱정을 해야 마음이 안정되는 사람들이라서 걱정거리가 없으면 그게 또 걱정된다.

이런 사람들 역시 현재는 없다. 내일은 있어도 오늘이 없다. 현재를 살아도 생각은 항상 미래에 가 있다. 미래에 대한 걱정에 사로잡혀 현재를 포기한다. 모든 행복은 지금 이 순간에 느끼는 감정인데도 이들은 죽을 때까지 미래에 대한 걱정의 노예로 살아간다. 불행한 삶이다.

매주 외래에서 기억의 노예로 살아가는 사람들과 걱정의 노예로 살아가는 사람들을 수십 명씩 만난다. 그들을 만날 때마다 나는 반복해서 현재의 중요성을 강조한다.

"지금 이 순간 외에는 아무것도 존재하지 않습니다. 과거도 미래도 오직 머릿속에서만 존재하지 지금 이 순간에는 존재하지 않습니다. 과거와 미래는 존재하지 않는 환상일 뿐입니다. 그러니 지금 이 순간을 즐기십시오.

어떻게 즐기는지 모른다고요? 제가 가르쳐 드리지요. 집에 가서 좋아하는 노래 한 곡 불러 보십시오. 배우자를 안고 춤 한 번 추어 보십시오. 먹고 싶은 음식을 사 먹거나 요리해 보십시오. 가고 싶은 곳에 가서 차 한잔 마시면서 멍 때려 보십시오. 만나고 싶은 사람에게 연락 한번 해 보십시오. 하고 싶은 일, 재미나는 일을 해 보십시오.

언제 죽을지도 모르는 하루살이 같은 삶이라지만 그래도 꽤 긴 하루입니다. 그러니 죽는 순간까지 즐기십시오. 재미있게 사십시오. 그게 인생을 잘 사는 길입니다."

그랬더니 오늘 한 중년 여자 환자가 이렇게 말한다.
"저는 교수님 얼굴 보는 게 제일 즐거워요."
내가 말했다.
"매주 오십시오. 진료 시간은 얼마든지 내드리겠습니다. 그게 머시라꼬예."

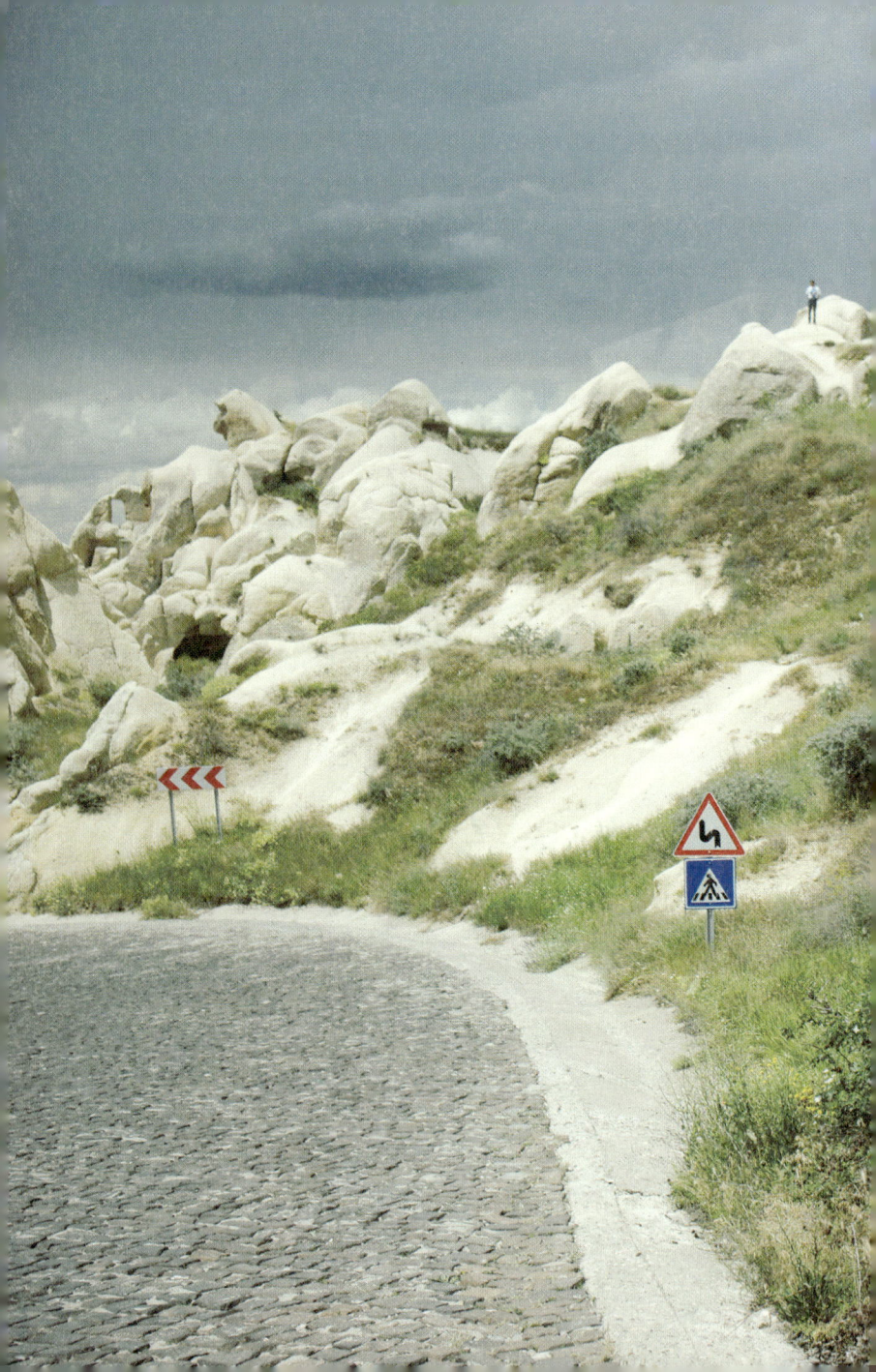

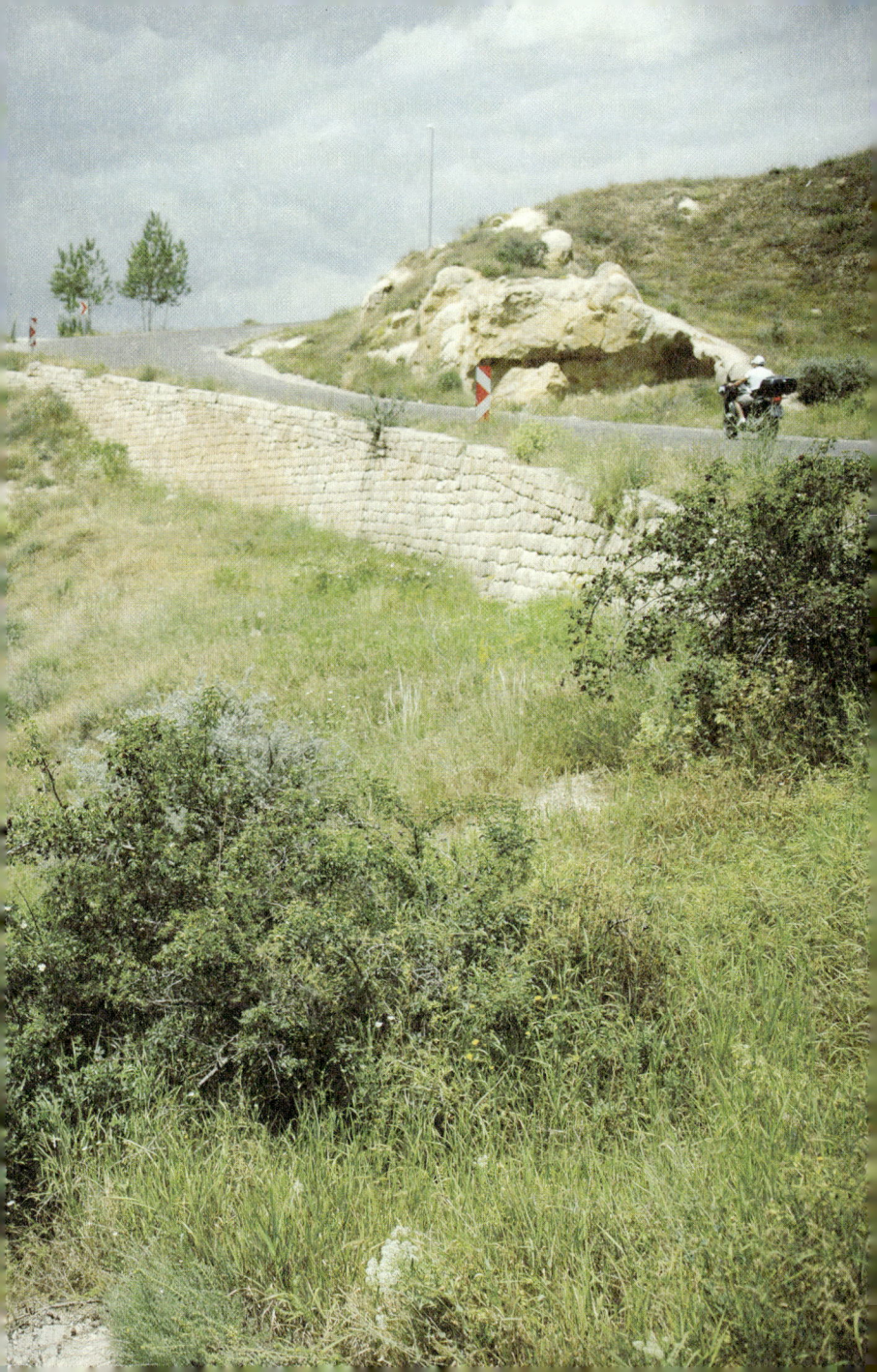

누워 있다가 진료 보는 의사

그는 동네 의원 원장이다. 전문의는 아니지만 워낙 오래 한 자리에서 계속 개업하고 있어서 동네 사람들 중에 그를 모르는 사람은 없다.

그의 나이 이제 85세. 몸과 마음이 많이 노쇠한 나이다. 그는 기력이 쇠해 진료실 의자에 오래 앉아 있지 못한다. 방문하는 환자도 하루에 몇 명 되지 않고 그것도 띄엄띄엄 오기 때문에 그가 계속 진료실에 있어야 할 이유도 없다. 어떤 경우에는 하루 종일 한 명도 오지 않는 날도 있다. 그래서 그가 생각해 낸 진료법이 누워 있다가 환자가 오면 일어나 진료를 보는 것이다.

동네 의원은 빨간 벽돌로 지어진 3층 건물에 있는데 그가 그 건물 소유주다. 1층은 진료실이고 2층은 주사 처치실이고 3층은 그가 사는 집이다. 그런데 오래전부터 주사 처치를 하지 않기 때문에 그가 2층으로 옮겨 살고 있고 3층은 비어 있다. 동네 의원에는 그와 60세 중반의 간호사, 그렇게 두 명만 일한다.

그는 2층 자기 집에서 1층 의원으로 출근하면 곧바로 진료실

옆에 있는 방에 들어가 눕는다. 그렇다고 자는 것은 아니다. 그냥 누워 있다. 어떤 때는 누워서 음악을 듣기도 한다. 그리고 환자가 왔다며 늙은 간호사가 문을 노크하면 그는 천천히 일어나 바로 옆방인 진료실에 간다.

오는 환자들 대부분이 그가 이전부터 봐 오던 70~80대 노인이라서 그는 옷차림에는 크게 신경 쓰지 않는다. 외출복이라고 하기에는 그렇고 그렇다고 잠옷도 아닌 경계가 애매한 옷을 입고 진료실에 들어온다.

늙은 간호사가 곧 녹차 두 잔을 들고 들어온다. 그가 한잔 마시고 환자도 한잔 마신다. 의사와 환자는 차를 마시면서 여러 이야기를 나눈다. 병에 대한 이야기도 하지만 세상 돌아가는 이야기를 더 많이 한다. 환자들이 다른 병원을 놔두고 굳이 여기를 찾아오는 이유도 진료뿐만 아니라 이야기를 나누고 싶어하기 때문이다.

한참 이야기를 나눈 후 그가 약 처방을 하면 환자는 돌아가고 그는 다시 옆방으로 가 눕는다. 보통은 아침 9시부터 저녁 6시까지 일하지만 (옆방에 누워 있지만), 몸이 불편하면 곧바로 2층 자기 집으로 올라간다. 그러면 늙은 간호사가 1층 진료실 문을 잠그고 건물을 나가면 진료가 끝난 것이다.

대학병원 정신과에서 진료를 보려면 개인의원에서 진료 의뢰서를 발급받아 와야 하는데 간간이 그가 작성한 진료 의뢰서를 들고 오는 환자가 있다. 그들은 한결같이 '진료 의뢰서를 끊으러 왔다고 늙은 간호사에게 말하니까 조금 있다가 방금 잠자리에서 일어난 듯한 모습을 한 늙은 할아버지가 와서 끊어 주더라'

고 하여 내가 상상해서 적어 본 그의 진료 모습이다. 아마 그가 누워 있다가 일어나 진료실에 오지 못하는 날이 마지막 진료를 하는 날이 될 것이다.

나는 정년 퇴임하고 나면 개원하고 싶다. 조그만 구멍가게를 열어 환자들을 진료하다가 어느 날 때가 되면 홀연히 이 세상을 떠나고 싶다. 일본 사무라이 영화를 보면 시골에서 개원한 의사의 진료실 공간은 언제나 술병으로 가득 차 있다. 진료비를 낼 형편이 안되는 농민들이 진료비 대신 술을 들고 온 것이다. 더 이상 술병을 놓을 공간이 없어도 환자들이 술병을 들고 오면 의사는 웃으면서 받는다. 그런 장면을 볼 때마다 나는 가슴이 뭉클해진다. 내 진료실에도 환자들이 가져 온 술병이 가득하기를 상상해 본다. 구멍가게를 열고 그들과 대화를 나누고 저녁이 되면 대폿집에서 한잔하고 그러다가 어느 날 환상과도 같은 이 세상에서 담담하게 사라지는 꿈을 꾼다. 머릿속으로 미래의 내 모습을 떠올려 본다.

동물적 감각

오늘 오전 외래 진료는 치열했다. 누가 들어오는지 누가 나가는지 정신이 없었다. 그런데 한 50대 여자 분이 자리에서 일어나면서 말한다.

"슬프네요, 교수님. 저는 교수님을 만나려고 2개월을 기다렸는데 교수님이 저에게 하신 말씀은 '잘 지냈습니까? 불편한 점은 없었습니까?'라는 단 두 문장이었습니다. 말을 하지 않아도 조금 더 교수님 얼굴을 보고 싶은데 상황이 그렇지가 못하네요. 바쁜 교수님을 위해 제가 할 수 있는 일이 빨리 나가드리는 것이라는 사실이 마음 아프네요. 안녕히 계세요."

그녀의 얼굴은 슬퍼 보였고 음성은 침울했다. 순간 망치로 머리를 크게 한 대 맞은 듯한 느낌이 들었다.

환자는 의사와 대화를 나눌 때 오로지 의사와 자기 자신에게만 집중한다. 반면 의사는 딴 생각도 한다. '아! 이 환자는 좀 피곤한데.' '이 환자는 무엇 때문에 왔을까?' '다음 환자는 누구지?' 아직 일어나지도 않은 일에 대해 생각한다. 그럴 때면 환자는 의사가 자기 말에 귀 기울이고 있지 않다는 것을 귀신같이 알아차린다. 본능에 가깝다.

나는 그것을 동물적 감각이라고 부른다. 모든 환자에게는 이런 동물적 감각이 발달되어 있다. 살고 싶기 때문이다. 도움을 갈구하기 때문이다.

그래서 환자는 안 보는 것 같아도 의사의 모든 것을 관찰한다. 자기를 어떤 태도로 맞이하는지, 대화를 나눌 때 눈은 어디를 보고 있는지, 말투와 얼굴 표정은 어떠한지, 미소를 짓고 있어도 그 미소가 진짜인지, 빨리 나가주기를 원하는지 등을 하나도 놓치지 않고 파악한다.

의사가 자기 말을 건성으로 듣고 있다는 생각이 들어도, 빨리 진료를 끝내고 싶다는 의사의 마음이 전달되어도, 환자는 속으로 화나고 슬퍼할 뿐 겉으로는 내색하지 않는다. 앞으로도 계속 만나야 하기에 혹시라도 의사의 심기를 불편하게 하면 자신만 손해라고 생각하기 때문이다.

나는 문을 열고 나가려는 그녀를 불러 다시 자리에 앉게 했다. 그리고 미안하다고 사과했다. 환자가 너무 많아서 그랬다는 말은 하지 않았다. 그런 변명은 불필요하고 나 자신을 더 구차하게 만들 뿐이다. 그런 나에게 오히려 그녀가 미안하다며 연신 고개를 숙인다. 오늘, 그녀를 통해 환자에게는 의사의 마음을 귀신같이 알아차리는 동물적 감각이 있음을 다시 한번 깨닫는다.

한 아가씨가 부모를 미워하는 이유

한 20대 아가씨가 반복적으로 자해 행동을 해서 입원했다. 그녀와 신뢰를 쌓은 후에 내가 물었다.

"너의 아버지는 사회적으로 덕망이 있고 아주 유명한 분이시다. 많은 사람이 너의 아버지를 존경한다. 그리고 부모님을 만나 대화를 나눠 보니 너에게 정말로 많은 것을 해 주려고 노력하신 것 같더라. 그런데 너는 왜 부모님이 밉니?"

그녀가 이렇게 말했다.

"부모님이 절 위해 많은 것을 해 주신 건 맞아요. 공부하러 외국에 보낸 것도 그렇고 제가 어려움에 처했을 때 늘 해결해 주셨지요. 그러나 그건 부모님을 위한 것이지 절 위한 건 아니었어요.

부모님은 한 번도 절 감동시킨 적이 없었어요. 이번에 응급실에 왔을 때 제가 왜 입원하겠다고 말했는지 아세요? 그때 교수님이 제 손을 잡으면서 이렇게 말했어요. '얼마나 힘들었으면 너가 스스로 몸을 해쳤겠노? 내 마음이 아프다. 내게도 너만한 딸이 있다. 입원해서 너의 이야기를 들어보고 싶은데 입원하겠니?' 그게 제 마음을 움직였어요. 그런데 부모님은 부끄러워서 밖에 나가지를 못하겠다고 했어요. 제 마음보다 자기들의 사회적 체면을 더 중요하게 생각한 거죠. 제가 얼마나 괴로운지 보다는 남들의 시선을 더 의식한 거죠. 그게 저의 부모예요."

어머니가 동성애네

30대 미혼 여자가 어머니가 보는 앞에서 커터 칼로 여러 차례 손목을 긋는 자해 행동을 해서 정신과 병동에 입원했다. 그녀를 담당하게 된 전공의 K선생이 입원 전에 무슨 일이 있었는지 물었지만 그녀는 그냥 우울하고 살고 싶지 않아서 자해했다고 대답했다.

실제로 죽고 싶은지 묻자 그녀는 아무 말도 하지 않았다. 손목의 상처가 깊지 않고 또 어머니 앞에서 자해 행동을 한 것으로 보아 그녀의 자해 행동은 자신의 괴로운 마음을 어머니에게 보여 주려는 의도로 해석되었다.

입원해 있는 동안 K선생은 그녀의 자해 행동에 대해 여러 가지 측면에서 탐색해 보았지만 특별한 점은 발견할 수 없었다. 그녀는 직장 문제로 입원한 지 1주일 만에 퇴원하였고 퇴원 후 외래로 나를 찾아왔다.

"퇴원 후 첫 방문이네요. 그동안 어떻게 보냈습니까?"

그녀가 자리에 앉자 내가 물었다. 그녀의 왼쪽 손목에는 자해 상처를 덮은 반창고가 아직도 붙어 있었다.

"직장에 나가고……. 그럭저럭 보냈어요."

그녀가 짧게 대답했다.

"기분은 어떻습니까?"

"고만고만해요."

"자해하고 싶은 충동은 어떻습니까?"

"늘 있죠." 그녀는 심드렁하게 말했다.

"한 가지 궁금한 게 있는데, 이번에 어머니 앞에서 손목을 긋는 자해를 해서 입원했는데 왜 어머니 앞에서 그런 행동을 했습니까?"

"그게……. 어머니와 싸우다가 화가 나서 그랬어요."

"무슨 일로 싸웠는지 말해줄 수 있습니까?"

"말하고 싶지 않아요. 말한다고 해결될 문제도 아니고 해서……." 그녀가 말꼬리를 흐렸다.

"알겠습니다. 다음에 말하고 싶을 때 말해 주십시오."

그 대화를 나눈 게 벌써 몇 개월 전의 일이다. 그녀의 상태는 호전과 악화를 반복했다. 어떤 때는 우울 증상이 완화되다가 또 어떤 때는 일을 하기 어려울 정도로 심해지기도 했다.

외래에서 그녀는 병의 증상에 대해서만 짧게 말할 뿐 그 외 자신의 생활에 대해서는 한마디도 하지 않았다. 그녀가 말하기를 꺼려 나도 굳이 묻지 않았다.

그러던 어느 날, 그녀가 왼쪽 손목에 붕대를 감고 왔다. 첫눈에 보아도 다시 자해했음이 분명했다.

"왼쪽 손목에 붕대를 감았네요." 내가 먼저 말했다.

"며칠 전에 엄마와 싸우다가 화가 나서 자해했습니다. 죄송합니다."

"저에게 죄송할 필요는 없습니다. 자해한다는 것은 내 마음이 이토록 괴롭다는 것을 다른 사람에게 행동으로 보여 주는 것입니다. 자해하면서까지 어머니에게 말하고 싶은 괴로운 점이 무엇인지 그게 궁금합니다."

그녀는 고개를 숙인 채 가만히 있더니 곧 눈물을 흘리기 시작했다. 그리고 마음속 이야기를 털어놓았다. 그녀의 이야기를 요약하면 이렇다.

그녀는 동성애자다. 자신이 레즈비언이라는 사실은 오래전, 중학교 때부터 느꼈지만 확연하게 알게 된 건 2년 전이었다.

평소 남자들이 자기 손을 잡아도 아무 느낌이 없었는데 어느 날 자기 또래의 어떤 여자가 손을 잡자 갑자기 가슴이 쿵쿵거리고 얼굴이 빨개져 몸을 주체하기가 어려웠다고 했다. 어떤 여자냐고 물으니 레즈비언들이 만나는 바Bar가 있는데 그곳에서 소개팅으로 만났다고 했다.

그리고 그녀는 그 여자와 사랑에 빠졌다. 같이 손을 잡고 거리를 다녀도, 팔짱을 끼고 백화점에 가도, 식당에 가서 밥을 먹어도 아무 문제가 없었다. 키스할 때만 남의 시선을 의식해서 조심하면 되었다. 그녀는 직장에서 일하는 시간 빼고는 늘 그 여자와 붙어 지냈다.

문제는 같이 사는 어머니로부터 발생했다. 초등학생일 때 아버지가 돌아가신 후 그녀는 어머니와 둘이서 계속 지내 왔다. 무남독녀인 그녀는 어머니와 한 번도 떨어져 생활해 본 적이 없었다. 생활비는 전문직인 그녀가 벌고 어머니는 집안 살림을 하는 것으로 자연스럽게 역할이 나뉘었다.

휴일에는 항상 어머니와 함께 외출하면서 시간을 보냈다. 그랬던 그녀가 갑자기 매일 귀가 시간이 늦어져 밤에 들어오고 때로는 외박까지 하고 주말에도 혼자 나가는 날이 많아지자 어느 날 어머니가 그녀에게 말했다.

"남자가 생긴 것 같네. 좋은 남자면 내 생각하지 말고 결혼해라. 너만 행복하면 나는 좋다. 아무리 세상이 달라져도 남자랑 외박하는 건 보기가 좋지 않다. 빨리 날 잡아서 결혼하는 게 좋겠다. 그 전에 그 남자 얼굴이나 한번 보자."

그녀는 아무 말도 하지 않았다. 그날 이후로 어머니는 그녀에게 사귀는 남자를 보여 달라고 조르기 시작했다. 그때마다 그녀는 아직 결혼할 생각은 없다고 여러 번 말했지만 날이 갈수록 어머니의 성화는 심해졌다.

그녀는 더 이상 버티지 못하고 어머니에게 사실을 털어놓았다. 그 말을 듣고 어머니는 얼굴이 새하얗게 질려 아무 말도 하지 못하더니 그대로 쓰러져 버렸다. 응급실에서 처치를 받은 후 정신이 들었지만 어머니는 거의 제정신이 아니었다.

마치 실성한 사람처럼 혼자서 중얼대기도 하고 침대에 누워 멍하니 천장만 바라보며 하루를 보내기도 했다. 결국 어머니는 근처 개인 정신과의원을 방문하여 치료를 받기 시작했다. 그녀는 심한 죄책감이 들었다. 어머니에게 다시는 여자 애인을 만나지 않겠다고 약속했다. 어머니는 그 말을 믿지 못하겠다며 자신이 직접 그 애인을 만나겠으니 자리를 마련해 달라고 요구했다.

어머니의 태도가 너무나 강경하여 그녀는 만남의 자리를 마련했고 그것으로 애인과의 관계는 끝이 났다. 애인으로부터 이별 통보를 받은 날 그녀는 어머니 앞에서 커터 칼로 자해를 했고 그날 정신과에 입원했다.

"그런 일이 있었군요. 정말로 많이 괴로웠겠습니다. 그렇다면 이번에는 왜 다시 어머니와 싸워 자해를 했습니까?" 내가 물었다.
"제가 다시 이전 애인에게 연락을 했거든요. 다시 시작하자고요." 그녀가 대답했다.
"왜 다시 시작하자고 했습니까?"
"지난 몇 개월 동안 그 사람이 없으니 살 맛이 안 났어요. 그 사람 없인 죽은 목숨이나 마찬가지였죠. 그래서 어머니에게 다시 그 사람을 만나겠다고 말했어요. 생활비는 보내 드리겠으니 제가 집을 나가 따로 살겠다고 했어요. 그랬더니 어머니가 눈에 흙이 들어가기 전에는 절대로 안된다면서, 자기가 죽은 후에는 사귀든지 말든지 마음대로 하라고 하더군요. 말이 전혀 통하지 않아 너무 화가 나서 자해를 했어요. 목을 매달까 생각도 했지만 그건 어머니에게 너무 큰 상처를 주는 것 같아서……." 그녀가 괴로운 표정을 지었다.
"정말 힘들었겠군요. 어떻게 도와드려야 할지 모르겠습니다. 자해를 많이 했습니까?
"아니에요. 이전과 같이 서너 번 그었어요."
"그렇군요. 혹시 어머니도 오늘 오셨습니까?"
"예, 같이 왔습니다."
"제가 어머니를 만나 뵙고 요즘에는 동성애가 성도착증이 아니라 사랑의 한 형태라는 점을 설명해 드리면 어떨까요?"

"글쎄요. 별 의미가 없을 텐데요." 그녀가 고개를 가로저었다.

"그래도 한번 만나 뵙고 이야기를 나눠 보겠습니다. 잠시 밖에서 기다리고 어머니만 들어오시라고 하십시오."

"알겠습니다, 교수님."

그녀가 나가고 곧 그녀 어머니가 들어왔다. 여름인데도 긴 팔 윗옷을 입고 있었다. 나는 어머니에게 동성애가 병적인 것이 아니라 사랑의 한 방식이니 치료 대상이 되지 않는다고 하면서 괴롭더라도 딸의 동성애를 받아들이는 수 밖에 없다고 했다.

"생각해 보십시오, 따님이 얼마나 괴로웠으면 모친 앞에서 자해를 했겠습니까? 자기가 그만큼 괴롭다는 것을 모친에게 말로 해도 안 되니 행동으로 보인 것이지요. 그러니 따님의 고통스러운 그 마음을 헤아려서 이제는 따님의 동성애를 있는 그대로 받아들이는 것이 어떻겠습니까?"

내가 말했다. 그녀 어머니는 조용히 내 말을 듣고만 있었다. 그러더니 겉옷을 벗으면서 이렇게 말했다.

"교수님께서 제 딸이 얼마나 괴로웠으면 그렇게 자해를 했겠냐고 말씀하시는데 그러면 저는 어떻습니까?"

그녀가 겉옷을 벗자 왼쪽 팔꿈치 안쪽부터 손목까지 수십 바늘을 봉합한 자국이 보였다. 그 상처를 보는 순간 나는 아무 말도 할 수가 없었다. 그녀 어머니는 그 상처를 보여 주고는 아무 말 없이 옷을 챙겨 입고 그대로 나가버렸다.

멍한 상태에서 나도 모르게 말이 튀어나왔다.

"아이고, 어머니가 동성애네, 모친이 동성애네, 내가 몰랐네."

두 문장으로 말해 주세요

15년째 보고 있는 조현병 환자가 있다. 놀라운 점은 그가 외래에 와서 하는 유일한 말이 15년째 토씨 하나 안 틀리고 똑같다는 것이다.

"교수님, 환청 꾸준히 크게 작게 잘 들리고 있습니다. 교수님, 4주 후에 오겠습니다."

이전에 이 말을 듣고 내가 물었다. 환청이 많이 들린다는 말이냐? 아니면 적게 들린다는 말이냐? 대답이 걸작이었다.

"환청 꾸준히 크게 작게 잘 들리고 있습니다."

내가 다시 물었다.

"그 말은 내가 들었고 내가 그 말을 잘 이해하지 못해서 그러니 좀 자세히 말해 주면 안 되겠니?"

대답은 예상대로였다.

"환청 꾸준히 크게 작게 잘 들리고 있습니다."

그래서 내가 그 환자에게 부탁했다.

"좋다. 부탁이니 두 문장으로 말해 다오. 제발."

그랬더니 환자가 이렇게 대답했다.

"환청 꾸준히 크게 작게 잘 들리고 있습니다. 환청 꾸준히 크게 작게 잘 들리고 있습니다."

오늘 그 환자가 왔다. 그가 앉자마자 "교수님, 환청 꾸준히 크게 작게 잘 들리고 있습니다. 교수님, 4주 후에 오겠습니다"라고 한다. 그 환자는 내가 "4주 후에 보자"고 하지 않으면 자리에서 일어나지 않는다.

오늘은 그 환자가 어떻게 하는지 궁금해서 아무 말도 하지 않고 가만히 있었다. 그러자 그도 앉아서 아무 말 없이 나만 보고 있었다. 결국 내가 "4주 후에 보자"고 했고 그제서야 그는 무덤덤한 표정으로 인사하고 나갔다.

억울한 일을 당했을 때

억울한 일을 당해 외래를 찾는 분들이 적지 않다. 가장 흔한 경우가 교통사고나 산업 재해를 당해 장애인이 된 사람들이다. 마른하늘에서 날벼락 떨어지듯이 우연히 사고를 당해 불구가 되면 그 누구라도 끓어오르는 화를 감당하기 어렵다. 믿었던 사람이 자신을 배신했을 때도, 돈 관리를 전적으로 맡겼던 직원이 거액을 횡령해서 달아나 버렸을 때도, 믿었던 배우자가 바람이 나서 집을 나가 버렸을 때도 분노를 참기 힘들다.

이런 일을 겪은 사람들의 마음은 보통 두 가지 감정으로 가득 차 있다. 하나는 자신에게 고통을 준 그 사람에 대한 분노이고, 다른 하나는 도대체 내가 뭘 잘못했기에 이런 고통을 당해야 하나 하는 억울함이다.

분노와 억울함 때문에 그들은 잠을 못 자고, 가슴이 답답해서 숨도 못 쉬고, 스스로 자신을 통제하지 못할까 봐 두려워한다. 그 사람을 죽여 버리고 싶다는 분노가 밖이 아닌 안으로 향하면 자살 시도로 이어지기도 한다. 그래서 핏발 선 눈으로 세상을 향해 저주와 분노를 퍼붓는다.

"내가 죽어도 좋으니 그 인간을 죽이고 싶습니다."

"나야 어떻게 되어도 좋으니 그 인간만 죽이면 됩니다."

그들의 몸과 말에는 온통 독 가시가 돋아나 있다.

이런 상황에서는 기다리는 길밖에 없다. 말로 하는 위로가 도움이 되지 않으므로 잠이 오지 않으면 약으로 잠을 잘 수 있게 도와주고, 가슴이 답답해서 터질 것 같으면 약으로 마음을 진정시켜 주고, 충동적으로 무슨 일을 저지를 것 같으면 약으로 그 충동을 억제해 준다. 그러면서 그들로부터 이런 말이 나오기를 기다린다.

"제가 어떻게 하면 이 고통에서 벗어날 수 있을까요?"

타인을 향한 분노가 자신의 심장을 찌르고 있다는 사실을 자각할 때만 비로소 도움을 받을 수 있다. 이렇게 하다가 오히려 내가 먼저 죽겠구나 하는 위기의식을 느낄 때라야 내 말이 들린다. 말 없이 그냥 들으면서 기다리고 또 기다린다. 그리고 내 말을 들을 준비가 되었다고 판단될 때 비로소 나는 말한다. 그것도 다른 환자들의 사례를 들어 간접적으로 접근한다.

"행복한 부부로 지내던 한 가장이 차를 몰고 가다 신호 위반한 트럭과 충돌하여 중상을 입었습니다. 뇌출혈로 몸의 반쪽이 마비되었고 도움 없이는 걷지도 못하고 화장실도 못 갑니다. 무수히 자살을 시도했지만 모진 생명이라 살아남았습니다. 아내는 간병에 지쳐 떠나 버리고 지금은 모친이 그 남자를 돌보고 있습니다. 지금, 그 남자가 어떻게 지내고 있는지 궁금하지 않습니까?"

"제가 이런 말을 하면 어떨지 모르지만 살다 보면 예기치 않은 비극을 경험하기도 합니다. 비극이야 모두 다 가슴 아프지만 그래도 몸을 다친 비극이 더 큰 상처를 안겨 줍니다.

돈을 잃어 괴로운 것, 사람에게 배신당해 괴로운 것은 몸을 다친 것에 비하면 그래도 다행스러운 비극입니다. 문제는 마음속에 있는 분노와 억울함이 독이 되어 온몸의 혈관을 타고 돌면서 자신의 몸을 해친다는 것입니다.

억울한 일을 당한 것도 억울한데 그 억울한 감정이 자신의 몸까지 상하게 한다면 얼마나 더 억울하겠습니까? 그러니 자신을 위해 그 분노와 억울함을 내려놓아야 합니다. 그건 자신을 위해서입니다."

물론 이렇게 말해도 대부분은 선뜻 받아들이지 못한다. 그래서 다시 비유를 든다.

"당신이 차를 몰고 가는데 뒤에서 다른 차가 당신 차를 박았다고 합시다. 당신 차는 충격으로 많이 파손되었습니다. 그 교통사고에서 당신은 아무 잘못이 없습니다. 그렇다고 파손된 차를 그대로 도로 한복판에 내버려 둘 수는 없지 않습니까?

당신이 아무 잘못이 없다고 하더라도 당신은 보험 회사에 연락하고 경찰에게 연락해야 합니다. 그건 당신이 잘못해서가 아니라 당신 차가 파손되었기 때문입니다.

당신이 경험한 억울한 사고도 마찬가지입니다. 왜 그런 일이 일어났는지 아무리 생각해 봐도 이유를 알기는 어렵습니다. 그러니 운명으로 받아들이고 당신이 할 수 있는 일을 해야 합니다. 아무 잘못이 없다고 하더라도 당신의 몸과 마음이 그 사건으로 더 이상 손상을 받지 않도록 보호하는 일이 바로 당신이 해야 할 과제입니다."

자신의 삶을 타인이 좌지우지하게
내버려두지 마라

30대 초반 여자가 병원에 입원했다. 알고 지내는 남자로부터 폭행을 당해 정신적 충격을 받아서다. 그 사건이 있고 난 뒤로 남자들만 보면 가슴이 뛰고 불안해서 견딜 수 없다고 호소한다. 외래에서 치료할 수도 있었지만 경찰에 제출할 진단서가 필요하다고 하여 입원시켰다. 사법 용도로 사용되는 진단서는 입원시켜 관찰한 후에 발급하는 것이 원칙이다.

병동에 입원한 후에 그녀는 다른 환자들과의 접촉을 피하고 주로 병실에서만 지냈다. 입원 후 증상은 많이 호전되었지만 아직도 남자만 보면 불안해 하는 증상은 남아 있었다.

어느 날 회진할 때 정신과 실습을 도는 의과대학 학생들이 나를 따라와 그녀가 있는 병실로 들어왔다. 정신과 전공의까지 합하면 10명이 넘는 숫자였다. 순간 그녀는 숨을 쉬지 못하는 공황 발작을 일으켰다. 진정제를 주사한 후에 증상은 가라앉았다. 그날 오후에 나는 그녀 병실에 가서 그 일에 대해 사과했다. 그리고 방문한 김에 침대에 걸터앉아 그녀와 대화를 나누었다. 그녀의 마음은 자신을 때린 남자에 대한 복수심으로 가득 차 있었다. 어떻게 하든지 그 남자가 크게 처벌받기를 원하고 있었다. 증오와 분노가 그녀를 괴롭히고 있었다.

"많이 힘들겠다." 내가 말하자 그녀는 기다렸다는 듯이 말을 쏟아냈다.

"잠을 잘 수가 없어요. 억울하고 분해서. 그리고 잠만 들면 악몽을 꿔요."

"누구라도 그렇겠지. 그런 끔찍한 사건을 당하면. 그런데 내가 궁금한 점이 있는데 물어봐도 될까?"

"뭔데요?"

"너를 때린 남자 있잖아. 그 남자를 찾아가기 전에 그 남자가 최근에 폭행죄로 교도소에 갔다 왔다는 사실을 알고 있었잖아. 그러면 위험한 남자구나 하는 생각이 들었을 텐데 왜 찾아갔지?"

"그만큼 난폭한 사람인 줄 몰랐거든요."

"그렇구나. 겉으로 보기에는 안 그랬던 모양이지?"

"말쑥해요. 돈도 많고. 평소에는 잘해 주고."

"그렇구나. 돈이 많고 잘해 주는 남자를 좋아하는구나?"

"꼭 그렇지는 않고 힘이 있는 남자를 좋아해요."

"힘이라니? 어떤 힘?"

"절 보호해 줄 수 있는 힘 말이에요. 세상이 험하잖아요. 그러니 절 지켜 줄 수 있는 남자가 제겐 필요해요."

"그렇구나. 지금까지 널 지켜 줄 수 있는 남자를 만나 본 적이 있니?"

"여러 명 사귀어 봤는데 다 쓰레기였어요."

"쓰레기?"

"능력 없다는 말이죠."

"그런 말이구나. 그런데 너는 너 자신을 스스로 지킬 수가 없니?"

"힘들잖아요. 쉽게 살 수 있는데 뭐 하러 그리 힘들게 살아요."

"그렇구나. 그렇다면 지금부터 내가 하는 말을 머릿속으로 한 번 떠올려 볼래? 어떤 남자가 있어. 그 남자는 너를 사랑해. 너도 그 남자가 싫지는 않아. 그런데 그 남자는 많은 것을 너에게 의존해. 돈도 달라고 하고, 자기하고만 놀아 달라고 하고, 밥도 사 달라고 하고, 여행도 가자고 하고. 그 모든 걸 네가 해 줘야 해. 단지 그 남자는 너에게 사랑한다는 말만 해. 그러면 너는 그 남자를 어떻게 생각할까?"

"글쎄요. 찌질하다는 생각이 들겠죠. 요즘 그런 남자를 누가 좋아해요?"

"그렇지? 그 남자가 바로 너라면 기분이 어떻겠노?"

"에이, 여자는 남자와 달라요."

"다르지. 그렇지만 서로가 바라는 점에서는 비슷하다. 네가 남자에게 원하는 것이 있다면 남자도 너에게 그것을 원한단다. 욕망은 남녀가 비슷하단다. 내 말이 이해가 되니?"

"알 것 같기도 하고……." 그녀가 고개를 갸우뚱한다.

"또 하나 말해주고 싶은 게 있어. 지금 너는 널 때린 그 남자에 대해 화가 많이 나 있어. 어떻게 하든 그 남자가 큰 벌을 받기를 원하고 있어."

"맞아요. 제 목을 조르고 하마터면 죽을 뻔했다니까요."

"큰일 날 뻔했지. 그렇지만 다치지 않고 무사히 그곳을 빠져나

온 것은 정말 다행이다."

"그 말은 맞아요."

"그 사건이 일어난 지 얼마나 되었노?"

"한 달 지났어요."

"한 달이나 지났는데도 너는 여전히 그 남자에 대한 생각 때문에 괴로워하고 있고."

"그놈은 벌을 받아야 해요."

"잘못을 했으면 당연히 벌을 받아야지. 그렇지만 지금은 너가 너 자신에게 벌을 주고 있잖니?"

"무슨 벌요?"

"그 일을 떠올리면서 화를 내고 이를 갈고 생활도 잘 못하고 병원에 입원해 있고. 그게 벌이잖아."

그녀는 아무 말도 하지 않고 가만히 있었다.

"어차피 벌은 경찰이나 검찰이 줄 거고. 그러니 이제는 그 사람한테서 벗어나는 게 어떻겠노? 그 사건에 대한 기억으로 매일매일을 보내기보다는 앞으로 어떻게 살 것인지 생각해 보는 게 어떻겠노? 어쩌다가 그런 일을 당했는지도 한번 생각해 보고, 어떻게 하면 자신을 스스로 지키는 힘을 가질 수 있는지도 생각해 보고, 자신의 삶을 다른 사람이 좌지우지하게 내버려두지 않았으면 좋겠다."

그녀는 곧 퇴원했다. 퇴원하면서 내가 한 말 중에서 〈자신의 삶을 다른 사람이 좌지우지하게 내버려두지 마라〉는 말이 가슴에 와닿았다고 했다. 안다는 것과 느끼는 것, 느끼는 것과 행동하는 것은 다르다. 그녀는 과연 어떤 삶을 살까?

하나의 톱니바퀴가 되어

대기업 이사로 명예퇴직한 50대 후반 남자가 이렇게 말한다.

"회사를 나와 보니 제가 그 속에서 하나의 부속품으로 살아왔다는 사실을 깨닫게 되었습니다. 너무 오랜 세월 그렇게 살아오다 보니 밖에서는 어떻게 살아가야 할지 잘 모르겠습니다."

남자는 아무 일도 하지 않고 집에서 지내는 상황을 견디기 어렵다고 토로했다.

"무슨 일이라도 해야 버틸 수 있을 것 같습니다. 집에 가만있으니 너무 불안합니다. 너무 우울합니다."

이 남자의 이야기를 듣고 있다 보니 〈모던 타임즈〉라는 무성영화가 생각난다. 1936년에 찰리 채플린이 감독과 주연을 맡은 작품이다. 영화에서 찰리 채플린은 하루 종일 공장에서 나사못 조이는 일을 한다. 그러다 보니 공장을 나와서도 눈에 보이는 것마다 강박적으로 죄는 행동을 한다. 스스로 나사못 죄는 기능을 하는 하나의 톱니바퀴가 된 것이다. 이 남자 경우에 내가 내린 진단은 〈일을 하지 않으면 불안하고 우울한 병〉이다.

극히 일부를 제외하고는 누구나 다 톱니바퀴가 되어 살아간다. 대부분은 자신이 톱니바퀴인 줄도 모르고 살아간다.

〈나는 좀 더 큰 톱니바퀴야〉, 〈나는 좀 더 중심 역할을 하는 톱니바퀴야〉 으스대기도 하고 큰소리치기도 한다. 그러나 결국에는 자신도 하나의 톱니바퀴에 불과하다는 사실을 알게 된다.

왜 사람은 시스템에서 벗어나서야 비로소 자신이 하나의 톱니바퀴라는 사실을 알게 될까? 시스템 안에 있는 동안에 그러한 사실을 깨닫지 못하게 만드는 것은 다른 사람의 〈인정〉이다. 직장 상사가 당신에게 "당신은 정말로 유능한 사람입니다. 당신 같은 사람이 있어서 우리 회사는 잘 돌아갑니다"라고 말한다면, 여기서 사람을 톱니바퀴로 바꾸면 핵심을 쉽게 파악할 수 있다.

"당신은 정말로 유능한 톱니바퀴입니다. 당신 같은 톱니바퀴가 있어서 우리 회사는 잘 돌아갑니다."

듣는 사람은 〈유능한〉이라는 형용사에 꽂혀 온몸을 바쳐 열심히 톱니바퀴를 돌린다. 유능해 봐야 톱니바퀴에 불과한데 그 사실을 알지 못한 채 더 유능한 톱니바퀴가 되려고 다른 사람들의 톱니바퀴까지 빨리 돌리라고 다그친다. 그리고 어느 날, 쓸모가 없어지면 용도 폐기된다.

일단 사회 시스템에 갇히면, 그래서 사회의 톱니바퀴가 되면 그것에서 벗어나기는 불가능하다. 하나를 벗어나면 다른 하나에 갇힌다. 그대로 체념하면서 살아가든가 아니면 완전히 이 사회와 결별해야 한다.

사회와의 결별. 말은 쉽지만 엄청난 고통과 용기가 필요하다. 고독과 외로움을 이겨낼 각오가 되어 있어야 한다. 결별까지는 하지 않더라도 자신이 톱니바퀴로 살아가고 있다는 것은 알고 있어야 한다. 그것을 아는 것과 모르는 것은 하늘과 땅 차이다. 직장에서 다른 사람에게 갑질하는 것도 자기 자신이 하나의 톱니바퀴에 불과하다는 사실을 모르기 때문에 하는 행동이다.

그러므로 언제나 생각을 해야 한다. 톱니바퀴가 되어 살아가면서도 인간으로 살아갈 생각을 늘 해야 한다. 어떻게 하면 인정받고 싶은 욕망을 최소화할 것인가를 고민해야 한다. 인정받고 싶은 욕망을 줄인다면 톱니바퀴에서 인간으로 변신할 수 있다.

〈모던 타임즈〉에서 톱니바퀴로 살아가는 찰리 채플린을 구원하는 것은 한 소녀의 사랑이다. 결국, 사랑만이 모든 것을 구원하고 치료한다.

편견에 사로잡힌 사람은 바로 나였다

　10년 넘게 그녀를 치료했지만 나는 그녀의 웃는 얼굴을 본 기억이 없다. 미소 짓는 모습조차도 보지 못했다. 외래에서 그녀는 나무토막처럼 굳어 버린 얼굴과 표정으로 온몸이 아프다는 말만 반복했다. 질문을 해도 엉뚱한 대답만 했다. 자신이 예수의 아내라는 말부터 시작해서 몸 안이 썩어 들어간다는 말까지 이해하기 어려운 말만 했다.
　진료 기록지에는 언제나 지리멸렬한 말, 기괴한 망상, 환청 등이 반복적으로 기록되어 있었다. 치료저항성 조현병이라는 기록도 자주 눈에 띄었다. 함께 생활하는 그녀의 이모가 가끔씩 외래에 같이 와서는 집에서 쓸데없는 말을 너무 많이 씨부려 함께 살 수가 없다, 괴롭다고 호소하곤 했다.
　외래에서 그녀와 면담할 때는 커다란 벽을 마주하고 있는 것 같았다. 그녀의 머릿속은 환청과 망상으로 가득 차 있다고 생각되었다. 그래서 나는, 솔직히 고백하건대, 난치성 조현병이라며 그녀를 포기해 버렸다. 난치성이라도 아주 심한, 어떻게 해 볼 도리가 없는 환자라고 판단해 버렸다.

'내가 할 수 있는 일은 클로자릴 500mg을 처방하는 것밖에 없어. 어떻게 해 볼 도리가 없어.'

스스로를 합리화하며 매달 한 번씩 외래에서 그녀를 만났다.
"어떻게 지내세요?" "약은 꼭 먹어야 합니다."

그녀가 무슨 대답을 하건 나는 이 두 마디만 하고는 진료를 끝냈다.

그런 그녀를 내가 어울림 합창단을 이끌고 일본 공연을 가면서 다시 만났다. 어울림 합창단은 내가 부산 광역정신보건센터장으로 일하면서 만든 정신 장애인들로 구성된 합창단이다.

일본에서 나는 20여 명의 합창단원들과 함께 며칠을 보냈다. 그런데 합창단원들 사이에 섞인 그녀는 내가 지금껏 외래에서 보던 그 사람이 아니었다. 웃는 모습이 자주 눈에 띄었다. 그렇게 환하게 웃는 얼굴을 보기는 처음이었다. 먼저 나에게 다가와 인사도 했다. 세상에, 그것도 일본말로. "곤니찌와! 곤방와!"

다른 사람을 배려할 줄도 알았다. 그녀는 내가 알고 있던 난치성 조현병 환자와는 전혀 다른 사람 같아 보였다. 그녀는 단원들과 함께 노래를 불렀고 일본 사람들은 눈물을 흘리며 감동했다. 카메라로 그들의 공연을 찍던 나도 코끝이 찡하고 눈물이 핑 돌아 자주 눈을 깜빡거려야 했다. 함께 며칠을 지내면서 나는 정신질환자에 대한 편견에 사로잡힌 사람은 바로 나 자신이라는 사실을 깨달았다. 정신과 의사라는 틀 속에 갇혀 그녀가 가지고 있던 건강하고 아름다운 면을 보지 못한 애꾸라는 생각이 들었다.

내가 『오디세이아』에 나오는 외눈박이 거인 폴리페모스였다. 자유의 몸이 되어 배에 돛을 올린 오디세우스가 동굴에 남아 있던 폴리페모스에게 "나는 오디세우스다"라고 고함을 치며 조롱하였듯이 그녀는 나에게 노래를 통해 말하고 있었다.

"진료실에서의 나만 아는 애꾸눈 선생님, 두 눈을 똑바로 뜨세요. 그리고 나의 이런 면도 보세요. 나는 이렇게 웃을 줄도 알고 노래도 할 줄 아는 사람이랍니다."

내가 하는 치료는

내가 하는 치료의 시작은 얼굴 가득히 환하게 미소를 띤 채 환자의 이름을 불러 주면서 건강과 안부를 묻는 것이다.

"오늘 날씨 춥지예? 오시느라 고생 많았습니다."
"세월이 참 빨리 가네예. 우짜든지 넘어지지 않도록 조심 또 조심 하이소. 나이 들어 넘어지면 정말로 고생합니다."
"할머니 대신 약 타러 오는 어르신 마음이 참 곱습니다. 할머니를 위해서라도 오래오래 건강하십시오."
"애에 대해 너무 걱정하지 않아도 잘해 나갈 겁니다. 모친 정성이 지극하니 애는 좋아질 겁니다."
"애가 빨리 안 나아서 면목이 없습니다. 그렇더라도 용기를 가지고 함께 노력해 봅시다."
"평생 약 먹을 필요 없다. 절대로 평생 먹을 것은 아니다."
"많이 힘들지예? 제가 할 말이 없습니다. 그래도 모친이 포기하면 안 됩니다. 끝까지 저하고 함께 이겨 나가 봅시다."
"제 생각에는 약을 안 먹어도 될 것 같습니다. 그래도 약은 지어 드릴 테니 불편할 때만 드십시오."

"약도 안 먹고 오랜만에 왔다고 전혀 미안해 할 필요 없습니다. 자기 몸은 자기가 제일 잘 압니다. 불편하면 먹고 도움되면 먹고 크게 불편하지 않으면 안 먹어도 됩니다. 본래 그렇게 합니다."

"늘 하는 말이지만 약보다는 음식과 운동이 중요합니다. 변비가 생기는 것은 움직이지 않아서입니다. 변비가 있으면 힘들더라도 움직이고 섬유소가 많이 들어있는 뿌리 채소를 먹는 게 중요합니다. 변비약 오래 먹으면 장이 탈 납니다."

"내가 보기에 너의 내면에는 강한 힘이 있어. 너가 생각지도 못하는 강한 힘이 있어. 그 힘으로 너 자신을 해치려고 하지 말고 너 자신을 사랑해 봐. 다음번에 올 때 너의 좋은 점 10가지만 적어 올래? 내가 생각하는 10가지도 말해 줄게. 서로 생각이 비슷한지 비교해 보자."

짧은 시간에 많은 환자를 봐야 하니 깊이 있는 대화를 나누기는 어렵지만 꼭 깊이 있는 대화를 나누어야만 치료가 되는 것은 아니다. 내가 하는 치료는 환자의 이야기를 듣고 환자의 입장에서 생각하고 따뜻한 한마디를 건네는 것으로 시작하고 끝난다.

무엇이든 다 하세요

 한 환자가 묻는다.
"굿해도 됩니까?"
"예, 됩니다. 하고 싶으면 하십시오."
"다른 정신과 선생님은 하지 말라고 하던데요?"
"굿해서 마음이 편해진다면 하면 되지요. 그렇지만 경제적으로 부담되면 꼭 할 필요는 없습니다."

"한약 먹어도 됩니까?"
"됩니다. 간에 해로운 것만 빼고 먹으면 됩니다."
"다른 정신과 선생님은 먹지 말라고 하던데요?"
"이미 한약을 지었다면 드십시오. 환자를 위해 지은 거니 그 정성을 생각해서라도 먹어야지요. 그렇지만 한약이 병 치료에 도움이 되는지는 저도 잘 모르겠습니다. 먹어보고 효과가 어떤지 제게 말씀해 주십시오."

"홍삼 먹어도 됩니까?"

"됩니다. 무엇이든 먹어도 됩니다."
"한의사 선생님은 제 체질에 홍삼이 맞지 않다고 하던데요?"
"체질 문제는 한의사 선생님과 의논하시고 정신과 병과 홍삼 먹는 것은 관계없습니다. 몸에 홍삼이 맞지 않으면 가지고 오십시오. 제가 먹지요."

"기 치료 받아도 됩니까?"
"일단 해 보고 좋다 싶으면 계속 하십시오."
"병에 나쁘지는 않을까요?"
"제가 받아 보지 않아서 뭐라고 말하기 어렵습니다. 일단 해 보고 효과가 어떤지 제게 말씀해 주십시오."

나는 환자가 하고 싶어 하는 것을 하지 말라고 하는 법이 없다. 오죽 답답하면 그렇게라도 해 보려고 하겠는가? 모든 사람은 다 자신에게 도움되는 방향으로 움직인다. 내가 하지 말라 한다고 하지 않을 것도 아니다. 흘러가는 대로 환자가 하자는 대로 하면서 같이 가면 된다.

눈총 효과

 예약 환자가 80명을 넘으면 진료가 숨가쁘다. 왜냐하면 그 자체로도 벅찬데 당일 접수 환자들이 밀려오기 때문이다. 환자가 많으면 많은 대로 내 마음을 가다듬는다. 일단 평소보다 조금 먼저 시작하고 조금 늦게 마친다. 그리고 오후 진료 시간도 10분 정도 먼저 시작한다. 이렇게만 해도 진료 시간을 20~30분은 더 확보할 수 있다.

 그리고 80명을 기준으로 커피를 오전과 오후에 한 잔씩 더 마신다. 보통은 오전 한 잔 오후 한 잔인데 환자가 많으면 오전 두 잔 오후 두 잔 총 네 잔을 마신다. 그리고 자주 녹차를 마신다. 내가 준비하는 것은 이런 마음 가짐이 전부다.

 그런데 진료를 봐야 할 환자가 많으면 자체적으로도 해결이 된다. 일종의 〈눈총 효과〉다. 면담을 조금 오래 하고 나가면 그 환자는 기다리는 다른 환자들의 눈총을 받는다. 눈으로 맞는 총이라고 하지만 그래도 총이다. 맞으면 무척 아프다. 그래서 어떤 환자는 면담 시간을 오래 끌었다는 생각이 들면 나가면서 시선을 아예 다른 곳으로 향하면서 나간다고 한다. 게다가 환자들이 스스로 알아서 행동한다. 환자가 많다고 생각되면 꼭 의논해야 할 일이 아니면 다음에 이야기 하겠다면서 얼른 약만 달라고 하고 그냥 간다. 고마울 따름이다.

분노하는 환자에 대하여

 40대 후반의 한 남자가 진료실에 들어온다. 소파에 앉는 자세부터가 삐딱한 게 몹시 불량스러워 보인다. 간호사가 들고 온 종이 차트에는 다른 개인 정신과의원에서 받은 진료 의뢰서가 꽂혀 있다.

 "어떻게 오셨습니까?"
 "거기 적혀 있잖아요! 똑같은 말을 또 해야 합니까?"
 그가 짜증스럽다는 듯이 대답한다. 진료 의뢰서에는 공황장애, 우울증이라는 진단명과 함께 현재 복용하고 있는 약 이름이 적혀 있었다.
 "여기에는 병명과 약 처방만 적혀 있고 불편한 점에 대해서는 적혀 있지 않습니다. 어디가 불편한지 말씀해 보시죠."
 그런데 그가 말하는 게 두서가 없다. 불편한 점을 말하다가 갑자기 가족 이야기를 하다가 지난 1년 동안 치료 받았던 의사 욕을 하는 식으로 왔다 갔다 한다.
 "가장 불편한 점을 말씀해 보십시오." 내가 말했다. 그 말이 그를 자극했다.

"말했잖아요, 가슴이 답답하다고! 분노가 치밀어 올라 견딜 수 없다고! 어느 놈인지 아무 놈이나 걸리기만 하면 때려죽이고 싶다고!"

그가 버럭 화를 낸다. 그는 끓어 오르는 분노를 참지 못하겠다는 듯 입술을 바르르 떨었다. 순간 나도 확 화가 올라왔지만 심호흡을 한 번 하고 애써서 차분한 목소리로 물었다.

"언제부터 그랬는가요? 무슨 일이 있었는가요?"

"아니 지금까지 내 이야기를 뭐로 들었습니까? 아내와 자식새끼는 외국에 나가 있고, 나는 일거리가 없어 돈을 못 벌고, 자꾸만 화가 나서 미칠 것 같고, 그러면 말귀를 알아먹어야 하지 않습니까?" 그가 계속 목소리를 높인다. 마치 싸우러 온 사람같다.

"알겠습니다. 그러면 제가 약을 처방해 드릴 테니 일주일 먹어 보고 오십시오."

"아니, 이제부터 제대로 이야기를 하려고 하는데 벌써 나가라는 말이야? 난 처음부터 당신 태도가 마음에 들지 않았어! 교수면 교수답게 행동해야지. 당신이 나에 대해 뭘 안다고 다음에 오라는 거야!" 그가 또 화를 낸다. 이제는 아예 대놓고 당신이라고 한다.

"죄송합니다. 진료해야 할 환자가 많아서 올 때마다 조금씩 나누어 면담해야 합니다."

"대학병원이라고 찾아왔는데 시간만 잡아 먹고. 개인의원하고 다른 게 뭐가 있어?"

"죄송합니다. 도움이 못 되어서. 다음에 오시면 시간을 좀 더 내어 볼 테니 오늘은 이만 하시죠. 그리고 제 태도가 마음에 들지 않았다면 죄송합니다. 마음을 상하게 할 의도는 없었습니다."

내가 정중하게 사과하자 그가 적대적인 태도를 약간 누그러뜨린다.

"일단 제가 처방한 약부터 먹어 보고 도움이 되는지 의논해 봅시다."

그는 아무 말도 하지 않고 나갔다. 다음에 들어온 환자가 많이 기다렸다며 불평한다.

처음 만난 환자가 까닭 모르게 분노할 때는 무조건 그 분노를 인정해 주어야 한다고 수업 시간에 늘 가르치면서도 때때로 그런 환자를 만나면 대처하기가 쉽지 않다.

나한테 화를 내는게 아니라는 것을 알아도 환자가 화를 내면 나도 화가 난다. 그러나 어떤 이유에서든 환자가 화를 내면 의사는 무조건 환자의 화난 감정을 인정해 주어야 한다. 그 화를 받아 주어야 한다.

환자가 분노라는 창을 들고 찌를 때 의사가 방패를 들고 막으면 오히려 상황은 악화된다. 환자가 분노하는 것은 그만큼 자신이 고통스럽다고 울부짖는 것이기 때문이다. 분노를 도와달라는 외침으로 해석해야 한다. 그게 환자의 마음을 읽는 의사의 태도다. 요즘같은 세상에 분노하는 환자에게 분노로 맞서다가는 잘못하면 죽을 수도 있다.

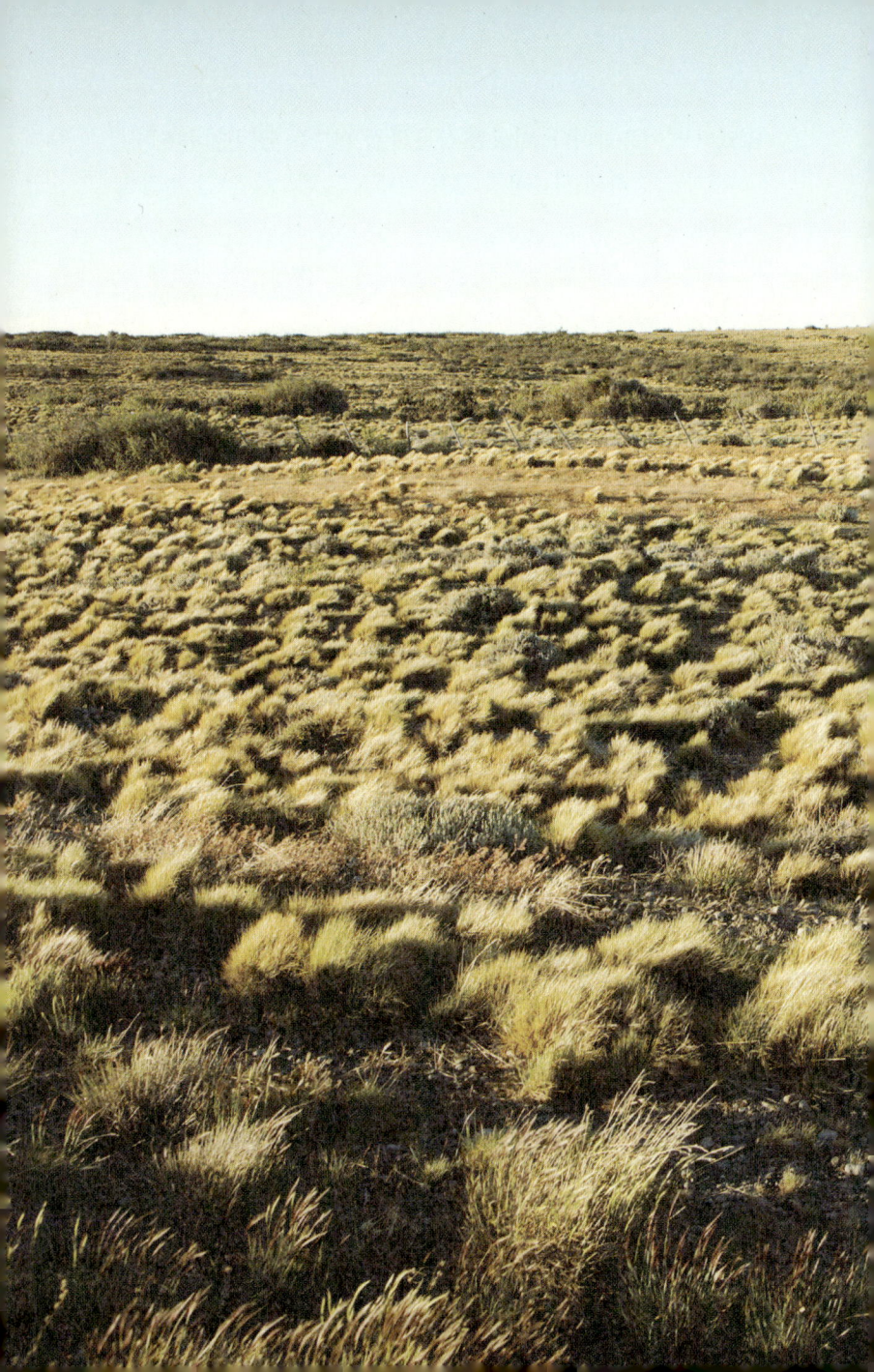

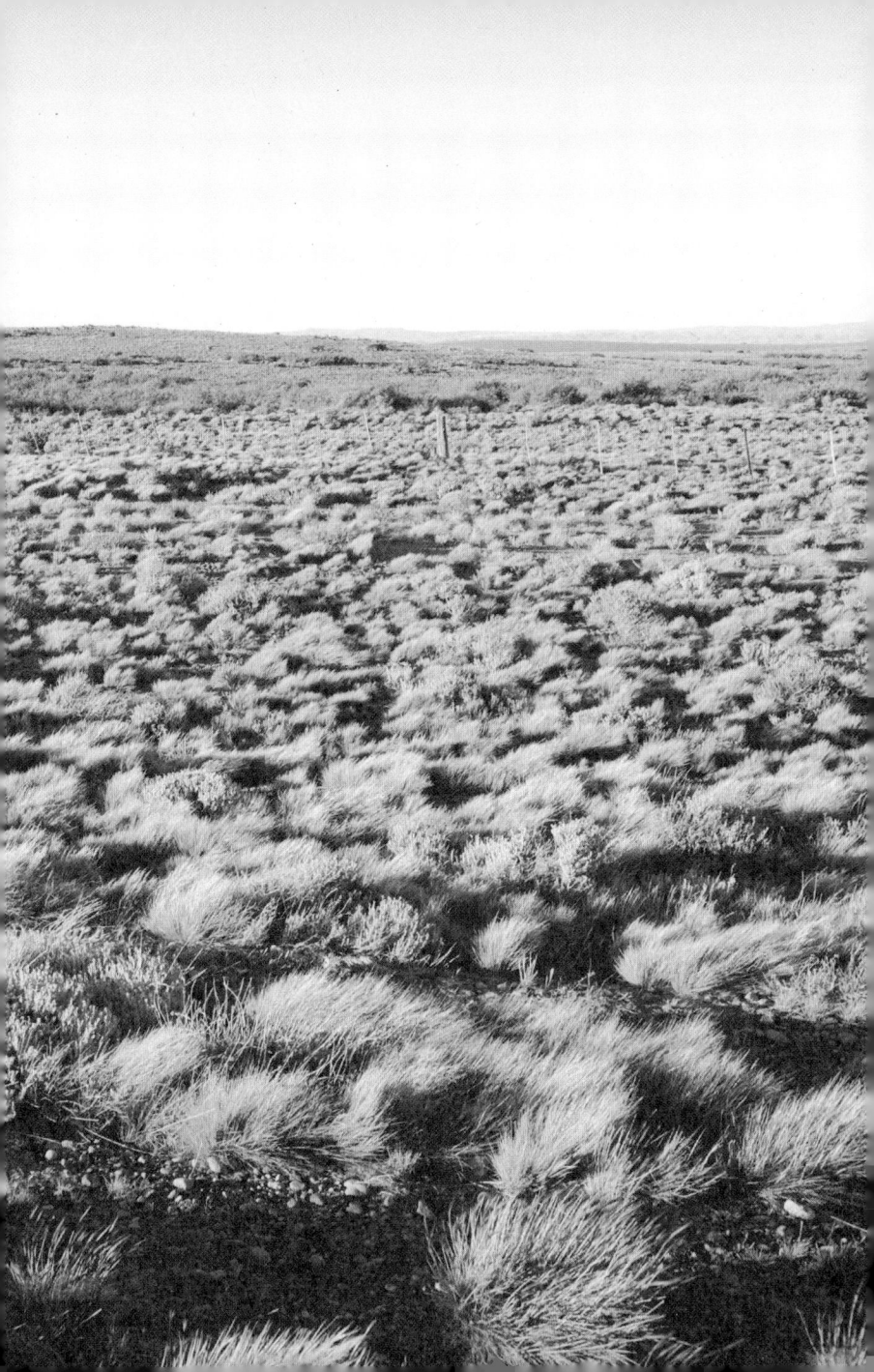

약을 끊으러 오는 환자들

 다른 의원이나 병원에서 치료를 받다가 약을 끊을 목적으로 나에게 오는 환자들이 꽤 된다. 매 진료 때마다 서너 명 정도 되니 결코 적은 숫자가 아니다. 그들 대부분은 나에게 치료를 받고 약을 끊은 환자들의 소개로 온다.
 이런 사람들은 나에게 아주 큰 기대를 하고 찾아온다. 약을 끊기 위해 오는 환자들 중에는 증상이 심해서 약을 끊으면 안 되는 환자들도 있지만 상세한 설명과 따뜻한 격려를 해 주면 비교적 쉽게 끊을 수 있는 환자들도 있다.

 오늘도 세 명의 환자가 다른 의원에서 치료를 받다가 약을 끊기 위해 나를 찾아왔다. 세 사람 모두 우울증이지만 현재는 증상이 거의 없고 다만 약을 먹지 않으면 잠을 못 자는 상태였다.
 나는 잠을 자는데 도움 되는 수면 위생에 대해 설명해 주고 일단 한 두 알의 약을 비상약으로 처방해 주면서 잠이 안 오면 먹고 잠이 오면 안 먹어도 된다며 같이 노력해 보자고 했다. 매일 5~6알 먹는 것과 자기 전에 비상약으로 한두 알 먹는 것 사이에는 커다란 차이가 있다.

가벼운 신경증 경우에는 약보다 운동과 음식으로 증상을 조절하는 것이 무엇보다 중요하다. 내가 임상 현장에서 무수히 경험한 진리다.

실제로 가벼운 우울이나 불안 증상을 줄이는 효과 면에서는 항우울제나 항불안제를 복용하는 것과 매일 한 시간씩 걷기, 좋아하는 노래 부르기, 소리 내어 울기, 믿을만한 사람에게 감정을 쏟아내기 등이 서로 비슷하다.

"정말 제가 약을 끊을 수 있을까요?" 환자가 물을 때마다 나는 자신있게 대답한다.

"당연히 끊을 수 있지요. 그게 뭐시라꼬예. 제가 말한 대로 매일 한 시간씩 걸으시면 됩니다."

약 올리지 마세요

 50대 여자가 진료실에 들어와서는 자리에 앉지도 않고 핸드백에서 약 봉지부터 꺼내더니 나에게 다가온다.
 "이 약 좀 봐 주실래요?"
 "일단 앉아서 이야기하시죠."
 약 봉지를 받으면서 내가 말했다. 여자가 자리에 앉고 나는 약봉지를 꺼내 처방전부터 보았다. 정신과에서 사용하는 여러 가지 약 이름이 적혀 있었다.
 "어떻게 오셨는지요?" 내가 물었다.
 "제가 우울증으로 몇 년째 개인 의원에서 복용하고 있는 약인데 그 약을 계속 먹어도 되는지 그게 알고 싶어서 왔습니다."
 "그 문제는 제가 대답할 수 있는 것이 아닙니다. 그 약을 처방한 의사만이 대답해 줄 수 있습니다." 내가 잘라 말했다.
 "그래도 교수님이니까 약을 보면 아시잖아요?"
 "약에 대해서는 알지만 왜 이렇게 약을 처방했는지는 알지 못합니다. 약을 어떻게 처방하는가는 의사의 권한입니다."
 "그러니까 그 의사가 약을 똑바로 처방했는지 그걸 알고 싶다니까요." 여자가 떼를 쓴다.

"지금 부인이 복용하고 있는 약 처방에 대해 옳으니 그르니 하는 것은 제가 판단할 성질의 문제가 아닙니다. 의사마다 약 처방하는 방식과 철학이 다릅니다. 그러니 현재 치료받고 있는 선생님에게 물어보십시오."

"물어보았지요. 그랬더니 아무 문제없다고 대답하더군요."

"자신이 치료받고 있는 의사가 아무 문제없다고 하면 됐지 않습니까? 그 의사가 미덥지 않습니까?"

"그런 건 아니지만……."

"만약 그 의사를 신뢰하기 어렵다면 다른 의사를 찾아가면 되지요. 의사를 선택하는 것은 환자의 권리니까요."

"교수님 말씀은 알겠습니다만 제가 지금 치료받고 있는 의사를 믿지 않는 것은 아니에요."

"그러면 무엇이 문제입니까?"

"단지 제가 힘들다고 할 때마다 약을 올리는 바람에 생활하기가 너무 힘들어서 그래요."

"그러면 그 의사에게 그렇게 말하면 되지 않습니까?"

"말을 했지요. 몇 번 말을 했는데도 그때마다 괜찮다고 하길래 저도 어떻게 해야 할지 몰라 이렇게 찾아왔어요."

"부인 심정은 알겠지만 그래도 다른 의사의 처방에 대해 제가 드릴 말씀은 없습니다. 도움을 못 드려 죄송합니다. 그리고 그 의사에게 이렇게 말하십시오. '원장님, 약 올리지 마세요. 원장님이 약 올리면 제가 약올라요.'"

참 똑똑한 환자

20대 여자 대학생이다. 개인 정신과의원에서 진료받다가 나를 찾아왔다. 몸집은 작지만 눈망울이 초롱초롱한 게 이마에 〈나 똑똑〉이라고 적혀 있는 듯 했다. 그녀가 가지고 온 진료 의뢰서에는 공황장애라는 진단명이 적혀 있었다.

다른 곳에서 치료받다가 온 환자에게는 왜 나를 찾아왔는지 꼭 그 이유를 묻는다. 그리고 정신과는 진료의 연속성이 중요하므로 치료받던 곳에서 계속 치료받는 게 본인에게 더 도움이 된다고 설명하고 될 수 있는 대로 환자를 돌려보낸다. 그러나 진단명에 비해 복용하고 있는 약이 지나치게 많거나 환자-의사와의 신뢰 관계가 깨져 그 의사에게 계속 진료받는 것이 서로에게 도움이 되지 않는다고 판단되면 함께 치료해 보자고 한다.

이 아가씨를 면담해 보니 죽을지도 모르겠다는 공포감이 밀려올 정도로 갑자기 숨을 쉬기가 어렵고 가슴이 미친 듯이 콩닥콩닥 뛰는 것이 전형적인 공황 발작이었다.

그런 증상을 몇 번 경험한 후에는 공황 발작이 발생했을 때

즉시 병원으로 오기 힘들까 봐 밀폐된 곳이나 사람 많은 곳을 피하는 광장 공포증도 생겨서 공황장애 진단은 타당했다. 그녀가 복용하고 있는 약도 하루 두 번 두 알로 적절해 보였다. 그래서 내가 물었다.

"내가 보기에 진단과 처방 약에 문제가 없는 것 같은데 왜 그곳에서 계속 치료받지 않고 나에게 왔습니까?"

"의사 선생님과 싸웠어요. 그랬더니 다른 곳으로 가보라고 해서 여기에……." 그녀가 말했다.

"무슨 일로 싸웠는데요?"

"싸웠다기보다는 제가 제 병에 대해 궁금해서 몇 가지를 물었더니 선생님이 대답을 하는데 무슨 말인지 이해가 되지 않아 다시 물었더니 싫어하는 기색을 보이셨어요. 그러더니 자기도 잘 모르겠다고 했습니다. 그래서 제가 선생님도 잘 모르면서 어떻게 제 병을 치료하느냐고 말했더니 다른 병원에 가 보라고 하면서 진료 의뢰서를 써 주었어요. 그게 다예요."

"그래요? 그 상황에 대해 조금 더 말해 줄 수 있겠어요?" 내가 묻고 그녀는 그 당시 있었던 일을 자세히 말해 주었다. 그녀 이야기는 이러했다.

그녀는 이전에 치료받던 의사가 공황장애라고 진단하자 왜 그 병에 걸렸는지 이유를 물었고 의사는 이유는 명확하게 밝혀진 바가 없어서 잘 모른다고 했다. 그녀는 병의 원인을 모르면서 어떻게 치료할 수 있는지 물었고 의사는 정신과에서 원인을 알고 있는 병은 많지 않지만 그래도 약물로 증상을 치료하기 때문에 도움이 된다고 했다. 그녀는 언제까지 약을 먹어야 하는지 물었고 의사는 환자마다 달라서 딱 잘라 말하기 어렵다고 했다. 그녀는 자기는 공황 증상을 앓고 있지만 장애를 보일 정도는 아닌데 왜 병명에 장애가 들어가는지 물었고 의사는 이제 귀찮다는 듯 짜증스러운 얼굴로 자신도 잘 모르니 다른 데 가서 알아보라고 하더란다.

"교수님은 아세요? 제 병명이 공황장애라고 하는데 왜 제 병명에 장애가 들어가는지 저는 장애를 보일 정도로 심한 환자가 아니잖아요?" 그녀는 약간 긴장된 얼굴로 내 눈치를 살피면서 물었다.

"아, 그게 궁금한 모양이군요. 내가 정신과 의사 생활 37년 하면서 그런 질문을 하는 사람은 처음 보네요. 정말 좋은 질문입니다." 내가 말하자 그녀의 표정이 밝아진다.

"○○씨 병명에 붙은 장애와 사회에서 말하는 장애인 할 때의 장애는 한글은 같아도 영어는 다릅니다. ○○씨 병명에 붙은 장애는 영어로 disorder이고 장애인 할 때의 장애는 disability입니다. 전자는 dis-order 즉 신체 기능의 이상이고 후자는 dis-ability, 즉 능력이 없는 것이지요. 의학에서는 병의 원인이 밝혀져 있을 때는 질환disease이라고 하고 원인을 모를 때는 장애disorder라고 합니다.

현재 대부분의 정신과 병은 원인을 모르기 때문에 증상 뒤에 장애라는 용어를 붙입니다. 우울장애, 불안장애, 성격장애 등등 그런 식입니다. 이해가 됩니까?"

"교수님 말씀을 들으니 이해가 되네요. 저번 선생님도 이렇게 설명해 주시면 될 텐데 왜 짜증을 냈을까요?"

"글쎄, 그건 나도 모르겠네요. 이제 궁금한 점이 풀렸습니까?"
"예. 아! 한 가지만 더 물어도 될까요?"
"궁금한 게 많은 아가씨네요. 무엇이든 물어보세요."
"제가 언제까지 약을 먹어야 하죠?"
"그 질문은 아주 중요한 질문입니다. 환자마다 다르고 정신과 의사마다 처방 스타일이 달라서 단정적으로 말하기는 어렵지만 내 경우에는 신경증은 3개월, 6개월, 12개월. 이런 식으로 약을 끊어 보라고 권합니다. 그러니까 ○○씨가 앓고 있는 병인 공황장애도 신경증이니까 먼저 3개월 정도 복용해 보고 증상이 좋아지면 끊어 보고 다시 증상이 나타나면 이번에는 6개월 먹어 보라고 말합니다.

일반적으로 신경증은 본인은 고통스럽지만 큰 병은 아니니까 조금 약을 먹어 보고 괜찮으면 안 먹어도 됩니다. 그래서 자꾸 약을 끊으려고 시도해 보는 게 좋습니다. 약 계속 먹어서 좋을 게 뭐가 있겠어요? 내 말이 이해가 됩니까?"

"예. 그러면 저는 일단 3개월 먹어 보고 끊어 보겠습니다."
"좋은 생각입니다. 정신과 의사는, 아니 가능하면 어떤 의사든 안 보고 사는 게 좋습니다. 경찰이나 판사도 마찬가지고요. 그리고 공황장애는 큰 병이 아니니 조금도 신경 쓰지 말고 대학 생활 잘 보내길 바랍니다. 내가 보기에 ○○씨는 똑부러지네요."
"고맙습니다, 교수님." 그녀는 공손하게 인사하고 진료실을 나갔다.

그녀가 내게 이전 정신과 의사가 그녀에게 짜증을 낸 이유를 물었을 때 모르겠다고 했지만 그 이유는 뻔했다. 정신과 의사는 아니 모든 의사는 꼬치꼬치 물어보는 환자를 별로 좋아하지 않는다. 시간에 쫓겨서이기도 하지만 의사의 생각에 의문이나 이의를 제기하면 불쾌해 한다. 아무것도 모르는 환자가 의사 자신의 지식과 권위에 도전한다는 생각이 들기 때문이다. 나도 젊었을 때는 그랬다.

그러나 지금은 환자는 궁금하면 물을 권리가 있고 의사는 환자의 질문에 대답해야 할 의무가 있다는 걸 안다. 그건 그렇고, 그녀가 병명에 붙은 장애와 사회에서 말하는 장애의 차이를 물었을 때 내가 알고 있어서 다행이지 모르고 있었으면 어쩔 뻔했나 하는 생각도 들었지만 지금은 그런 건 걱정하지 않는다. 젊었을 때는 "그런 쓸데없는 의문은 왜 가지노?" 하고 면박을 주면서 나의 무지를 덮으려 했겠지만, 나이 든 지금은 "아, 나도 몰랐네. 정말 좋은 질문이네. 내가 공부해서 다음에 알려줄게"라고 말하면 된다. 모르는 건 모른다고 하면 되는 것이다.

문득 둘째 생각이 난다. 둘째가 초등학교에 다닐 때 (내 기억으로는 2학년 때지 싶다) 하도 질문을 많이 해서 담임 선생님은 둘째가 궁금한 것이 있다고 할 때마다 긴장했다고 한다. 나와 아내도 마찬가지였다. 그러다가 담임 선생님이 묘책을 생각해 냈다.

어느 날 둘째가 선생님에게 물었다.

"선생님, 오징어 배는 왜 밝은 낮에 오징어를 안 잡고 어둔 밤에 불을 켜고 잡나요?"

"아, 참 좋은 질문이야. 그건 오징어 배에게 물어보면 되겠네."

"선생님, 왜 어떤 신호등은 세로로 걸려 있고 어떤 신호등은 가로로 걸려 있어요?"

"아, 참 좋은 질문이야. 그건 신호등에게 물어보면 되겠네."
 그때마다 반 아이들이 까르르 웃었고 그때 이후로 딸 아이는 더 이상 질문을 하지 않는다고 했다.

신과 인간을 연결하는 사람

"혹시 무슨 일 하시는지 물어봐도 됩니까?"

곱게 화장을 한 60대 여성 환자에게 내가 조심스럽게 물었다. 나는 치료에 꼭 필요한 경우가 아니면 직업을 묻지 않는다. 선입견을 가질 수 있기 때문이다. 그런데 이번에 내가 직업을 물은 이유는 이 여성의 옷차림이 아주 독특했기 때문이다.

개량 한복이긴 한데 그 색감이나 형태가 낯설게 다가왔다. 아름답다기보다는 조금 특이한, 표현하기가 그렇지만 신기를 느꼈다.

"무속인입니다."

"무속인요?"

"무당이라고 부르기도 하지요."

"아, 그렇군요. 옷차림이 눈에 띄어 물어보았습니다."

"선생님은 어떻게 생각하실지 모르지만 우리는 신과 인간을 연결하는 사람입니다. 무당 '무'라는 한자를 찾아보면 제 말을 이해하실 겁니다."

"아, 그렇습니까?"

그녀는 잠이 오지 않아 외래를 방문했고 나는 시간이 허락하는 대로 무속인의 삶에 대해 그녀에게 여러 가지를 물어보았다. 그리고 그녀가 말한 대로 무당〈무〉라는 한자를 찾아보았다.

무당〈巫〉, 글자 형태가 묘했다. 정말로 하늘과 땅을 사람 두 명이 서로 연결하는 형태였다. 하늘에 계신 신의 명령을 땅 위의 사람들에게 전달하고, 땅 위 사람들의 기도와 소원을 하늘에 계신 신에게 전달하는 그런 의미라고 생각되었다.

그런 이유로 무당은 역사 이래로 참으로 고귀한 직업으로 대접받았다. 아무나 신의 메시지를 인간에게 전달해 줄 수 없으므로 그들은 특별히 신으로부터 선택된 사람들이었다. 고대 그리스에서 신탁을 받아 주던 사람들도 무당이었을 것이다. 그런 무당의 역할을 현재는 성직자가 대신 맡고 있다.

무당이 신과 인간을 연결하는 사람이라면 정신과 의사는 무의식과 의식을 연결하는 사람이라는 생각이 문득 들었다.

심지 약한 사람을 괴롭히는 두 놈

　우울증으로 치료받고 있는 70대 후반 여자다. 자식들이 있어도 멀리 떨어져 살고 평생 애만 먹이던 남편은 얼마전에 죽어서 혼자 지낸다. 10년 넘게 치료받고 있지만 매달 외래에 올 때마다 언제나 잘 지낸다는 말 외에는 특별한 말이 없는 분이다. 그런데 오늘은 앉자마자 계속 운다. 너무 서럽게 울어서 중단시키기가 힘들다. 내 경험상 환자가 아무리 울어도 2,3분을 넘기는 경우는 드물다. 그래서 그냥 기다리기로 했다. 기다리는 동안 특별히 할 일도 없고 해서 컴퓨터 진료 기록지에 뜨는 시간을 보면서 우는 시간을 측정했다. 그녀는 정확히 4분 20초 후에 울음을 그쳤다.

　그녀는 내가 건네 준 티슈로 코를 풀고 눈물을 훔치더니 미안하다고 하면서 이렇게 말했다.
　"수술을 받고 나니 자꾸 겁이 났어. 어젯밤에 혼자 누워 있으니 이러다가 죽을지도 모르겠다는 생각이 들었어. 아들에게 전화했더니 주말에 내려오겠다고 하더라. 그래서 나는 잘 지내니 오지 말라고 했어. 지도 바쁘고 먹고 살기 어려운데 내가 짐만 되는 것 같아서야. 그러다가 갑자기 교수님 생각이 났어. 그냥 얼굴만 보러 왔는데 교수님 얼굴을 보니 갑자기 눈물이 나왔어. 누가 보면 교수님이 나 때린 줄 알겠어."

내가 무슨 수술이냐고 물으니 심장 스텐트 시술이라고 한다. 내가 말했다.

"아이고, 심장에 스텐트를 박으면 누구라도 불안하고 겁이 납니다. 모친만 그런 게 아닙니다. 잘 왔습니다. 그리고 앞으로도 울고 싶을 때는 언제든 오십시오."

그녀를 토닥여 달랜 후에 돌려보냈다. 그녀는 외로워서 나를 찾아왔고 나를 보는 순간 서러워서 운 것 같다.

외로움과 서러움. 심지 약한 사람을 괴롭히는 못된 두 놈이다.

태아에 대한 태도

20대 여자애가 있다. 내가 그 아가씨를 보고 애라고 말하는 이유는 삶을 대하는 태도가 너무 피상적이기 때문이다. 이 애의 제일 큰 문제점은 너무 감정적이고 충동적이라 순간적으로 눈이 맞으면 아무 남자하고나 잔다는 것이다.

외래에서 내가 그 점을 지적하자 그 애는 "사랑하면 누구나 그럴 수 있지 않나요?"라며 가볍게 대꾸한다.
"그럴 수는 있지. 유난히 사랑에 잘 빠지는 사람은 있으니까. 그렇지만 두 번이나 임신을 하고 두 번이나 낙태 수술을 한 점에 대해서는 어떤 식으로 설명할 수 있니?" 내가 물었다.
"얼마 되지도 않았어요. 그냥 핏덩어리예요."
역시 대수롭지 않게 말하고는 갑자기 나에게 되묻는다.
"그럼 교수님은 제가 아기를 낳아야 된다고 생각하세요?"
"나는 그렇게 말한 적이 없다. 내가 하고 싶은 말은 뱃속의 태아도 생명체라는 것이다."
"생명체는 무슨." 그 애는 입을 삐죽 내밀다가 나에게 묻는다.

"교수님, 천주교 믿으세요?"

"종교와는 아무 관계가 없다. 나는 단지 네가 피임을 해서 너의 몸을 아꼈으면 좋겠다. 그리고 내가 태아에 대해 잠시 이야기를 해 주고 싶은데 들어 보겠니? 몇 분이면 된다. 내 이야기가 아니고 과학적인 사실만 이야기할게."

"한번 들어보죠. 성교육이라면 조금 우습기도 하지만."

이 애가 약간은 귀찮다는 듯이 약간은 빨리 면담이 끝났으면 좋겠다는 얼굴로 나를 흘깃 본다. 옆에 함께 앉아 있는 어머니는 차마 고개를 들 수 없다는 듯이 고개를 숙인 채 가만히 있다. 내가 이야기를 시작했다.

"내가 이 이야기를 하는 이유는 아마도 네가 태아에 대해 잘 모르고 있는 것 같아서, 알면 도움이 될 것 같아서 하는 말이니 잘 들어주면 고맙겠다.

태아는 3개월만 되면 시각, 청각, 촉각을 모두 가지고 있다. 그것을 어떻게 알 수 있느냐 하면 임산부의 배에 갑자기 환한 불을 비추면 뱃속의 태아가 손으로 눈을 가린다. 임산부가 누워 있는 방문을 세게 닫으면 태아가 펄쩍 뛴다. 초음파로 볼 수 있지. 그리고 인공 유산을 할 때는 3개월 된 태아가 필사적으로 요리조리 피하다가 결국에는 자궁 맨 위쪽 벽에 찰싹 붙어 최후를 마친다고 한다. 슬픈 이야기지. 너는 몰랐을 거다.

그리고 조건 학습conditioned learning 능력도 있다. 문을 세게 닫는 소리에 놀랐던 태아는 나중에 그 비슷한 소리를 들으면 꿈틀한다. 태아를 임신한 상태에서 엄마가 불안하거나 초조하거나 우울하면 그것이 그대로 태아에게 전달되어 나중에 세상 밖으로 나와서도 아기가 불안과 우울에 취약하다.

그리고 엄마가 술을 마시거나 담배를 피우면 그것은 그대로 태아에게 전달되어 태아의 뇌세포 발달에 나쁜 영향을 미친다. 그러니 네가 생각하기에 좋은 엄마가 될 자신이 없거든 부디 부탁하는데 피임을 하길 바란다. 부탁한다."

그 애는 내 말을 듣고 무언가 생각하는 듯 잠시 허공을 응시하더니 아무 말도 하지 않고 나갔다.

젊은 여성은 엄마가 된다는 것이 어떤 것인지 알아야 한다. 학교나 가정에서 그것을 가르치지 않는다면 정신과 외래에서라도 가르쳐야 한다. 내가 할 일이 많다.

이름에 〈말〉자가 들어가는 여자들

말자, 말숙, 말순, 말옥, 말년 …… 여자 이름에 〈말〉자가 들어가 있으면 딸은 그만 낳고 아들을 낳고 싶다는 부모의 강한 소망이 담겨 있는 것으로 해석해야 한다.

"형제가 어떻게 됩니까?" 이름이 〈말순〉인 70대 초반 여자에게 묻자 그녀는 곧 내 질문의 의도를 알아차린다. 오랫동안 진료를 보면서 한 번도 그런 질문을 하지 않았기 때문이다.
"이름 때문에 그러시는 모양이죠?"
"예."
"1남 5녀이고 제 밑에 남동생이 한 명 있지요. 부모님이 더 이상 딸을 낳지 않겠다며 제 이름을 말순으로 지었답니다. 집에서는 끝순이라고 불렀지요."
"지금까지 살아오면서 이름이 신경 쓰였던 적이 있습니까?"
"솔직히 학교 다닐 때는 별로 부끄러운 줄 몰랐어요. 제 반에 저와 이름이 비슷한 애가 많았으니까요." 이분은 중학교까지 다녔다.

"그런데 아들딸 결혼시키기 위해 청첩장에 제 이름 넣을 때는 어찌나 부끄럽든지. 그때는 정말 돌아가신 아버지를 원망했지만 그래도 부모가 지어 준 이름인데 하면서 마음을 달랬지요."

"그랬군요."

"그런데 교수님, 제가 가장 부러워한 이름이 뭔지 아세요?"

"무엇인데요?"

"초등학교 다닐 때 제 반에 춘자라는 아이가 있었어요. 저는 그 이름이 어찌나 좋던지. 봄 춘, 생각만 해도 기분이 좋았어요. 그래서 집에 와서 엄마에게 '와 나는 춘자라고 지어주지 않았느냐?'고 따졌지요. 그랬더니 엄마가 마당 쓸던 빗자루로 내 등판을 때리면서 '이것아, 니 낳을 때 내 나이가 몇인 줄 아나? 하마터면 내가 죽을 뻔 했다. 그리고 니는 겨울에 나왔다. 춘자는 무슨 얼어 죽을 춘자! 빨리 산에 가서 나무나 주워 온나.' 이렇게 말씀하시더군요."

하긴 딸을 낳아서 분하다는 의미로 〈분자〉라고 이름 지어진 분들도 가끔씩 본다. 그 분들은 자신의 이름 때문에 정말로 분할까?

참 고마운 할머니

한 할머니가 진료실 문을 열고는 문가에 서서 말씀하신다.
"약 주이소."
"그동안 잘 보냈습니까?" 내가 묻는다.
"잠 잘 잠니더." 할머니는 자리에 앉지도 않고 내 쪽으로 오면서 말한다.
"불편한 점은 없습니까?"
"잘 지냅니더. 수고 하이소." 하고는 밖으로 나가신다.
참 고마운 할머니다.

"오랜만입니다. 별 일 없었습니까?" 내가 묻는다.
"밖에 손님이 많네. 교수님 얼굴 보았으면 됐네. 안녕히 계시이소." 멀리 경남에서 오시는 또 다른 할머니다. 그 멀리서 내 얼굴 보러 두 달에 한 번 와서는 내 생각해서 금세 나가신다.
참 고마운 할머니다.

1타 4피 환자

환자가 많다 보니 제일 반가운 환자는 바로 1타 4피 환자다. (환자를 화투에 비유해 죄송하지만) 아내가 남편과 함께 진료를 받는데 아내 혼자 와서 남편 약도 받아 가고 온 김에 잠 못 자는 시아버지와 시어머니 약도 받아 가니 한번 진료에 네 명을 보게 된다. 면담 시간도 절약되니 그야말로 VIP 환자다. 요즘에는 대리처방의 요건이 엄격해졌지만 이전에는 보호자가 바쁘거나 가족 중에 여러명의 환자가 있을 때는 신분만 확인하고 가족 구성원 한 명에게 다른 가족 구성원의 처방도 함께 내렸다. 이 글에 등장하는 4명의 환자들도 처음에는 각자 나에게 진료를 받았지만, 약물치료로 증상이 안정되어 약 용량에 변화가 없게 되자 한 명만 방문해서 다른 가족 구성원의 처방전까지 대리로 받아갔다.

그래서 내가 이 환자를 볼 때마다 요즘 보기 드문 훌륭한 아내이고 며느리라고 입에 침이 마르도록 칭찬한다.
"요즘 세상에 시아버지와 시어머니 잠도 챙겨 주는 그런 며느리가 어디 있습니까? 정말 대단합니다. 그런데 친정 부모님은 잘 주무시는가요?"

노골적으로 1타 6피를 노려보지만 "저희 친정 부모님은 일찍 돌아가셨어요"라는 말에 얼른 검은 혀를 감춘다. 이 여자 환자도 내 칭찬에 기분이 좋은지 나의 시커먼 속도 모른 채 나를 볼 때마다 "교수님은 참 따뜻한 분이에요"라고 말한다.

우리는 훈훈한 분위기에서 증상을 묻기보다는 서로 칭찬하는 말을 하기 바쁘다. 하루에 이런 경우가 두 번만 있어도 마음이 느긋해진다. 그다음에 반가운 환자가 1타 3피고 그다음이 1타 2피다. 1타 2피는 하루에도 드물지 않게 있어 나를 즐겁게 한다.

그런데 세상일이라는 게 좋은 일이 있으면 나쁜 일도 있는 법. 하루에 꼭 부담되는 환자들도 몇 분씩 찾아온다. 말하기 부끄럽지만 시간을 많이 빼앗는 분들이다.

부부 문제, 자녀 문제, 직장 상사와의 문제 등 주로 대인 간의 갈등인데 이런 문제들은 증상과 사회생활의 경계 지점에 놓여 있기 때문에 문제의 윤곽을 파악하는데 시간이 많이 걸린다.

또 진짜 부담되는 환자는 의심증 환자다. 의처증과 의부증이 의심될 때는 부부 양쪽의 말을 다 들어 보아야 하고, 부부 중의 한 사람이 의심증 환자라고 추정되어도 그 사람이 치료에 자발적으로 동의하는 경우가 거의 없기 때문이다.

불행하게도 이렇게 열심히 환자를 봐도 병원에서 정신과 진료 수익은 언제나 꼴찌거나 꼴찌 바로 앞이다. 하루에 수십 명 보는 것보다 10초 만에 MRI 처방 하나 내는 것이 수익 면에서는 훨씬 더 낫다. 슬프지만 현실이 그런 걸 어떡하랴.

오늘도 나는 외래에서 묵묵히 컴퓨터 자판을 두드린다. 말 치료가 아니라 컴퓨터 자판 두드리기 치료다.

나는 당신의 아버지가 아닙니다

조현병을 앓고 있는 한 40대 남자가 있다. 외래에 오더니 화부터 낸다. 이유를 묻자 자기 아버지가 돌아가셨는데 내가 장례식에 오지 않아서라고 한다.

"제가 왜 아버지 장례식에 와야 한다고 생각합니까?" 내가 묻자 그가 당연하다는 듯이 이렇게 대답했다.

"선생님이잖아요. 우리 선생님." 그가 〈우리〉라는 말에 힘을 주어 말한다.

"조금 더 설명해 줄 수 있습니까?"

"제가 제일 믿고 신뢰하는 선생님이잖아요. 그러니 당연히 아버지 장례식에 와야죠."

"○○씨가 저를 믿고 신뢰한다는 점은 고맙지만 저는 00씨의 친척도 아니고 ○○씨의 아버지와 아무 상관없는 사람입니다."

"무슨 말을 그렇게 섭섭하게 하십니까? 돌아가신 아버지도 늘 저에게, '제가 죽은 후에 어려운 일이 있으면 뭐든 교수님과 의논해라. 교수님 말씀을 무조건 따르면 된다'라고 하셨습니다. 교수님, 너무 하십니다."

"아버님께서 내 말을 무조건 따르면 된다고 말씀 하셨습니까?"
"예."
"분명합니까?"
"분명히 그렇게 말씀하셨습니다."
"그러면 제가 말하면 그대로 따르겠습니까?"
"따르겠습니다."
"그러면 앞으로 저에게 오지 마십시오. 다른 의사에게 치료 받도록 하십시오. 제가 보기에 ○○씨는 너무 저에게 의지합니다. 그게 문제입니다. 저는 ○○씨의 아버지가 아닙니다."

내 말을 듣고 환자는 얼굴이 일그러지면서 씩씩대며 문을 박차고 나갔다. 나가면서 한마디 한다.
"내가 다시는 여기 오나 봐라. 더러워서, 의사가 당신뿐이가! 다시 오면 내 성을 간다."

그러나 나는 확신한다. 얼마 후에 그 환자는 다른 성을 가진 채 나를 찾아올 거다.

내가 왜 이런 심한 처방을 내리느냐 하면 환자가 어느 정도 의사를 이상화하거나 의사에게 기대는 것은 피할 수 없는 현상이다. 환자에게 의사는 부모를 상징하는 표상이기 때문이다.

모든 환자는, 정도의 차이는 있지만, 의사에게서 부모의 이미지를 느낀다. 갓태어난 아기가 엄마에게는 전지전능한 힘이 있다고 믿듯이, 환자는 의사가 자신을 병의 고통과 통증으로부터 건져 내어 주는 신비스러운 힘을 지니고 있다고 믿는다. 그런 믿음과 확신이 있기 때문에 환자는 기꺼이 의사 앞에서 부끄러움 없이 옷을 벗는다. 이러한 행동은 부모 앞에서 어린아이가 옷을 벗는 행동과 동일하다.

환자는 의사를 부모와 같은 존재로 생각하기 때문에 의사가 고통을 주는 행동을 해도 기꺼이 참는다. 의사는 주사로 피부를 뚫고, 칼로 살을 째고, 드릴로 구멍을 뚫고, 톱으로 뼈를 가른다. 그리고 몸에 있는 구멍이라는 구멍은 모두 침입해 들어온다. 안과 의사는 눈으로, 이비인후과 의사는 귀와 코와 목으로, 외과 의사는 항문으로, 산부인과 의사와 비뇨기과 의사는 요도와 성기로 침입해 마음껏 헤집으면서 고통을 준다. 그래도 환자는 무의식적으로 의사를 부모로 받아들이기 때문에 그 고통을 기꺼이 참아낸다.

환자가 의사를 부모와 동일시하는 것을 피할 수는 없지만 그 정도가 지나칠 때는 때때로 그 점을 환자에게 직면시켜야 한다. 진료실에서 의사-환자 관계가 부모-어린아이가 아니라 어른-어른의 관계라는 점을 인식시켜야 환자가 독립적인 한 인격체로서 살아갈 수 있다. 그래서 내가 그 남자 환자에게 '나는 너의 아버지가 아니다'라고 말하는 것이다.

괴롭겠군요

오늘 한 부인이 친정 부모와의 갈등에 대해 이야기한다.
"괴롭겠군요."
부인이 계속 이야기한다.
"정말 괴롭겠군요."
부인이 계속 이야기한다.
"몹시 괴롭겠군요."
드디어 부인이 오열한다. 그러면 티슈를 건네준다. 부인은 눈물을 닦고 코를 풀고 한숨을 크게 내쉰 후에 말한다.
"조금 가슴이 시원해졌어요."
"참 괴롭겠습니다." 내가 다시 말하면 부인은 "교수님, 고마워요. 다음에 뵐게요"라고 한다. 진료실을 나가는 부인의 등 뒤에 대고 내가 말한다.
"정말 괴롭겠습니다." 그러자 부인이 뒤돌아보며 내게 미소를 보낸다.
내가 한 말은 〈괴롭겠군요〉라는 한 마디뿐인데 본인은 도움을 받았다니 거참 희한한 일이다.

살 만큼 살았으니 이제 죽어도 여한이 없다

　외래에 오시는 80세 할머니가 계신다. 유방암이 생겨 항암치료를 받았고 그 후유증으로 머리카락이 모두 빠지고 야위었지만 앙상한 몸에서 기품이 배어 나오는 분이다.
　불면증과 우울증으로 정신과 외래를 방문했는데 그때마다 할아버지가 동행했다. 멋진 모자를 쓰고 오시는 멋쟁이 할아버지는 아내 사랑도 지극한 점잖은 노신사였다.
　두 분의 부부애가 남달랐기 때문에 항상 보기 좋았다. 할머니는 유복한 환경에서 성장했고 행복한 결혼 생활을 보냈으며 남편과 자녀들도 모두 사회적으로 성공했다.

　할머니는 앉으면 늘 살 만큼 살았으니 이제 죽어도 아무 여한이 없다고 하셨다. 그때마다 나는 별말씀을 다 하신다며 적어도 100세까지는 사시라는 덕담으로 응했다.
　그런데 어느 날 할머니가 자리에 앉자마자 갑자기 내 앞에서 통곡을 하기 시작했다. 암이 재발 되었다고 하면서 정말 소리 내어 크게 우셨다. 함께 온 할아버지가 그만 그치라고 다그쳤지만 아무 소용이 없었다. 할머니는 "난 정말 죽고 싶지 않아. 난 정말 죽고 싶지 않아"라는 말을 반복하며 어린애처럼 소리 내어 울었다. 80세나 되는 할머니가, 그것도 소리 내어 눈물을 흘리니 당혹스러웠다.

일찍 죽고 싶다는 노인의 말은 모두 거짓이다. 절대로 믿으면 안 된다. 죽음에 대한 불안감에서 방어 심리로 그렇게 말하는 것이다. 말로는 그냥 죽고 싶다고 해도 하루라도 더 살고 싶은 것이 인간의 본능이다.

정신보험

"교수님, 삶이 이렇게 잔인한 줄 몰랐습니다."

70대 후반 노인이 하소연한다. 젊은 시절에는 꽤 큰 사업체를 운영했고 60대 후반에 은퇴하여 사람들이 보기에는 비교적 편안한 노후를 보내고 있는 분이다.

2남 3녀의 자식들은 모두 결혼하여 가정을 이루어 살고 아들 두 명은 자신이 일궈 놓은 중소기업을 물려받아 그런대로 먹고 산다고 한다. 수년 전에 아내가 지병으로 죽은 후에는 수십 년 동안 살던 단독 주택을 처분하고 작은 아파트로 옮겨 혼자 살고 있다. 며느리와 딸들이 돌아가면서 자주 방문하고 자식 간에도 큰 불화가 없어 밖에서 보기에는 순탄한 삶을 누리고 있는 듯 하다.

"왜 그렇게 생각하시는지요?" 내가 물었다.

"걷기가 불편한 후로는 괜히 짜증이 나고 자꾸 불안합니다. 우울하고, 인생 헛 산 것 같기도 하고, 잠도 오지 않고, 겨우 잠이 들면 그냥 아침에 눈 뜨지 말고 그대로 갔으면 하는 생각만 듭니다. 집사람이 죽었을 때도 잘 견뎌냈는데 겨우 한쪽 다리 부러진 것 가지고 이런 생각이 드니 앞으로는 더하면 더했지 좋아질 일이 하나도 없다는 생각만 듭니다."

오른쪽 다리에 깁스를 하고 나를 바라보는 그의 얼굴에 슬픔이 가득하다.

"많이 불편하시지요? 다리에 깁스하면 생활하기가 정말 불편하실 겁니다." 이런 위로가 별로 도움이 되지 않는다는 것을 알아도 딱히 다른 할 말이 없었다.

"좀 더 잘 주무시도록 약을 조절해 보겠습니다. 그리고 우울하고 불안한 기분도 나아지도록 그것도 약을 처방해 보겠습니다." 결국 내가 할 수 있는 것은 일시적으로 약 용량을 좀 더 올리겠다는 말뿐이었다.

"좋아지겠지요, 교수님?" 그가 물었다.

"당연히 좋아지지요. 걱정 마십시오." 그를 안심시키고 내보냈다.

젊을 때는 몸이 아파 걱정하는 일이 드물다. 물론 큰 병에 걸리는 사람도 있지만 대부분은 소소하게 앓고 곧 회복된다. 몸에 대한 걱정이 없으니 몸보다는 사람들의 인정, 사회적 지위, 관계하는 사람들, 소유하고 있는 물건 등 외부 현상에 더 많은 관심을 기울인다. 젊은 사람들은 눈에 보이는 것에 의지해 살아간다. 마음이 그런 것들로 가득 차 있어서 정신적인 면이 부족해도 큰 문제가 되지 않는다.

그러나 나이가 들어 몸이 아프게 되면 삶에서 그토록 중요하다고 생각했던 것들이 점점 힘을 잃고 퇴색하게 된다. 눈에 보이던 많은 것이 의미를 상실한다.

인간의 감정은 몸에서 만들어지기 때문에 몸이 쇠약해지면 긍정적인 감정보다는 부정적인 감정이 더 자주 생기고 더 쉽게 압도당한다. 그래서 사소한 일에도 불안하고 우울해진다.

내가 외래에서 70대 이상 노인들을 대하면서 깨달은 점이 하나 있다. 몸이 병들고 쇠약해질 때 비로소 그 사람의 정신이 드러난다는 것이다. 마치 썰물이 되었을 때 갯벌이 그 모습을 드러내는 것과 같다.

정신세계가 풍요로운 노인은 큰 사건이나 큰 병을 앓아도 그런대로 극복해 나간다. 반면 정신세계가 빈약한 노인은 사소한 사건이나 병에도 치명상을 입는다.

삶은 잔인하지도 않고 따뜻하지도 않다. 자신이 삶을 어떻게 대하느냐에 달려있다. 나이가 들어 삶에 회의가 든다면 그것은 자기 정신을 방치해 두었다는 증거일 수 있다. 몸에 의존하여 정신을 소홀히 하였다고 해석해야 한다.

그러니 한 살이라도 젊었을 때 몸이나 물질적인 것에 신경 쓰는 것만큼 정신세계도 돌보아야 한다. 몸이 쇠약하고 팔다리에 힘이 빠지면 오로지 정신에 기대어 살아야 하기 때문이다.

신체 건강을 위해 보험에 드는 것처럼 노후를 대비하여 정신 보험을 들어야 한다. 그것은 오직 공부하고 사색하는 방법뿐이다.

그녀를 만나면 나는 개코가 된다

 50대 중반의 중년 여자다. 외래에서 처음 봤을 때 목에 두른 분홍빛 스카프와 짙고 푸른빛의 통치마 그리고 은은한 향수 냄새가 인상적이었다. 어떻게 왔는지 묻자 옷 가게를 하는데 손님들의 시선이 지나치게 의식되고 늘 불안해서 왔다고 했다.
 무엇때문에 의식되는지 묻자 그냥 다른 사람들의 시선이 의식된다고만 했다. 가게에서만 그런지 아니면 가게 밖에서도 그런지 묻자 가게 밖에서도 그렇다고 했다. 언제부터 그런 증상이 생겼는지 묻자 대략 2년 정도 된다고 했다. 2년 전에 무슨 일이 있었는지에 대해 그녀는 대답하길 주저하더니 "그냥, 특별한 일은 아니지만……." 하며 얼버무렸다. 잠시 기다렸지만 더 이상 말을 하지 않아서 나도 그냥 넘어갔다.
 2년 전에는 다른 사람의 시선이 의식되지 않았다고 하여 나는 성격이나 사회 공포증보다는 단순한 불안 신경증으로 생각된다며 항불안제 한 알과 비상시 먹을 항불안제 한 알 등 두 알을 처방했다. 1주일 후 그녀는 다시 외래를 방문했는데 약을 먹고 많이 편해졌다고 했다. 그래서 2주 처방을 하면서 매일 먹을 필요는 없고 불안을 느낄 때만 먹고 큰 병 아니니 상태가 좋으면 더 이상 올 필요가 없다고 했다.

그녀는 보름 후에 다시 외래를 방문했다. 그동안 증상 없이 잘 지냈으며 약을 먹으니 마음이 많이 편해져서 계속 약을 먹고 싶다고 했다. 그래서 항불안제인 아티반ativan 0.5mg을 처방하고 비상시에 먹을 수 있도록 그 약을 별도로 처방했다. 이후 그녀는 매달 한 번씩 외래를 방문했는데 올 때마다 목에 강렬한 색의 스카프를 두르고 통치마를 입고 왔다.

그녀는 매달 한 번씩 규칙적으로 외래를 방문했다. 그리고 다른 사람들의 시선이나 불안에 관한 이야기는 거의 하지 않고 대신 내가 묻지도 않았는데도 자신에 대해 이런저런 이야기를 했다.

그녀를 진료하는데 문제는 엉뚱한 곳에서 발생했다. 외래에 올 때마다 그녀에게서는 향수 냄새가 났는데 그 때문에 내가 고통스러웠다. 향수 알러지가 있기 때문이다. 약한 향수 냄새라도 맡으면 즉시 두통이 와서 그녀가 진료실에 들어올 때는 미리 창문을 열어 놓고 마스크를 바짝 밀착시켜 가능한 한 향수 냄새를 피하려고 노력했다. 그래도 그녀를 진료하는 동안 심한 두통을 느꼈다. 결국 나는 그녀에게 솔직하게 말했다.

"죄송합니다만 제가 향수 알러지가 있습니다. 그러니 외래 진료 오실 때는 향수를 자제해 주시면 고맙겠습니다."

내 말에 그녀는 몹시 당황하는 눈치였다. 그녀는 무안한 듯 얼굴을 들지 못한 채 연신 죄송하다고 말하고는 급히 진료실을 나갔다. 그녀가 너무 미안해해서 오히려 내가 미안하다는 생각이 들었다.

다음 달에 그녀는 향수를 뿌리지 않고 나타났다. 진료실에 들어와 자리에 앉자마자 그녀가 물었다.

"교수님, 냄새가 나나요?"

"아이고, 죄송합니다. 제 말에 신경이 많이 쓰였는가 봅니다. 알러지만 아니면, 저도 어쩔 수가 없어서……." 내가 손사래를 치며 말했다.

"냄새가 나지 않는 게 분명한가요?" 그녀가 다시 물었다.

"그럼요, 전혀 안 납니다. 죄송합니다." 내가 다시 고개를 숙이며 사과했다.

"정말이지요? 정말 냄새가 안 나지요?" 그녀가 여러 번 물어서 약간 짜증이 났다. 그래서 단호하게 말했다.

"그럼요. 향수 냄새가 전혀 나지 않습니다." 내 말에 그녀는 흠칫하더니 "제 말은, 향수 냄새가 아니고 제 몸에서 어떤 냄새가 나지 않는지 그게 궁금해서요"라고 말했다.

"어떤 냄새라뇨?" 내가 물었다.

"그게, 그게……. 제 몸에서 찌린내가 나는가 해서……."

그녀는 주저하면서 말했다.

"찌린내라뇨?"

"사실은 요실금이 심해서 기저귀를 차고 다녀요. 그게 신경 쓰여서 늘 향수를 뿌립니다."

"그랬군요. 그렇다면 2년 전에 어떤 일이 있었다는 것도 요실금과 연관이 있겠군요."

"예. 2년 전에 사람들과 함께 있는데 그때 소변이 조절되지 않아, 그날 바지를 입고 있었는데 제 옆에 있던 다른 사람이 그걸 보고 바지에 뭐가 묻었다고 하는 바람에, 어찌나 부끄럽고 수치스럽든지. 그날 이후로 늘 치마를 입고 패드나 기저귀를 차고 다녀요. 그리고 사람들이 제 치마에 시선을 돌리지 않도록 목에 스카프를 두르고 다녀요."

"그랬군요. 많이 힘들었겠습니다. 비뇨기과 치료를 받으면 좋아질 것 같은데요"

"벌써 받았어요. 수술도 받았는데 그래도 긴장하거나 마음이 불편하면 소변이 찔끔 나와요. 자주 그래요. 비뇨기과 선생님은 심리적인 문제 때문이라고 해요."

"그렇군요. 그런데 제가 하나 궁금한 것이 저를 찾아올 때마다 진료와 관계없는 여러 가지 이야기를 많이 하시는데 그건 무엇 때문입니까?"

"그건 향수를 뿌려도 혹시나 냄새가 날까 해서 교수님 신경을 제 이야기에 돌리기 위해서입니다. 다른 사람들 만날 때도 혹시나 싶어 쓸데없는 이야기를 제가 먼저 많이 합니다."

"그렇군요. 그렇다면 패드나 기저귀를 차기 전에도 사람들이 냄새 난다고 말한 적이 있습니까?"

"없어요. 그렇지만 주위 사람들이 코를 킁킁거리거나 코를 만지면 그게 제 냄새 때문이라는 생각은 듭니다."

"그렇다면 이렇게 합시다. 앞으로 한 달이 아닌 2주에 한 번씩 오십시오. 진료실에 들어올 때마다 지금처럼 향수를 뿌리지 말고 오십시오. 그리고 저와 바짝 붙어 이야기를 나눕시다. 진료가 끝날 때 제가 솔직하게 냄새가 나는지 안 나는지 말씀드리겠습니다. 제 코가 예민해서 별명이 개코입니다."

개코라는 말에 그녀가 웃는다.

"제가 안 난다고 하면, 이 세상 모든 사람이 맡아도 안 나는 겁니다. 어떻습니까? 저의 제안이."

 내가 그녀를 바라보았다. 그녀가 미소를 띠며 고개를 끄덕였다. 그 이후로 진료실에서 그녀를 볼 때마다 나는 그녀가 하는 말보다는 코를 킁킁거리면서 후각에 더 집중한다. 그리고 면담이 끝나면 전혀 냄새가 나지 않는다고 확실하게 말해준다. 실제로 냄새는 전혀 나지 않았다. 그게 벌써 10번째다. 나는 그녀에게 냄새에 대해 걱정되지 않으면 더 이상 오지 않아도 된다고 말했다. 조만간 그녀는 오지 않을 것이다. 그녀를 만나면 나는 개코가 된다.

뾰족한 것으로 사람을 찌르고 싶은 여자

대형 병원 외래 채혈실에 근무하는 20대 여자가 뾰족한 것만 보면 찌르고 싶은 문제로 진료실을 찾아왔다. 채혈실에 근무한 지는 5년 되었고 하루 9시간씩 250명에서 300명 정도 채혈한다고 한다.

"거의 기계같이 일하죠. 아무 생각하지 않고 본인 확인하고 채혈합니다. 일 자체는 스트레스가 별로 없어요. 기계처럼 하면 되니까요. 스트레스는 진짜 혈관을 찾기 어려운 사람을 채혈할 때죠. 두 번까지 실패해도 큰 문제는 없지만 세 번째 실패하면 그때부터 상황이 힘들어집니다. 환자에게 양해를 구해 다른 동료에게 넘기면 대부분 그대로 넘어가지만 어떤 환자는 고함을 치고 욕을 하고 난리를 피웁니다. 몇 번이나 사과하고 채혈실장이 와서 사죄해야 겨우 상황이 진정되죠.

저는 사람 대하는 것이 싫어 임상 병리사가 되었는데 이상하게 사람을 대하는 채혈실에 자원했습니다. 일 자체는 아무 문제가 없어요. 그런데 수개월 전부터 뾰족한 것만 보면 그것을 집어 사람들을 찌르고 싶다는 충동이 듭니다. 그런 생각을 안 하려고 해도 자꾸만 나서 힘듭니다."

"뾰족한 것이라뇨? 조금 더 자세히 말씀해 주시겠어요?"

"그러니까 뾰족하게 깎은 연필심이라든지, 볼펜이라든지, 끝이 날카로운 열쇠라든지, 주위에서 흔히 볼 수 있는 것들이에요."

"사람을 찌르고 싶다면 어디를 찌르고 싶다는 말인지요?"

"눈을 찌르고 싶어요."

"눈이요? 언제부터 그런 생각이 들었는지요?"

"수개월 전쯤 될 거예요."

"그 즈음 무슨 일이 있었는가요?"

"글쎄요. 특별한 일은 없었는데요. 단지 한 사람이 생각나는 것 외에는요."

"좀 더 자세히 말씀해 주시겠어요?"

"특별한 일은 아니었어요. 진상 환자도 아니었고. 제가 채혈에 두 번 실패하자 그 환자가 저를 보았는데 시선이 마주치자 이상하게 가슴이 철렁 내려앉았어요. 저한테 욕을 한 것도 아니고 대화를 나눈 것도 아닌데도 며칠 동안 계속 그 환자의 눈초리가 생각났어요."

"그렇군요. 그 환자의 성별과 나이는 어떻게 됩니까?

"오십 중반쯤 되어 보이는 남자예요."

"그 환자를 생각하면 혹시 떠오르는 사람이 있습니까? 누가 떠오릅니까?"

"글쎄요, 그게." 그녀는 갑자기 말을 멈췄다.

"말하기가 힘든 모양이지요?" 내가 재촉했지만 그녀는 여전히 고개를 숙인 채 아무 말도 하지 않았다.

"밖에서 기다리는 분이 많아서 그러니 오늘은 여기까지 합시다. 그리고 다음에 그 환자를 생각하면 누가 떠오르는지 말해줄 수 있으면 오시고 그렇지 않으면 다른 개인 정신과의원에 가서 속에 있는 이야기를 다 털어놓으면 좋아질 겁니다."

그녀는 일주일 후에 다시 왔다. 자리에 앉자마자 스스로 많은 이야기를 했다. 이야기의 내용은 대략 이러하다.

〈아버지는 알코올 중독자다. 그 때문에 가족 모두가 고통을 받았다. 위로 오빠가 있고 아래에 여동생이 있는데 각자 알아서 생활한다. 아버지는 수년 전에 간경화로 돌아가셨다. 형제들 중 자기만 부산에 있어서 어머니를 모시고 산다. 등등.〉

"이야기를 끊어서 미안하지만 저번에 어떤 사람이 떠오르는지 물었을 때 대답하기를 주저하셨는데 그게 누군가요?"

"아버지입니다. 제 아버지가 앞쪽 대머리였는데 그 남자도 앞대머리였거든요. 처음 보는 순간 이상하게 가슴이 철렁 내려앉았어요. 그리고 두 번이나 채혈에 실패했어요."

"왜 가슴이 철렁 내려앉았는가요? 그리고 지난 시간의 진료기록지에는 〈욕을 한 것도 아니고 대화를 나눈 것도 아닌데도 며칠 동안 계속 그 고객의 눈초리가 생각났다〉고 적혀 있네요. 이건 무슨 말인가요? 그 눈초리가 어떤 눈초리인가요?"

"그게……. 오래전의 일이에요. 제가 중학교 다닐 때였어요. 중2였던가? 집이 시골이었어요. 학교 마치고 친구들과 함께 집에 오는데 그날 아버지가 술에 취해 담벼락에 기대 앉아 졸고 있었어요. 친구 한 명이 저보고 〈얘, 너거 아버지 같다〉고 말하자 저는 큰 소리로 〈아니야〉라고 화를 냈어요. 제 목소리를 들었는지 아버지가 눈을 뜨고 제 이름을 불렀어요. 저는 다시 친구들이 들으라는듯이 〈우리 아버지가 아니야〉라고 큰 소리로 말했는데 그때 아버지와 시선이 마주쳤어요. 왠지 섬뜩했어요. 그 환자의 시선이 바로 그때 아버지 시선과 비슷했어요. 그게 기억나는 모두에요."

"알겠습니다. 뾰족한 것으로 사람의 눈을 찌르고 싶다는 것은 강박 증상입니다. 제가 약을 처방하겠습니다. 항우울제인데 1~2주 지나면 효과를 볼 겁니다. 그리고 그런 증상이 왜 나타났는지에 대해선 시간을 두고 이야기해 봅시다."

"알겠습니다, 교수님. 그런데 진단서를 끊어줄 수 있는지요? 한 2주 정도 휴식을 취하고 채혈실에서 다른 부서로 옮겨가려고요."

"그러죠. 장기간은 못해도 2주 정도는 가능합니다." 그녀는 진단서를 발급받아 갔고 다음 예약 날짜에 오지 않았다. 자신에게 아버지에 대한 살해 욕망이 있음을 직면하는 것이 두려웠는지도 모른다. 혹은 찰리 채플린 주연의 〈모던 타임즈〉에서처럼 주인공이 공장에서 나사 조이는 일을 하다 보니 밖에 나와서도 보이는 것마다 강박적으로 조이는 행동을 보이는 것과 같은 그런 직업병인지도 모른다. 또는 처음부터 휴직이나 부서 이동을 위해 진단서가 필요했는지도 모른다. 어쩌면 채혈실에서 날카로운 주사 바늘로 피부를 뚫는 것 자체가 날카로운 것으로 눈을 찌르고 싶은 욕망의 승화인지도 모른다.

결국 그녀로부터 더 많은 이야기를 듣지 못한 상태에서 내가 할 수 있는 것은 추측밖에 없었다. 그래서 내가 할 수 있는 말은 〈모른다〉라는 것뿐이다.

잔인한 의사와 잔인한 환자

자살 시도를 반복해서 어머니와 함께 진료실을 찾은 20대 청년이 있다. 자살 시도 방법이 위험하지는 않지만 반복되기 때문에 입원을 권했다. 그랬더니 그가 나를 노려보면서 말했다.

"교수님, 제가 왜 입원해야 하는지 제가 반박하기 어려운 한 가지 이유라도 말씀해 주신다면 기꺼이 입원하겠습니다."

공손하게 말했지만 그의 말에는 독기가 넘쳐 흘렀다. 아마도 그는 내가 입원을 권하는 이유로 〈자살로 목숨을 잃지 않도록 하기 위해서〉라고 할 거라고 예상했을 것이다. 그리고 그는 〈나는 더 이상 살고 싶지 않으니 목숨을 잃는 것은 전혀 문제가 아니다〉라고 대답할 것이다.

이 세상에서 삶과 죽음은 가장 핵심적인 문제이고 거기서 죽음을 택하겠다고 하면 그 어떤 질문도 의미를 잃게 된다. 이 세상 모든 질문은 삶과 연결되어 있기 때문이다.

"너가 입원해야 할 이유는 하나도 없다."

내가 그를 보면서 분명하게 말했다. 내 말에 그와 어머니가 동시에 놀란 표정으로 나를 보았다.

"다시 말하지만 너가 입원해야 할 이유는 하나도 없다. 죽겠다고 결심한 사람에게 입원이 무슨 도움이 되겠노? 죽겠다고 내버려 두라는 사람에게 내가 무슨 도움을 줄 수 있겠노? 그런 사람에게 나는 조금의 애정도 없다. 조금의 관심도 조금의 연민도 없다. 내 아들도 아닌데 내가 왜 신경을 쓰겠노? 살고 싶다며 도와 달라고 손을 내미는 사람들도 수두룩한데, 그 사람들도 다 도와주지 못해 늘 괴로운데 무엇 때문에 내가 너에게 죽지 말라고 매달리겠노? 나는 바쁜 사람이다. 내가 너에게 입원하라고 말한 이유는 지금 너 옆에 앉아서 울고 있는 너의 어머니를 위해서다. 나도 너 만한 자식이 있어서 네 어머니 심정을 아니까 입원하라고 한 거다. 세상 사람들은 너에 대해 관심이 없다. 너가 죽든지 살든지 신경 쓰지 않는다. 너가 죽는다면 단 한 사람, 너의 어머니만 슬퍼할 거다. 내가 입원하라고 한 이유는 그런 너의 어머니 마음을 달래주기 위해서다."

"교수님은 참 말을 모질게 하시네요." 청년이 말했다.

"모질기보다는 잔인하지. 나는 죽겠다고 말하면서 도움을 거절하는 사람에게는 잔인하게 대하는 의사야. 그런 사람의 죽음에는 아무 관심도 없어."

"듣고 보니 교수님은 정말로 잔인한 의사네요." 그가 말했다.

"잔인하기는 너가 더 잔인하지. 어머니 앞에서 자신의 목숨을 스스로 끊겠다고 말하는 자식보다 더 잔인한 사람이 이 세상에 어디 있겠노? 나도 잔인하고 너도 잔인하니까 우리 잔인한 사람끼리 손 한번 잡아 보는 것은 어떻겠노? 보름만 같이 손 잡아 보고 그때 가서 내가 손 잡을 사람이 못된다고 판단되면 뒤도 안 돌아보고 손 놓고 가면 된다. 어떻노? 니 생각은?"

"애야, 그렇게 해라. 교수님이 보름이라고 하시지 않니? 보름만 입원해 봐라. 보름이면 금시 지나간다."

환자 옆에 앉아 있는 어머니가 애원하듯이 말한다.

"진짜 보름만 입원하면 됩니까?" 그가 묻는다.

"내가 잔인한 의사라도 신의는 있다. 내가 한 약속은 반드시 지킨다. 보름 지나서 너가 계속 입원하겠다고 해도 내가 내쫓을 거다."

"알겠습니다. 그러면 보름 동안만 입원하겠습니다. 딱 보름입니다."

그리하여 잔인한 의사와 잔인한 환자는 보름 동안 매일 얼굴을 보면서 함께 지내게 되었다.

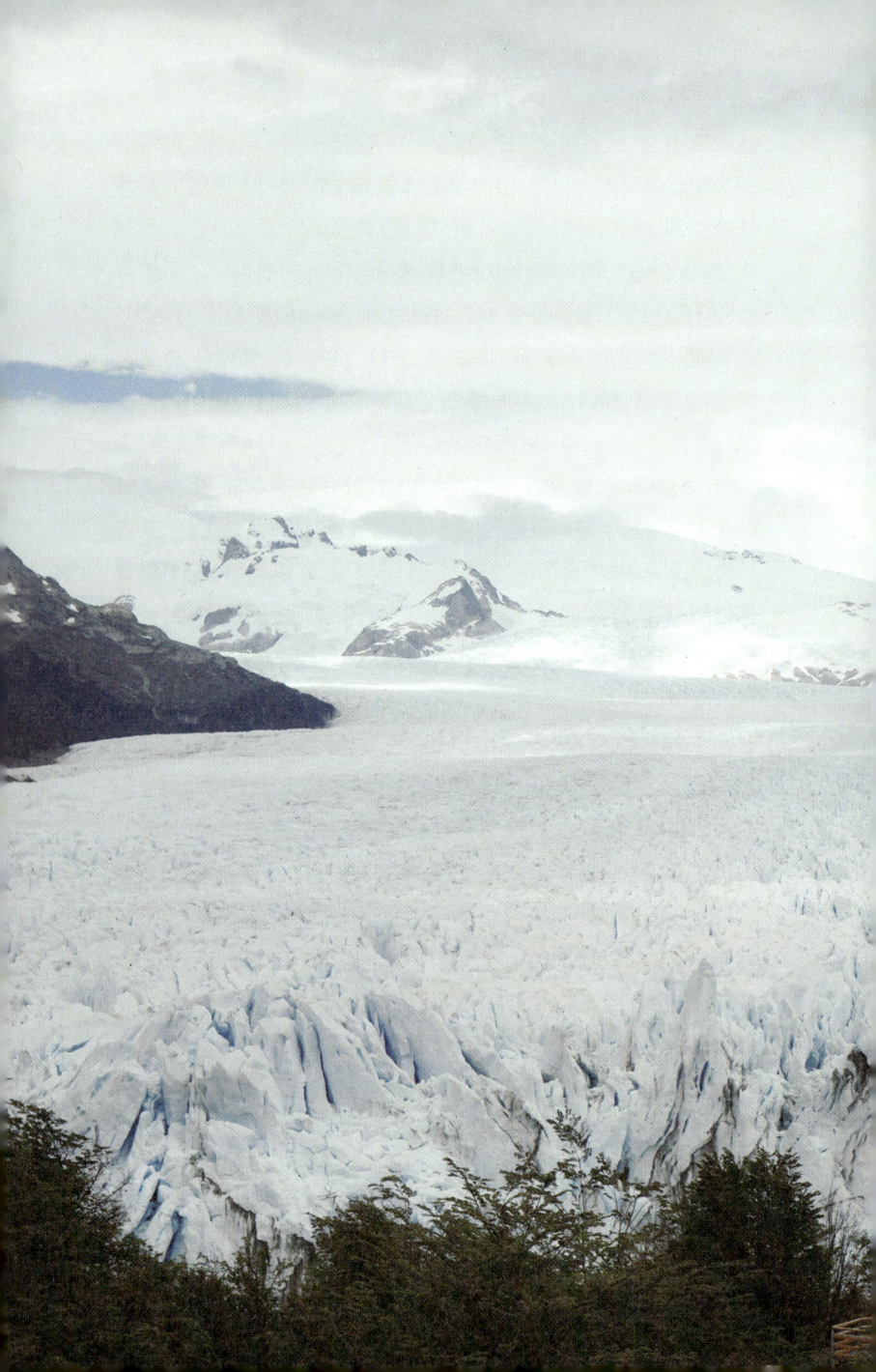

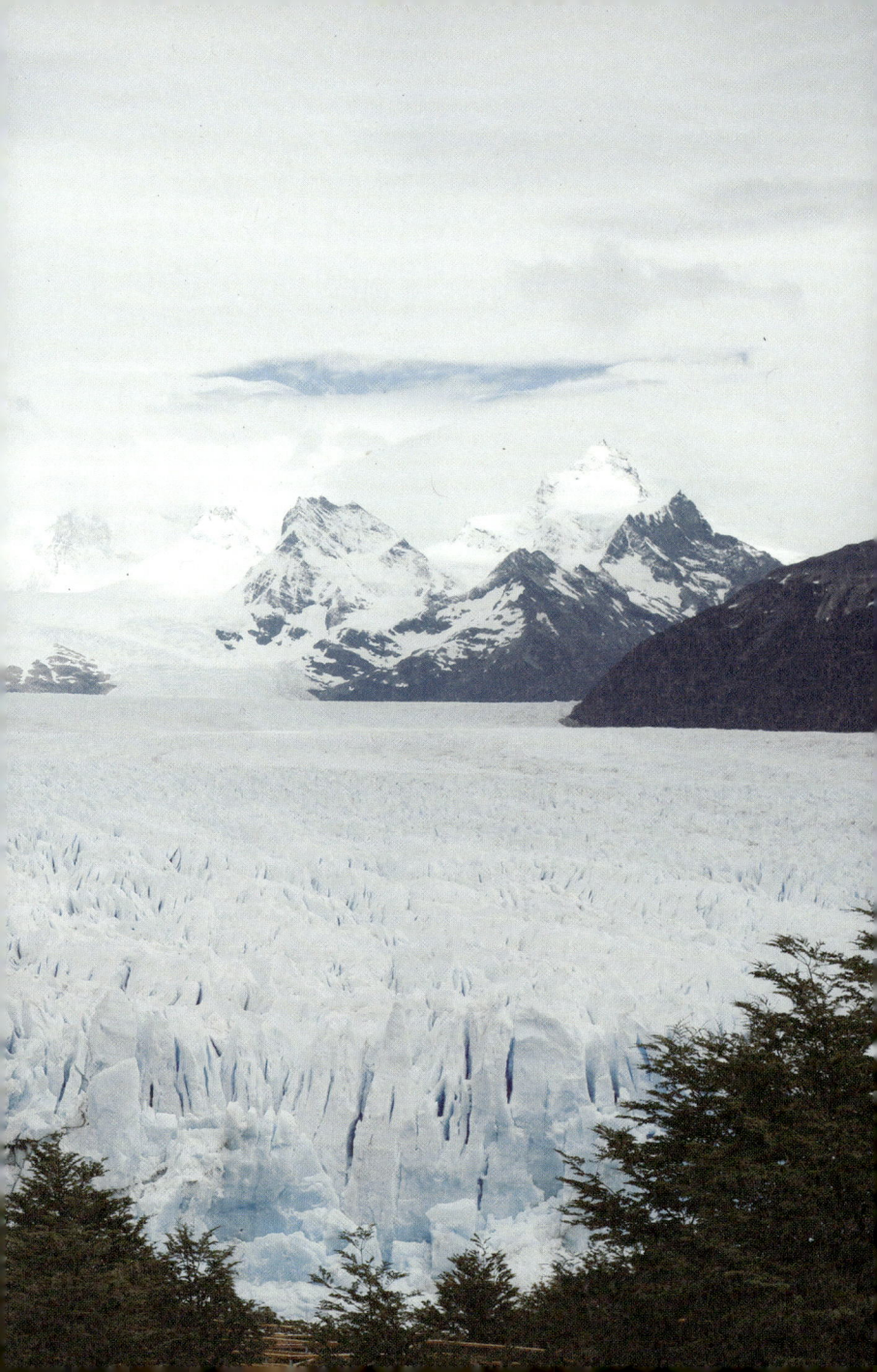

에필로그

꿩 잡는 게 매다

〈꿩 잡는 게 매다.〉 이것이 환자를 대하는 내 치료 원칙이다. 나의 관심사는 단 하나, 〈어떻게 하면 환자에게 도움을 줄 수 있는가?〉 오직 그것 뿐이다. 그런 점에서 나는 〈어떻게 하면 저 여인에게 사랑의 감정을 불러일으킬 것인가?〉라는 생각만 하는 카사노바와 닮았다. 진료실에서, 연구실에서 그리고 집에서 나는 생각하고 또 생각한다. 나는 눈에 보이는 증상뿐만 아니라 눈에 보이지 않는 증상도 생각한다. 환자가 정신과를 찾은 증상 너머를 늘 생각한다. 증상 때문에 드러나지 않는 저 환자의 강점은 무엇인가? 저 환자의 증상 뒤에 숨겨진 욕망은 무엇인가? 변화하고 싶다는 욕망의 불을 지르기 위해서는 어떻게 해야 하는가? 저 환자가 입고 있는 옷은 자신에게 맞는 것인가? 수선해야 하는가? 아니면 새로 맞추어야 하는가? 환자에게 가장 맞는 옷은 무엇일까? 기존 관념을 무시하고 나는 늘 새로운 치료법을 생각한다. 그런 점에서 나는 〈변칙 복서〉이다.

나는 행동치료 신봉자다. 행동치료의 강력한 효과를 직접 체험했기 때문이다. 1992년에 미국 UCLA 조현병 연구소에 공부하러 갔을 때 첫날에 연구 소장이자 지도 교수인 리버만 교수가 물었다. "임상가가 되고 싶으냐? 연구가가 되고 싶으냐?"

"그 차이는 무엇입니까?" 내가 물었다.

"환자를 치료하는 의사가 되고 싶으냐? 아니면 연구실에서 연구하고 논문을 쓰는 의사가 되고 싶으냐?"

나는 조금도 주저하지 않고 "이 세상에서 치료를 가장 잘하는 정신과 의사가 되고 싶습니다"라고 대답했다.

그때 나는 조현병과 같은 심한 정신질환을 앓고 있는 환자들을 잘 치료하는 방법을 배우기 위해 방문했으므로 은사님은 나에게 행동치료를 권했다. 만약 내가 행동치료로 정신지체 환자를 변화시킬 수 있다면 조현병 환자의 치료는 훨씬 쉬울 거라고 말해 주었다. 그래서 나는 정신지체에 가까운 심한 조현병 환자들을 치료하면서 실력을 쌓아 나갔다. 상태가 심한 환자들을 치료할 능력이 되자 가벼운 환자들을 치료하는 것은 식은 죽 먹기였다. 2년 동안 조현병 연구소에서 행동치료를 공부하면서 나는 행동치료의 강력한 효과를 직접 체험했다. 〈행동하지 않으면 아무 것도 변하지 않는다〉는 진리를 그때 몸으로 체득했다.

나는 약물치료 신봉자이기도 하다. 약물치료는 마술과도 같은 치료 효과를 보여 준다. 우울한 환자에게는 삶의 기쁨을 되찾아 주고, 조증 환자에게는 기분을 차분하게 만들어 주고, 불안해하는 환자에게는 편안한 기분을 느끼게 해주고, 망상이나 환각을 보이는 환자에게는 현실감을 심어 준다. 약물치료가 정신의학의 주된 치료 기법이 된 것은 그 효과가 입증되었기 때문이다.

그러나 세상사 모든 것이 그렇듯이 빛이 밝으면 그림자도 길다. 예리한 칼날을 가진 약물치료라는 검을 사용할 때는 언제나 환자가 베이지 않도록 조심해야 한다.

나는 정신과 의사가 약물치료를 행할 때의 마음가짐에 대해 한 가지만 강조하고 싶다. 그것은 자신이 자주 처방하는 약을 직접 먹어 보는 것이다. 좋은 정신과 의사가 되려면 그 정도 각오는 해야 한다. 좋은 요리사가 되려면 자기가 쓰는 요리 재료들의 맛을 잘 알아야 하고 그러려면 먹어 보아야 한다. 그것과 같은 이치다. 약물치료에 대해 많은 논문을 쓴다고 좋은 치료자가 되는 것은 아니다. 그보다는 직접 정신과 약을 먹어 보고 약의 부작용을 몸으로 경험하여야 좋은 임상가가 된다. 그래야 환자에게 약을 처방할 때 신중해지고 또 깊게 생각하게 된다. 약을 처방할 때마다 '이 약을 내가 먹는다면, 내 가족에게 처방한다면, 어떻게 쓸까?'라고 생각하게 된다. 그건 전적으로 나의 경험이다. 나는 주로 처방하는 정신과 약을 다 먹어보았기 때문에 환자가 그 약에 대해 불편한 점을 말하면 즉시 환자가 무슨 말을 하려고 하는지 안다. 약을 적게 쓰고 대신 운동이나 음식이나 정신치료나 그 외 다른 여러 치료 방법을 최대한 활용하는 것이 좋은 정신과 의사가 되는 첩경이다.

인지치료에 대해서는, 정신과에서 시행하는 인지치료도 많은 도움이 되지만 개인적으로 나는 실존철학이나 불교철학을 공부하기를 권한다. 전자에 비하면 후자가 그 폭과 깊이가 훨씬 넓고 깊다. 철학은 생각하는 힘을 기르는 과정이고 새로운 시각을 깨치게 하는 학문이다. 철학을 공부하면 그만큼 환자에게 자신과 세상을 바라보는 또 다른 시각을 안내해 줄 수 있다.

마지막으로, 나는 정신분석의 신봉자이기도 하다. 정신분석 치료가 아닌 정신분석을 통해 환자의 심리를 이해하는 것을 중요하게 생각한다. 현재의 의료 환경에서 정신분석은 과학이 아니라 인문학의 영역으로 넘어가 버렸지만 그래도 환자의 심리와 욕망을 파악할 수 있게 하는 학문은 오직 정신분석뿐이다. 정신분석을 공부하지 않으면 약만 주는 기계적인 정신과 의사가 될 수밖에 없다. 나는 나이 오십이 넘어서야 본격적으로 정신분석을 공부하기 시작했고 정신분석의 위대함과 유용성을 직접 경험했다. 정신분석을 공부하지 않고서는 훌륭한 정신과 의사가 되기 어렵다. 인간의 마음을 다루려면 인간 심리와 욕망을 알아야 한다. 그것은 마치 수영 선수가 되려면 수영을 할 줄 알아야 되는 것과 같은 이치다.

그동안 환자를 치료하면서 전통적인 치료 기법 외에도 다양한 방법을 시도해 보았다. 운동과 예술은 기본이고 그 외에도 타로와 마술도 포함되어 있다. 대학병원 교수가 진료실에서 타로카드를 만지고 마술을 한다는 소문이 나면 문제가 될 수 있을 것 같아서 정년 퇴임 후 개원했을 때 본격적으로 타로와 마술을 치료에 적용해 볼 생각이다.

의사는 자기를 찾아온 환자들을 잘 치료해야 하는 의무가 있다. 나는 그 의무감을 더 많이 느낀다. 그건 고통스럽지만 피하기 어려운 운명이다. 나는 내 말과 태도가 나아가 나 자신이, 내 삶이 가장 효과적인 치료 도구가 되기를 욕망한다. 이 세상에 환자 치료에 도움이 된다면 그 어떤 것도 기꺼이 배울 것이다. 그렇기에 내 삶의 모토는 언제나 〈나는 학생이다〉이다.

저자 소개

김철권은 1984년에 부산대학교 의과대학을 졸업하고 부산대학교병원에서 정신과 전문의와 의학박사를 받았다. 부산대학교 재학 중에 소설로 부대 문학상을 받았다.

30대 초에 미국 UCLA 정신과학 교실에서 2년 동안 행동치료와 정신재활을 공부하고 돌아와 국내에 정신재활을 소개했고 한국정신가족협회와 한국정신사회재활협회 창립을 주도했다. 40대에 10년 동안 부산광역정신보건센터장, 광역자살예방센터장, 해바라기센터소장, 정신보건사업지원단장을 맡아 지역사회정신의학을 실천하였다. 50대 들어 소설가나 철학자가 되고 싶다는 젊은 날의 꿈을 이루기 위해 부산대학교에서 영화 전공으로 예술학 박사 학위를 받았으며, 프로이트라캉 정신분석학회에서 10년 이상 정신분석을 공부하면서 정신분석가 자격증을 취득했다. 동시에 니체철학, 불교철학, 그리스신화와 비극, 사진미학, 타로, 마술 등을 공부했다.

정신의학 분야에서 주 저자로 80여 편의 논문을 쓰고 저서와 번역서 16권을 출판했다. 대한신경정신의학회가 출판한 의과대학 교과서 『신경정신의학』에서 「정신분열병」(제2판)과 「지역사회정신의학」(제3판)을 집필했다. 영화 저널에 영화 논문 30여 편을 게재했다.

1998년에 세계정신사회재활협회가 선정한 정신재활 분야에서 세계에 영향을 미치는 100명의 정신과 의사에 선정되었고, 세계 인명사전에 여러 차례 등재되었다. 보건복지부 장관 표창 3회, 부산시장 표창, 교육감 표창, 얀센 학술상을 포함한 정신의학 분야 학술상과 논문상을 7회 받았다. 현재 동아대학교병원 정신건강의학과 교수로 재직 중이다.

한 정신과 의사의
37년간의 기록

Volume. 2

무지개 치료

초판 1쇄 발행 2024년 2월 19일

저자 김철권
사진 김철권
펴낸이 박태희
제작 박재현
디자인 표지 엄인정 | 본문 Flow | 감수 서혜진
펴낸곳 안목
출판등록 제381-2006-000041호
전화 051-949-3253
전자우편 anmocin@gmail.com
홈페이지 www.anmoc.com

Copyright (C) 안목, 2024, *Printed in Korea*

ISBN 978-89-98043-26-1 04330
ISBN 978-89-98043-23-0 04330 (전4권)

저자와 출판사의 허락없이 내용의 일부를 무단 인용하거나 발췌하는 것을 금합니다.
책값은 뒤표지에 있습니다. 잘못된 책은 구입하신 곳에서 교환해 드립니다.